湛庐 CHEERS

与最聪明的人共同进化

HERE COMES EVERYBODY

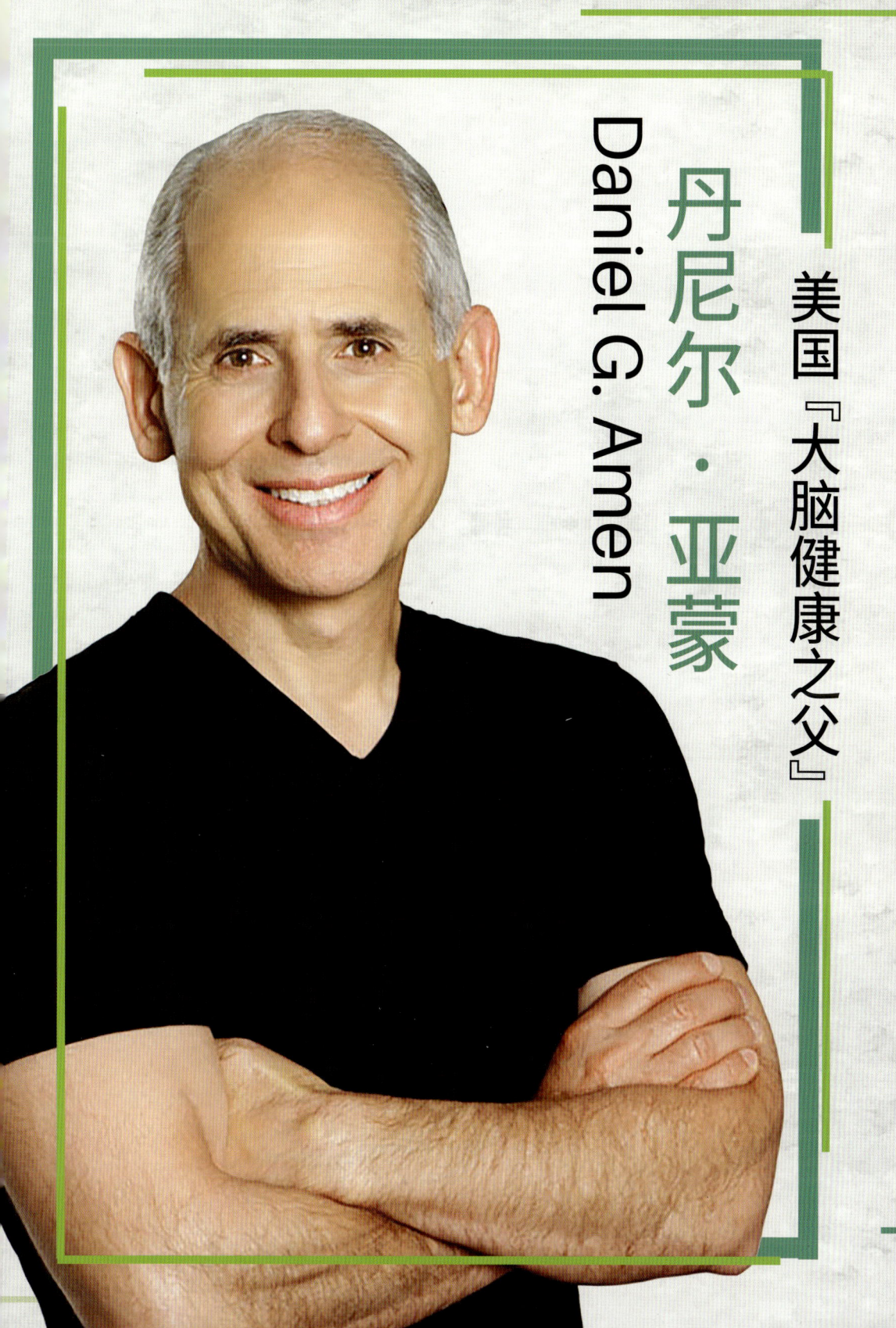
丹尼尔·亚蒙
Daniel G. Amen
美国『大脑健康之父』

世界知名的脑成像专家

丹尼尔·亚蒙是一名精神科医生，他通过了一般精神病学和儿童精神病学双职业认证，同时也是临床神经科学家、脑成像专家。他被美国精神病学会授予杰出会员称号，这是该学会给予会员的最高荣誉。

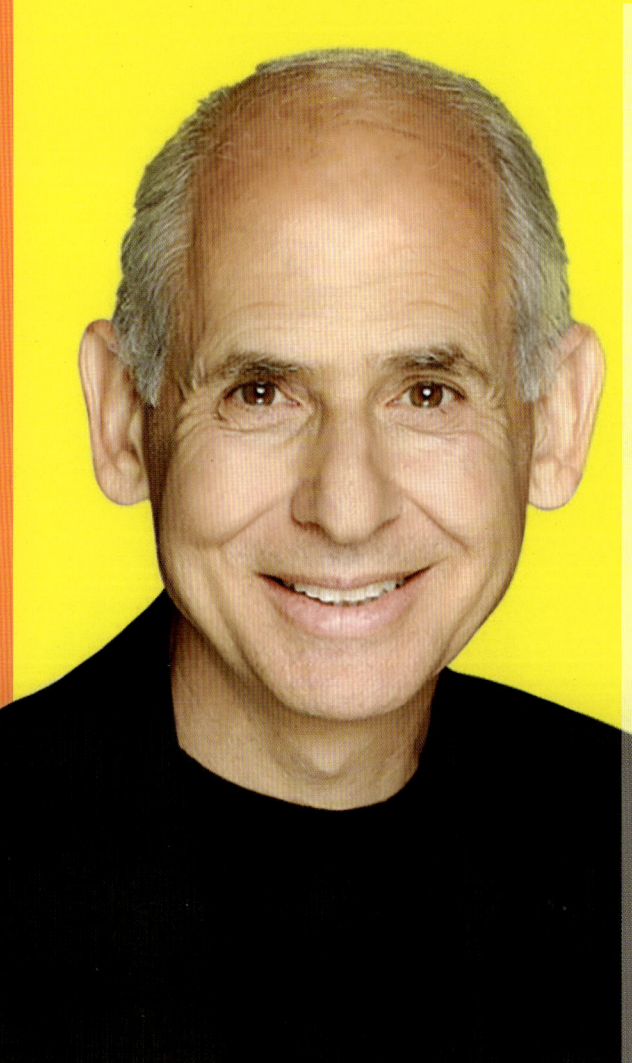

18岁时，年轻的亚蒙参军入伍，当了一名军医。在部队接受的培训让他爱上了医学，尤其是医学成像。退伍后，他选择攻读医学博士学位，最终成为一名精神科医生。在他看来，精神病学不仅能帮助患者本人，也能帮助患者的亲人和后代，让他们过上更健康的生活，其影响力足以改变几代人。

在临床中，亚蒙博士致力于将脑成像技术和精神病学治疗结合起来。他创立了世界闻名的亚蒙诊所，目前已在亚特兰大、北加利福尼亚、芝加哥、奥兰治县、纽约、华盛顿、洛杉矶等地开设了11家诊所。亚蒙诊所拥有全球最大的与行为相关的功能性脑扫描数据库，共收集了来自155个国家和地区的20多万患者的大脑扫描数据。

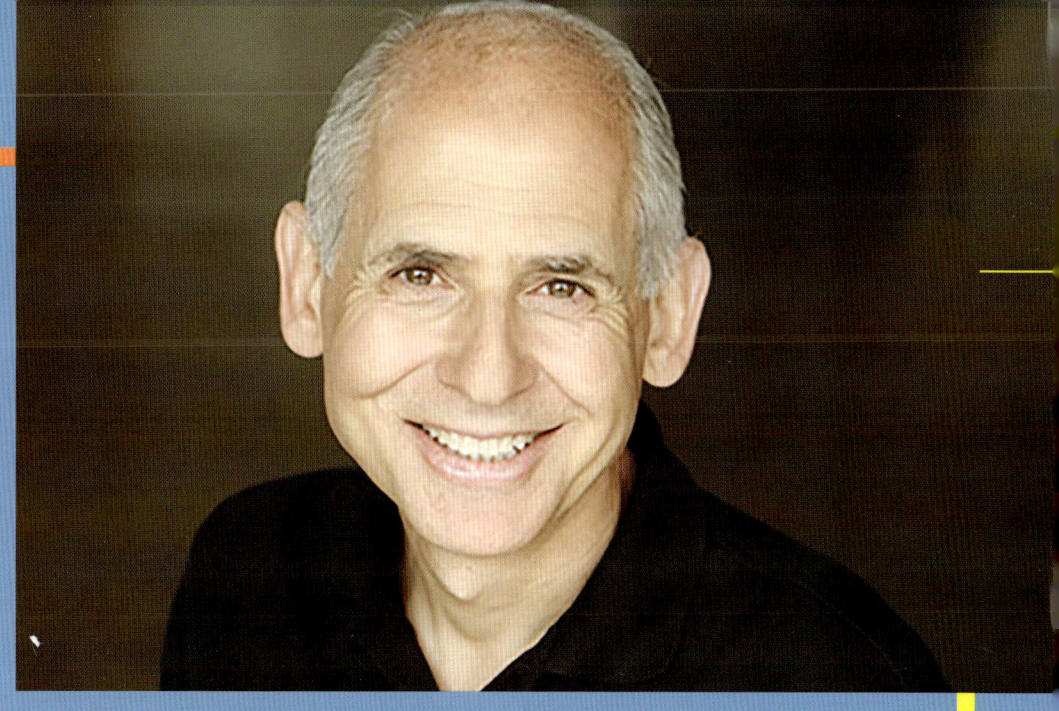

美国最受欢迎的精神科医生

亚蒙博士不仅在专业领域贡献卓著，还是一位学术明星，深受广大民众的欢迎。他是12次荣登《纽约时报》畅销书排行榜的畅销书作家，代表作《幸福脑》（Change Your Brain, Change Your Life）连续10年在美国亚马逊网站的心理自助类图书中排名第一。他设计、制作、主持过17个很受欢迎的脑科学节目，相关在线视频播放次数超过3亿次。他甚至参演过多部电影，包括《最后一轮之后》（After the Last Round）和《眩晕》（The Crash Reel）；还参与过一些获得艾美奖的电视节目，比如《饮酒作乐的真相》（The Truth about Drinking）和《奥兹医生秀》（Dr. Oz Show）。亚蒙博士还担任过电影《震荡效应》（Concussion）的顾问，并曾在美国国家安全局、美国国家科学基金会、英国广播公司（BBC）以及《时代周刊》《纽约时报》等机构和组织主办的活动中演讲。

由于在普通大众中的超高知名度，亚蒙博士被《华盛顿邮报》称为"美国最受欢迎的精神科医生"。

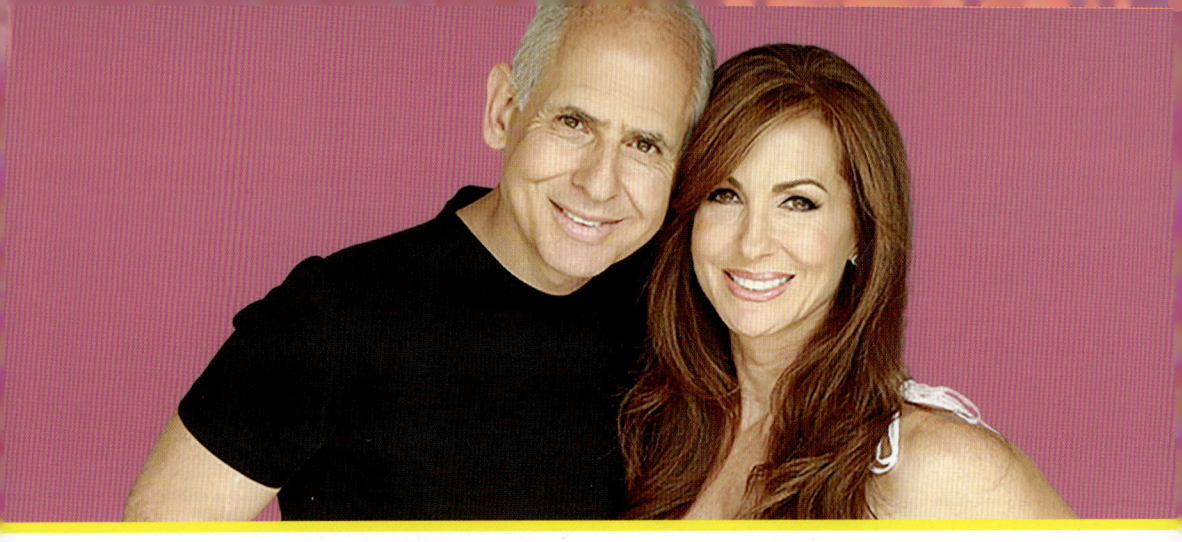

专注大脑健康的模范夫妻档

亚蒙博士的妻子塔娜·亚蒙是护士出身。她曾在医院里负责照顾神经外科手术重症监护病人,关于饮食和营养对大脑健康的价值有着最直接的认识。和丈夫一样,塔娜也是一位专注健康和健身领域的专家,她的著作《奥姆尼饮食法》(The Omni Diet)也登上了《纽约时报》畅销书排行榜。夫妻两人并肩工作,共同组建了一支致力于改变大脑与身体康状况的队伍。两人一起设计并主持了三档全国性的电视节目《治愈注意障碍》(Healing ADD)、《奥姆尼健康革命》(The Omni Health Revolution)和《大脑勇士》(The Brain Warrior's Way),还一起经营亚蒙诊所。亚蒙博士专注于神经层面,塔娜则担任营养顾问和教练,同大家分享健康饮食窍门和健康的生活方式。

亚蒙夫妇共同的心愿是:让更多的人关注健康,加入大脑勇士的行列。

作者相关演讲洽谈,请联系
BD@cheerspublishing.com

更多相关资讯,请关注

湛庐文化微信订阅号

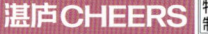

亚蒙脑健康系列

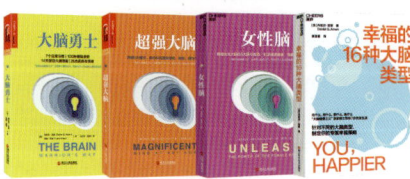

CHEERS
湛庐

幸福的16种大脑类型

YOU, HAPPIER

［美］丹尼尔·亚蒙　著
Daniel G. Amen

张慧君　译

浙江科学技术出版社·杭州

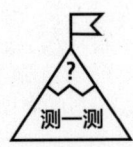

如何通过训练大脑获得幸福?

扫码加入书架
领取阅读激励

扫码获取全部测试题及答案，
了解如何让大脑成为"幸福
的制造厂"

- 我们获得幸福感主要通过：
  A. 改变人生的重大事件、成就
  B. 日常生活中的小事

- 如果你能比别人更深刻地感受情绪，那么，什么样的伴侣可能更适合你？（单选题）
  A. 时刻需要你陪伴的伴侣
  B. 在精神上需要强大支持的伴侣
  C. 朋友很多，需要大量社交的伴侣
  D. 积极乐观，尊重你对清静需求的伴侣

- 对于身体状况良好的人，每天（ ）进行 30 分钟中等强度的有氧运动，认知功能会得到改善，幸福感也会得到提升。（单选题）
  A. 早上
  B. 中午
  C. 傍晚
  D. 晚上

扫描左侧二维码查看本书更多测试题

前 言

30天，让大脑变成幸福的制造厂

我写这本书的时候，美国人正处于半个世纪以来幸福感最低的时期。

作为一直在努力帮助人们提升幸福感的精神科医生，我在网上发起了一场名为"30天幸福挑战"的活动，出乎意料地吸引了3.2万名参与者。在挑战活动的每一天，我都会分享一些能提升幸福感和积极性的科学建议和策略。

为了跟进参与者在挑战过程中能提升多少幸福感，我会请他们填写有一定权威性的评估表——《牛津幸福感问卷》(*Oxford Happiness Questionnaire*)[1]。参与者要参加两次幸福感评估，一次在活动开始时，另一次在活动结束时。

在挑战的第1天，参与者的幸福感平均值为3.58，这个分数代表"并未感到特别快乐"；而到了第30天，完成挑战的参与者的幸福感平均值跃升至4.36，提高了近22%，这个分数代表"相当快乐、非常快乐"。并且参与者自我评估的幸福感水平提高了32%。而做到这些只需要他们每天花10～15分钟。这表明，人们不仅能够培养幸福感，而且能迅速提升幸福感。一位参与者发帖写道："30天前，我是多么痛苦、绝望和沮丧啊！这个挑战活动真的改变了我的生活，让我不但可以接受生活，而且感到生活中充满了快乐。"

我希望你也能达到这样的幸福状态。

在接下来的章节中，你会了解到怎样操作能让你的大脑变成幸福的制造厂。

目　录

前　言　30天，让大脑变成幸福的制造厂

引　言　关于大脑的 7 个幸福秘诀　001

第一部分　解锁幸福的大脑

第 1 章　大脑中的幸福密码　022
第 2 章　不同的大脑类型，不同的幸福策略　033
第 3 章　平衡型大脑：如何维护大脑幸福系统　039
第 4 章　冲动型大脑：如何稳定地分泌多巴胺　045
第 5 章　执着型大脑：如何提升思维的灵活性　058

| 第 6 章 | 敏感型大脑：如何持续产生积极想法 | 068 |
| 第 7 章 | 谨慎型大脑：如何获得身心的松弛感 | 083 |

第二部分　从生物圈、心理圈、社会圈到精神圈：构建你的幸福圈

第 8 章	优化大脑功能的 11 个关键	102
第 9 章	获得好心情的自然方法	120
第 10 章	令你更快乐的食物	133
第 11 章	将幸福感锚定在神经系统	159
第 12 章	训练积极的思维习惯	175
第 13 章	如何营造幸福的关系	201
第 14 章	世界各地的幸福真谛	217
第 15 章	幸福圈中的信念、使命和目标	233

结　语　简单 7 步，获得幸福人生　246

致　谢　255

注释与参考文献　257

引言
关于大脑的7个幸福秘诀

成功不是通向幸福的钥匙，但幸福是通向成功的钥匙。

——*思想家史怀哲（Albert Schweitzer）*

幸福并非专属于富人、名人、幸运儿或天生丽质的人。正相反，在我治疗过的人中，这样的人反而是我所见过的一些最不幸福的人。你不一定非要"中了基因彩票"才能拥有乐观开朗的性格，当生活不如你所愿时，你也不是注定会一蹶不振。无论年龄、收入或处境如何，你都可以通过运用神经科学方法，找到鲜为人知的7个幸福秘诀，不断地让自己产生积极的情绪。

我们为何要关注幸福感的获得呢？作为一名精神科医生，我写过有关焦虑、抑郁、双相障碍、注意缺陷多动障碍（ADHD）[①]、衰老、暴力、肥胖、健忘、爱欲、育儿等各类重要话题的文章。然而，大多数人来亚蒙诊所（Amen Clinics）就诊的根本原因是他们感到不幸福，而帮助他们获得并保持身心健康的关键是让他们每天都能感到快乐。大量研究表明，幸福感与平缓的心率、平稳的血压和心脏的良好状况相关联。幸福感越高的人感染疾病的概率越低，机体内应激激素皮质醇水平越低，身体的疼痛也越少。容易快乐的人往往更长寿，拥有更好的人际

[①] 以持续的注意力不集中和冲动为特征，且可能伴有多动的一种发展障碍。——译者注

关系，在事业上也更成功。此外，快乐是有感染力的，快乐的人也能把快乐带给他人。[1]

知名脱口秀主持人丹尼斯·普拉格（Dennis Prager）录制过一段视频，叫《为什么要快乐？》(Why Be Happy？)。我非常喜爱这段视频，凡是来找我看病的人，我都会推荐他们去看一看。在该视频中，丹尼斯·普拉格说，快乐是一种道德义务。

你是否快乐，最重要的是，你是否表现得快乐，是一种利他而非利己的行为，因为这关乎我们怎样影响他人的生活。你可以问一问由不快乐的父母抚养长大的人，快乐是不是一个能上升到道德层面的议题。我敢向你保证，答案是肯定的。跟着不快乐的父母长大，与不快乐的伴侣或孩子生活，与愁苦的同事共事，都不是让人开心的事。[2]

关于幸福的谎言

在学习运用神经科学方法变得更快乐，并找到幸福秘诀之前，识别那些关于幸福的谎言很重要。利欲熏心的商人们几十年来一直在给大众"洗脑"，让人们误以为获得幸福感要依赖于一些东西，而这些东西实则会损害我们的大脑，毁坏我们的心灵，增加抑郁症发生率，令我们不幸福。

谎言1：拥有越多的性爱、声誉会让你越幸福。你获得的快感越多，反而需要越多的刺激才能够再次快乐起来，这种现象被称为"享乐适应"（hedonic adaptation）。大脑会适应强烈的快感体验，因此你每次都需要更多的刺激才能达到之前的快乐程度。追求越来越强烈的快感会导致你大脑中的"愉快中枢"变得疲乏而麻木，反而令你抑郁，我们稍后会详细分析。我在体坛、影坛和歌坛明星身上多次见到过这种现象。

谎言2："不要忧虑，要快乐"的心态会令你幸福。这是荣获了1988年格莱美年度最佳单曲、由博比·麦克费林（Bobby McFerrin）演唱的《不要忧虑，要快乐》(*Don't Worry, Be Happy*)中的一句歌词。事实上，这种心态会让你不幸福，甚至使你早早地送命。迄今发表过的调研周期最长的一项寿命研究表明，抱有"不要忧虑，要快乐"心态的人往往会因意外或本可预防的重病而早逝。[3] 适度焦虑能使人实现幸福。适度焦虑有助于我们做出更好的决策，让我们在儿时就不会冒着受伤的危险乱跑到街上，成年后也不会冒着心碎的危险一头扎入有害的关系里。

谎言 3：广告商和快餐店知道什么能带来幸福。有些餐厅菜单上的"快乐儿童套餐"并不会为孩子带来快乐。这些套餐应该被称为"不快乐套餐"，因为这些质量低劣、营养匮乏、看起来像食物的加工物质会增加炎症的风险，并可能引发抑郁症、ADHD、肥胖症、癌症和智力低下。[4]

谎言 4：换个地方会使你幸福。"幸福在别处"的观念是错误的。典型的例证就是一些儿童乐园，那些地方拥挤不堪，到处是长长的队伍、哭闹的孩子和卖得很贵的小玩意儿。这些因素带来的心理压力会使大脑中的主要情绪中枢和记忆中枢萎缩。[5]

谎言 5：智能手机、智能手表、平板电脑等科技产品能使你幸福。科技产品会让人上瘾，吸引我们的注意力，使我们不能专注于更重要的事情，比如家人、朋友、健康……许多人同坐一桌用餐，却只顾埋头看手机而不和彼此交流。有研究发现，青少年在社交媒体平均花费的时间达到每天 9 小时，比他们的睡眠时间还长。[6] 8～12 岁的孩子平均每天上网 6 小时。尚处发育中的大脑被科技产品所"劫持"，可能引发严重的后果。

谎言 6：电子游戏使你幸福。沉迷于电子游戏的人，患抑郁症和肥胖症的概率会上升。伊恩·博格斯特（Ian Bogost）是设计过《点击奶牛》(*Cow Clicker*)和《残忍的善意》(*Cruel 2 B Kind*)两款游戏的电子游戏设计师，也是佐治亚州理工学院媒体研究主任和交互计算教授，他将易使人上瘾的游戏产品视为"21世纪的香烟"，并警告说，它们都具有成瘾性副作用和潜在的破坏性后果。[7] 世界卫生组织在 2018 年将"游戏障碍"添加到了第 11 版《国际疾病分类》(ICD-11) 中。[8]

谎言 7：关注八卦媒体，保持"消息灵通"会让你幸福。 八卦媒体刻意地反复向我们的大脑灌输有毒的思想，让我们认为丑闻和灾难无处不在，而这一切只是为了提高流量。反复看到灾难画面会激活大脑杏仁核中原始的恐惧回路。恐惧感是我们的生存本能，但现在过度恐惧已经不合时宜了。八卦新闻总是强调丑闻和恐怖事件，好让你沉迷于他们的频道或网站。除非你有意识地控制信息摄入，否则这些媒体会使你体内的应激激素水平增高。正如你已经知道的，这会使你大脑中的主要情绪中枢和记忆中枢萎缩，并可能会让你腰部赘肉变多。

你是不是每天早晨醒来的第一件事就是拿起手机，看看最新的热点？早晨看上几分钟的负面新闻会使你白天的幸福值降低 27%。[9] 写这本书期间，我在参加《菲尔医生秀》(*Dr. Phil Show*) 节目时对一位女士做过评估，她在 2020 年美国总统大选前后有过一次短暂的精神病发作，她幻想某位美国总统候选人给她女儿"洗脑"了。她一向不关心政治，但那段时间昼夜不停地看新闻导致她短暂地失去了理智。

谎言 8：酒精会让你感到幸福。 别那么快下定论。美国癌症协会认为饮酒与 7 种癌症相关联。酒精虽然能使你的心情迅速好转，但也会损害大脑，降低决策质量，伤害人际关系。如果你具有容易成瘾的潜质，酒精就会操纵你的愉快中枢，毁掉你的生活。

谎言 9：甜食会让你感到幸福。 是的，甜食能给人带来片刻的开心，但绝不会带来持久的幸福感。糖会让人上瘾，引发炎症，还和抑郁、肥胖症、糖尿病及痴呆相关。当你喝一些饮料时，你喝的其实是能引发炎症，增加患抑郁症、肥胖症、糖尿病及痴呆等病症概率的糖水，是让你越发口渴的盐，或是先帮你提升精力然后让你像石头般坠地、干扰你睡眠的咖啡因。

谎言 10：金钱会带来幸福。 说金钱与幸福无关的人，应该看看那些无家可归的人；说金钱能买到幸福的人，应该看看那些感到痛苦的富人、名人和美貌之人。这两种说法都不正确。金钱能在一定程度上帮你改变境况，可一旦你的基本需求得到满足后，金钱就没多大帮助了。当富人被问及他们需要什么才能让幸福值达到 10 分的满分时，大多数富人回答说需要拥有比眼下还要多 2～10 倍的财富。[10] 贪心会使人变得不快乐，因为欲望永无止境。有趣的是，最近的一项研究发现，一些不富裕国家的居民通过建立社区纽带和家庭纽带以及亲近大自然，也能体验到幸福。对他们来说，金钱在主观幸福感中起着最微小的作用。[11] 他们的例子值得我们借鉴。如果你把焦点从金钱转移到对你重要的事业和人身上，金钱就能够促进幸福。同样地，花钱与别人一起享乐比自己购物能带来更多快乐。所以，与其去商场疯狂购物，不如用这笔钱和你喜欢的人一起旅行、听音乐会，或者美餐一顿，来提升你的幸福感。[12]

鲜为人知的 7 个幸福秘诀

科学家们一直在探寻人类幸福的来源。根据他们的研究，大约 40% 的幸福感来自遗传，10% 的幸福感源自生活处境或所经历的事，50% 的幸福感源自习惯和思维模式。这意味着人类对幸福的掌控度很高。

科学家们普遍认为，幸福感与新奇感、有趣的经历、积极的人际关系、欢声笑语、感恩之心、有所期待、帮助他人、远离攀比、冥想、亲近自然、活在当下（而非悔恨过往或恐惧未来）、富有成效的工作、使命感、精神信仰，以及珍惜拥有之物相关。然而，这些对幸福的研究完全忽略了以下 7 个重要的方面：

1. 针对特定的大脑类型制定幸福策略至关重要，"一刀切"的方法永远不会奏效。
2. 保持大脑的正常生理功能健康，是体验幸福感的基本要求。
3. 大脑每天都需要有针对性地补充营养素来增强幸福感。
4. 你选择的食物要么能帮你提升幸福感，要么会"偷走"幸福感。
5. 掌控大脑并与大脑中的杂音分离或保持距离，对于守护幸福感极为重要。
6. 多关注他人身上让你欣赏的优点，少关注他人身上让你不喜欢的缺点，是建立愉快关系并提升总体幸福感的诀窍。
7. 拥有明确的价值观、使命感和目标感是建立幸福感的坚实基础。

通过研究幸福感，并结合我过去40年的临床经验，我总结出7个幸福秘诀，定期针对这7个幸福秘决进行思考，可以帮助你变得更幸福，成功做好每件事。

幸福秘诀1：了解自己的大脑类型

思考：我是否专注于让自己格外快乐的事情？

20世纪80年代末，当我开始研究大脑时，我便在寻找能提高精神心理问题临床治疗效果的方法。我热爱做一名精神科医生，但我很快就意识到，与其他科的医生相比，精神科医生有其先天的障碍。仅仅根据焦虑、抑郁、成瘾或注意力短暂等症状群做出的诊断是片面的。症状不能直观展示疾病中隐含的任何生物学信息。所有其他科的医生都会检查器官，但作为精神科医生，即使患者的疾病表现得像心脏病、糖尿病或癌症这样明显，我们学习的也是去推测和假设抑郁症、ADHD、双相障碍或成瘾性疾病的潜在生物学机制，从不检查大脑。

我和同事们开始采用定量脑电图（qEEG）技术来检查大脑，该技术能检测、评估脑电活动。一旦了解某位患者的大脑状况，我们就可以教他服用药物或有药效作用的营养补剂，采用神经反馈训练（通过思维调控生理机能）等技术，改变大脑。我由此写下了《幸福脑》（Change Your Brain, Change Your Life）一书，提出大脑并非不可改变，我们可以让它变得更好。

1991年，我们把单光子发射计算机体层摄影（SPECT）成像技术纳入我们检查大脑的重要工具。SPECT能评估脑血流和大脑活动模式。你可能听说过计算机体层扫描术（CT）或磁共振成像（MRI）技术，但这些技术只能评估大脑的解剖形

> **30天幸福挑战参与者感言**
>
> 30天怎么会过得如此之快？我很高兴在过去30天里学习了如何运用这7个幸福秘诀，并养成好习惯。
>
> ——WMC

① 亚蒙博士的代表作，被誉为"改变千万美国人用脑习惯的心理健康自助书"，书中收录了100多个挽救家庭关系的成功案例，为读者提供了51招护脑秘诀。——编者注

态。SPECT技术能检查大脑是如何运作的，告诉我们大脑活动的情况：它是否健康，是不够活跃还是过度活跃。起初，我的团队天真地想为每类重要的精神疾病，如抑郁症、焦虑症、成瘾性疾病、双相障碍、强迫症、孤独症和注意缺陷障碍（ADD）[①]等，寻找到特有的脑电或脑血流模式。可是我们很快发现，这些疾病中的任何一类都不只关联单一的大脑模式。每类疾病都会关联多种大脑模式，一类疾病的不同情况需要采取不同的治疗方式。这是有道理的，抑郁症不可能只有一种模式。抑郁症患者不尽相同，有些人孤僻内向，有些人易怒，还有一些人有焦虑或强迫症状。我们对患有心理健康问题的人仅仅基于疾病症状进行"一刀切"的治疗，只会导致治疗失败。

SPECT能帮助我们了解某个人所患的抑郁症、焦虑症、ADHD、肥胖症等疾病的类型，这样我们就可以更有针对性地对其进行治疗。这一想法使我们在治疗效果上取得了巨大的突破，也为前来就诊过的10万多人以及读过我写的书或看过我讲座节目的数百万人，打开了一个充满希望的新世界。

刚开始使用SPECT时，我常常不去了解患者的信息就先看扫描影像。我发现，扫描结果本身就能告诉我们很多关于一个人的信息。虽然，我们对患者进行评估时，都会详细了解与他们生活有关的信息，不过，仅凭扫描结果就说"我想知道你是不是常常这样做……"也是件很有趣的事。

我曾为阿尔茨海默病协会的负责人吉姆做过SPECT。吉姆说他想了解我们如何帮助有记忆力问题的人，并将这部分信息作为他尽职调查的一部分。他请求将自己作为被试进行扫描检查。当我询问他的既往病史时，他拒绝提供任何信息，说就想让我通过扫描影像判断他的情况。我告诉他并不是这样，我们通常会结合患者的生活背景解读扫描结果。可是他再一次拒绝透露信息。扫描影像显示，他大脑的前部区域过度活跃了，这与我们称为执着型的大脑类型是相对应的。

当着他妻子的面，我解读了扫描结果："你很执着，目标明确，无论做什么

[①] ADHD的亚型，表现为只存在注意障碍，不伴有多动。——译者注

都会坚持到底。"吉姆点头表示我说得对。

"不过,"我继续说,"你也容易忧虑,过于死板,固执己见,当事情不如你所愿的时候,你容易心烦意乱。你还很记仇,在争论中喜欢站在相反的立场,不管你是否相信自己所说的。你很好辩,容易与人对立。"

他的妻子一直在点头。吉姆的大脑扫描影像给我提供了关于他性格特征的线索。通过扫描影像我们可以看出被试的大脑类型。如果你整个大脑的活动呈现为全面、均衡、对称的模式,我们称之为平衡型大脑。如果你的大脑前部较平均水平活跃度弱,你很可能拥有创造力强、容易冲动、很率性的冲动型大脑。如果你的大脑前部较平均水平过度活跃,就像吉姆的大脑一样,你往往容易陷入担忧情绪,拥有执着型大脑。如果你主管情绪的大脑区域或大脑边缘系统过度活跃,那么你容易忧愁伤感,拥有敏感型大脑。如果你的杏仁核和基底神经节过度活跃,你往往容易焦虑,拥有谨慎型大脑。

扫描影像会讲故事:患者是怎样的人,如何思考,如何行动,如何与他人互动,以及什么能让他们产生幸福感。举个例子,当我的妻子塔娜还是个孩子的时候,她的母亲玛丽会带她去看恐怖片,比如《隔山有眼》(The Hills Have Eyes)或《寂静尖叫》(The Silent Scream)。玛丽拥有冲动型大脑,喜欢兴奋和刺激。她爱看恐怖片,因为恐怖片能激活她昏昏欲睡的大脑,使之变得活跃起来。而塔娜的大脑是冲动-执着-谨慎型的,她认为恐怖片太可怕了,那些恐怖画面会在她脑中萦绕不散。了解你自己和你所爱之人的大脑类型,能帮助你更好地与身边的人相处。

再说个例子,11岁的安娜和16岁的安伯是共用一个房间的姐妹。安娜拥有执着型大脑,她的大脑前部非常活跃。她喜欢整洁有序的空间,当物品乱摆乱放时,她会很不高兴。安伯拥有冲动型大脑,她的大脑前部活跃度较弱,总是盼着下一次社交约会,从不留意周遭的凌乱,保持房间的整洁对她来说很费劲。她们之间因此产生了矛盾,彼此都不愉快。只有找到让她们的大脑都获得平衡的共处之道,她们才能和睦相处,不再互相指责。

幸福秘诀 2：优化大脑的生理功能

思考：这对我的大脑是有益还是有害？

你所做的每件事以及你是怎样的人，都与大脑有关。在观察了来自 155 个国家的 20 多万名患者的大脑扫描影像后，我很清楚，当大脑正常运转时，你就能正常处理问题；而当大脑运转不良时，你极可能在生活中遭遇麻烦。大脑是与幸福感有关的器官。拥有一个健康的大脑，你会更快乐，因为你会做出更优的决策；同样地，你会因为好的决策变得更健康、更富有，在人际关系、工作和你所做的其他每件事上都更成功。

大多数幸福课题的研究人员都没有谈到的是，无论出于何种原因，当大脑出现问题时，人们往往会做出更糟糕的决定，这会使得他们更难过、更弱势、更贫穷、更难成功，因而感到抑郁和不幸福。若大脑不健康，你即使拥有所有幸福生活元素，也会消极厌世。拥有所有"本应该带来快乐的东西"只会使你更不快乐。就像我的患者斯蒂芬·希尔顿（Stephen Hilton）那样。

46 岁的斯蒂芬大半生都在遭受抑郁症的折磨。他记得小时候经常无缘无故地感到悲伤。他曾一边努力克服超重问题，一边用食物来帮助自己应对悲伤情绪。在学校里，斯蒂芬经常感到与同学疏离，只要一想到上学他就会焦虑。为了追求音乐梦想，他经常逃学，后来就辍学了。这些在我接诊的 ADHD 患者中是常见的情况，不过斯蒂芬还有一些特殊的情况。

18 岁时，他开始通过酒精来缓解抑郁和焦虑，很快就成了酗酒者。整个青年时期，他都在大量饮酒，他的抑郁症持续存在。他参与了许多大片的配乐制作，如《择日而亡》（*Die Another Day*）、《十一罗汉》（*Ocean's Eleven*）和《纵横天下》（*The World Is Not Enough*）等，虽然他能够正常工作，音乐事业也朝前发展，但他经常感到消沉和绝望。后来，斯蒂芬参加了一个戒酒者协会，此后 10 年未再酗酒。然而，从英国搬到美国后，他没有继续参加戒酒者协会的活动。

我是在给斯蒂芬的妻子、喜剧女演员劳拉·克利里（Laura Clery）做过评估之后，才见到斯蒂芬的。劳拉来就诊是因为她很难集中注意力，总是感到焦虑，还会有一些负面的想法。劳拉将我给她做评估的过程拍摄下来，并将视频发布到网上，这些视频的观看量超过了一千万人次。在评估斯蒂芬时，作为临床评估的一部分，我们详细询问了他的病史，对他进行了全套检查，并做了SPECT。图0-1是一个健康大脑的SPECT影像，其活动呈现出全面、均衡、对称的模式。斯蒂芬的SPECT影像（见图0-2）显示右侧前额叶、右侧颞叶、双侧枕叶血流量较低，这表明他过去有过颅脑损伤。他告诉我们，他很小的时候曾从一段楼梯上摔下来，被撞得昏迷过去。

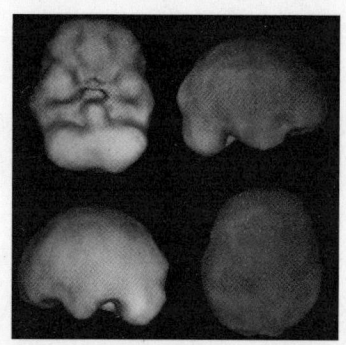

图 0-1　健康大脑的 SPECT 影像外观图

注：健康大脑全面、均衡、对称的大脑活动模式。

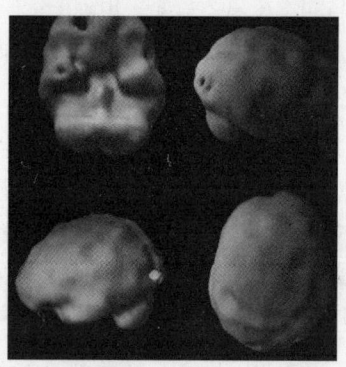

图 0-2　斯蒂芬的脑部 SPECT 影像外观图

注：黑孔表示该部位血流量降低。

幼年的摔伤会不会造成一生的抑郁？很有可能。未被诊断的脑损伤是抑郁、焦虑、ADHD、成瘾性疾病的主要影响因素。尽管斯蒂芬看过精神科医生、心理医生和其他专家，他的大脑的病史却从未被关注过，因为从没有人检查过他的大脑。通过实施光照治疗（bright light therapy）[①]、有针对性地服用适合他大脑类型的营养食品，以及学会不再轻信自己的糟糕念头，他的大脑得以修复。2个月后，他感到更快乐，更充满希望，更能控制自己的情绪。

写这本书的时候，我已经在亚蒙诊所对344名做过SPECT的患者采用《牛津幸福感问卷》进行了幸福感评估。从扫描数据来看，大脑越健康，生活越幸福。你将在第1章中进一步了解这个有趣的研究。

幸福秘诀3：滋补你独有的大脑

思考：我对我独有的大脑进行滋补了吗？

上医学院之前，我对自然疗法很感兴趣。我的祖父丹在我十几岁的时候曾突发心脏病。在康复期，我母亲带他去看自然疗法医生，他们更换了他的食谱，并让他服用天然补充剂。健康饮食是我和母亲经常讨论的话题。然而，在医学院期间，以及在我接受精神科住院医师培训和专科训练的5年里，我接受的关于饮食对心理健康影响的教育很少，也未曾学习关于天然补充剂的知识。其实从1991年已经出现了大量关于营养食品与健康（包括心理健康）的文献。例如，在美国国家医学图书馆的PubMed数据库官网上搜索，你会得到如下检索结果：超过2 400篇有关ω-3脂肪酸[②]与情绪关系的科学摘要，[13] 超过3 900篇有关维生素D与情绪的科技摘要，[14] 超过3 500篇有关一种常用于治疗情绪问题的营养食品圣约翰草（St. Johns's Wort）的科技摘要。[15]

新的研究表明，如果我们把大脑放在一个能滋补它的环境中，也就是含有丰富的营养素、ω-3脂肪酸、氧气、供血和刺激的环境中，大脑每天可以产生多

[①] 用强光照射患者，舒缓患者的失眠和焦虑症状的治疗方法。——译者注
[②] 一种多元不饱和脂肪酸，人体不能自身合成，只能从饮食（如深海鱼类）中摄取，对人体健康非常有益。——译者注

达 700 个新的脑细胞。[16] 大脑内有两个海马，一个在左侧颞叶，另一个在右侧颞叶。它们影响着学习、记忆和情绪。如果我们滋补大脑和身体，海马的功能就能变得更强大。如果一个人的生理机能受到损害，它们就会萎缩。

摄入一些基本营养素和有针对性的补充剂可以改善大脑健康，让大脑产生与幸福感相关的化学物质，并平衡大脑类型的个性化需求。

幸福秘诀 4：选择你喜爱并能回馈你的食物

思考：我今天是否选择了我喜爱并能回馈我的食物？

精神病学和心理学领域的科学家们越来越确定，吃的食物跟情绪和抑郁、焦虑问题等心理健康问题密切相关。根据 2017 年发表于《生物医学中心医学期刊》（*BMC Medicine*）的一项研究，当中重度抑郁症患者接受过营养辅导，并坚持吃 12 周更健康的食物后，他们的症状得到显著改善。[17] 确切地说，他们的抑郁症状明显改善，超过 32% 的被试达到了精神科医生所称的"缓解标准"。这意味着他们不再存在情绪障碍了。基于这些结果，该研究团队提出，改变饮食习惯可能是治疗抑郁症的有效策略。这一点已很清楚了，如果你想心情好，你就需要吃得好。

回想一下"幸福的谎言"。"快乐儿童套餐"大多是由质量低劣的食材做成的，它们品尝起来味道很好，但长期食用则会降低你的幸福感。看看这个在位于澳大利亚和新几内亚岛之间的托雷斯海峡中的两座小岛上进行的关于食物与抑郁症的研究吧。[18] 其中一座岛上遍布着快餐连锁店，而另一座更偏远的岛上一家快餐店都没有。"快餐岛"上的居民，鱼类消费量较低；而另一座岛上的居民，鱼类消费量较高。当研究者对居民们进行抑郁症筛查时发现，"快餐岛"上有 16 人有中重度抑郁症状，而另一个岛上只有 3 人。这表明，由于食物摄入的不同，"快餐岛"上的人抑郁症发病率增加了 4 倍多。

你食用的东西对大脑有直接的影响，会影响大脑平衡化学物质运转能力，这些都会影响你的幸福感。

幸福秘诀5：与头脑中的杂音保持心理距离

思考：这是真的吗？今天哪些事情进展顺利？

你的大脑可能是一个麻烦制造者。我的大脑就是这样。大脑制造出的思想和感受有很多来源，比如，饮食、肠道健康、免疫力、炎症、毒素接触和睡眠的影响；写入你遗传密码中的祖辈的经历；遗传性格，比如，我的大女儿小时候很害羞，每当有陌生人来拜访，她就会躲在我的身后，而她的妹妹会对遇到的每一个人都说"嘿，我叫凯特琳"，至于我最小的女儿克洛伊，她从出生就很有语言天赋，2岁时能说包含12个单词的句子，蹒跚学步时就宣称"我是领导，我是老板"；亲身经历和回忆；你对父母、兄弟姐妹、朋友、敌人及熟人的言语和肢体动作的解读；你接触到的新闻、音乐和社交媒体；等等。

但你不等同于你的大脑。你能够与你的大脑分离并管理它，而不是成为它的受害者，这对获得幸福来说是绝对必要的。然而，直到我28岁作为精神科住院医师实习，我才知道我不等同于我的大脑，我不必相信浮现在我脑海中的每一个愚蠢的想法。我了解到我的思想塑造了我的感受，我的感受塑造了我的行为，最终，我的行为造成了我在人际关系、工作和财务方面的处境，并决定我的身心健康程度。如果我与自己的想法保持分离，冷静地旁观它们，那么久而久之，我就能以一种更加持续的愉快方式去感受和行动。

在第11章中，你会学到一个很有用的保持心理距离的技巧，就是给你的大脑起个名字。这样你就能与它分离了，你可以选择是否听从于它。我把我的大脑取名为赫米，赫米是我16岁时养的一只宠物浣熊的名字。我很喜爱它，可它是个捣蛋鬼，就像我的大脑一样，让我与父母、兄弟姐妹、女朋友的关系陷入麻烦。之后我会告诉你更多关于赫米的事。我经常想象着赫米在我脑袋里举着写有下面一些消极想法的标语牌：

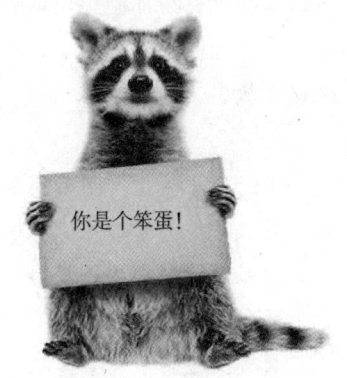

你是个失败者!

你是个笨蛋!

你会被起诉!

你不够好!

别人比你优秀!

知道我的大脑不等同于我后,我可以选择对赫米不予理会,就好像把它关在笼子里一样。请经常问自己,你的种种想法对你有益还是有害。当赫米惹麻烦时,我时常想象我在抚摸它,和它一起玩耍,或者让它躺下,给它挠痒痒。我不需要把赫米,也就是我的大脑太当回事。我能够与它保持心理上的距离,你也能。赫米会在整本书中出现,用来说明与大脑保持心理距离如何能增进幸福感。

幸福秘诀6:多关注他人身上你欣赏的优点

思考:今天我是否强化了对他人行为举止的喜欢或厌恶?

有一天,我的患者,16岁的杰茜要离家出走。她冲进我的办公室,坐在沙发上,告诉我她恨她的母亲,而我无法劝阻她。在我给杰茜看病的几年里,我已经非常了解她的家庭了。杰茜的母亲患有ADD,常常挑剔指责杰茜来刺激自己的大脑。找碴儿的行为在未治疗的ADD患者中十分常见。我曾试图劝杰茜母亲接受治疗,可是她不肯。抱怨到一半时,杰茜将怒气转移到我身上。"告诉我,亚蒙博士,一个成年人为什么要收集企鹅呢?"她问道。当时我的办公室里有许许多多企鹅,有你能想象到的几乎任何企鹅造型的东西:企鹅笔、企鹅玩偶和企鹅木偶、企鹅真空吸尘器,甚至还有一个企鹅风向标。我大笑起来,给他讲了下面这个故事。

我儿子7岁的时候很难管教。为了改善我们的关系,我带他去海洋馆玩。我们开心地观看了鲸鱼表演和海狮表演,日暮时我儿子还想去看企鹅表演。那只企鹅的名字叫胖弗雷迪(Fat Freddy)。它是一只胖乎乎的令人惊叹的小企鹅。它从高高的跳板上跳下水,用鼻子投球,用鳍肢数数,还钻了一个火圈。接着,表演快结束的时候,训练师让胖弗雷迪去拿个什么东西，胖弗雷迪就径直去把东西带了回来。

哇！我心想，我让我儿子给我拿东西时，他会跟我谈判20分钟，表示他不想做这件事。我知道我儿子比企鹅更聪明。所以表演结束后，我去找训练师，问她是怎么让胖弗雷迪做到这些超棒的事情的。训练师看了看我儿子，又看了看我，说："我和父母们不一样，每当胖弗雷迪做我想让它做的事时，我都会关注它，给它一个拥抱，然后给它一条鱼。"

训练师的话像一束光照亮了我的大脑。无论我儿子何时做我希望他做的事情，我都丝毫不会关注他，因为我跟我父亲一样是个大忙人。但当他不肯做我想让他做的事情时，我会格外关注他，因为我不想养出"坏孩子"。我无意中教会了他通过表现不好来吸引我的关注，所以现在我收藏企鹅来提醒自己，要多去关注周围人身上的优点，而不是缺点。[19]

讲完这个故事后，我告诉杰茜，我有了一个疯狂的想法。"不如我们想办法训练你妈妈少生气，少对你挑剔指责，如何？"我开始说。

"怎么训练？"她问。

"我知道这会很难，但每次你妈妈开始数落你时，我希望你不要反应过激。不要挑战她，也不要情绪激动。"

这时，杰茜的眼睛瞪得大大的。"我觉得我做不到。"她说。

"别急，"我说，"这是我要你做的。每当她对你态度好，愿意照顾你的感受时，我希望你告诉她，你是多么爱她、感激她。"

杰茜开始懂了。就像那位训练师塑造胖弗雷迪的行为一样，她可以通过更多地关注她所喜欢的行为而不是不喜欢的行为，来影响母亲的行为。我在教杰茜使用她自己的力量。

显然，杰茜知道如何控制她母亲的情绪。只要一个眼神或一句话，她就能惹恼母亲。但如果她有这种能力，那么她也有能力平息事件，让生活变得更好。

那天晚上，我收到杰茜的短信，她说决定不离家出走了。一周后，她说我们的计划奏效了。又过了两周，当我再次见到她时，她说家里的情况好多了，她还给我带来了一个企鹅玩偶，加入我的收藏中。

你想必听过这句话："改善关系是两个人的事。"这不只是我作为精神科医生的经验。当我教患者认识到他们自身的力量是多么强大时，他们就能明白，自己可以改善与所爱之人的关系，也可以让关系变得更糟。

幸福秘诀7：设立价值观、使命和目标度过每一天

思考：我这样做合适吗？我今天的行为是否符合我的人生目标定位？

我见过许多患者，他们感到与人群疏离、没有自我价值，缺乏意义感和使命感。他们缺少一种与命运的联系。很多人都会体验到一种内在的绝望感或无意义感。在他们内心深处，他们是不快乐的。其实这种情况是可以避免的。

> **30 天幸福挑战参与者感言**
>
> 我好开心参加了挑战。我爱所有的干预措施。我丈夫也参加了这次挑战。我们每晚都彼此询问那7个问题，我认为参加这次挑战使我们两人变得更为亲密了。我感到有更大的动力去改变生活方式，这样我就能更快乐。
>
> ——MT

每个人都在他人的生活中扮演着某种角色，也都有自己的使命要完成。肩负深刻的意义感和使命感会让你振作起来并用心照顾自己的大脑。使命感会让你明白什么是最重要的，这对于幸福感来说极其重要。缺乏使命感，你就很难拥有富有意义的价值观和目标。当你根据自己的使命感做决策时，你关注的焦点就会从自身转移到他人身上。我喜欢问人们下面这个问题，来帮助他们发现自身生命的重要性：为什么你的存在会让世界变得更加美好？如果你不知道这个问题的答案，请仔细想一想。向你最亲近的人请教。你有哪些技能可以帮助到某个人？你能做些什么来让世界变得更美好？

树立使命感可以引导你在"4大圈层"中制定目标和决策。我所说的"4大圈层"是指你生活中的4

个层面，它们构成了"你是谁"的本质。我来解释一下吧。

亚蒙博士的幸福圈练习

在评估和治疗患者时，我从来不以症状来定义他们，而是把他们视为身处4大圈层的完整的人。这4大圈层分别是：生物圈、心理圈、社会圈和精神圈。生物圈是指你的身体和大脑如何运转；心理圈是指你的心理发展，以及你如何思考；社会圈是指社会支撑，你目前的生活处境，以及社会影响力；精神圈是指你与世界、祖辈及后辈之间的联系，以及你最深刻的意义感和使命感。

如果你是我的患者，我会让你做幸福圈练习，来找出在这4大圈层中，分别是什么给你带来快乐。记住，幸福并不需要依靠改变人生的重大事件、成就或里程碑来实现。开始从你能做的小事情中找寻快乐吧，你可以听窗外的鸟儿鸣唱，去户外感受阳光照在脸上的温暖感觉，抚摸你的小狗小猫，抿第一口你最喜欢的有益于大脑健康的果昔，或者翻一本新书（比如这本）。我把这些称为幸福微瞬间。我们大多数人都忽略了这些小事，反而去寻找有重大意义的经历。我希望你能细细品味这些珍贵的时刻，因为当你的大脑关注到它们时，它们就会累积成你对生活的整体的满意度和满足感。你珍惜的微小时刻越多，你获得的幸福感就越强烈。在本书中，我将向你介绍我自己的一些幸福微瞬间，并基于你的大脑类型向你提供找寻自己的幸福微瞬间的建议。

下面我就这个练习给你做个示范。

我的生物圈：睡个好觉；睡醒后感觉精力充沛、头脑敏锐；与身体健康有关的数值，如身体质量指数（BMI）、血压、维生素D、ω-3脂肪酸指数、C反应蛋白[①]、糖化血红蛋白、空腹血糖、铁蛋白等数值；运动，尤其是打乒乓球，我还喜欢让自己充满力量的举重，喜欢和我的白色牧羊犬阿斯兰在海滩上散步；感受温和的天气；能滋养我的食物，我早上喝的有益于大脑健康的奶昔、煮得恰到好处的鸡蛋、铜河的鲑鱼；与塔娜的身体爱抚；置身大自然中，我喜欢海滩、树

---

① 当机体受到微生物入侵或组织损伤等炎症性刺激时，C反应蛋白会在血浆中急剧上升。——译者注

林和山脉，尤其是旧金山北部的一座红杉森林——缪尔森林；没有疼痛。

我生物圈的幸福微瞬间：啜饮第一口有益于大脑健康的卡布奇诺或巧克力热饮；品尝第一口我父亲农场的柑橘以及用鳄梨做成的鳄梨酱；当我穿上运动鞋时阿斯兰变得兴奋；牵着塔娜的手散步，和她眼神交汇；看着壁炉中熊熊燃烧的火焰；听一首我喜欢的歌。

我的心理圈：健康的生活习惯；以"今天将是美好的一天"开始每天的生活；以问自己"今天哪些事进展顺利"来结束一天的生活；愉快的回忆，比如在本科毕业40年后，我在母校做毕业典礼演讲；纠正消极的思维模式；写作和产生新想法；感到富有成效；学习新东西；听很棒的有声读物；看电影，尤其是喜剧；看有趣的电视剧；努力实现我们的目标。

我心理圈的幸福微瞬间：数独游戏玩得很棒；在电影或电视剧中看到一个笑话或滑稽的场景时大笑；在有声读物中听到一个绝妙的情节转折；用文字游戏逗笑别人。

我的社会圈：与塔娜保持沟通；经常和我的孩子们及孙辈保持沟通；花时间陪伴我母亲；与兄弟姐妹、朋友们和同事们保持沟通；与我在乎的人一起工作，执行团队运转顺畅；很棒的谈话；演讲和教学；财务安全，做一位价值消费者；观看体育比赛：洛杉矶湖人队的篮球赛、洛杉矶道奇队的棒球赛、拉斐尔·纳达尔（Rafael Nadal）的网球赛；工作出色且得到认可；和我们的猫狗待在一起。

我社会圈的幸福微瞬间：听到妈妈在电话里第一时间认出是我的声音；想起孙子孙女；收到朋友或患者的一条有趣的短信；抚摸或搂抱猫狗。

我的精神圈：关爱地球，让资源回收再利用；在心灵上与去世的祖辈们联结在一起；与未来联结在一起，包括我的孙辈、亚蒙诊所和BrainMD的未来；做有价值的工作；过有意义的生活，让全世界都知道如何获得幸福；有使命感；让他人的人生获得一些改善；不畏惧死亡。

我精神圈的幸福微瞬间：每晚祈祷一次；为自己又活了一天心存感恩；忆起

我的祖辈。

轮到你了。我建议你现在就在一张纸上或你的智能设备上做下面4个幸福圈练习（见图0-3）。

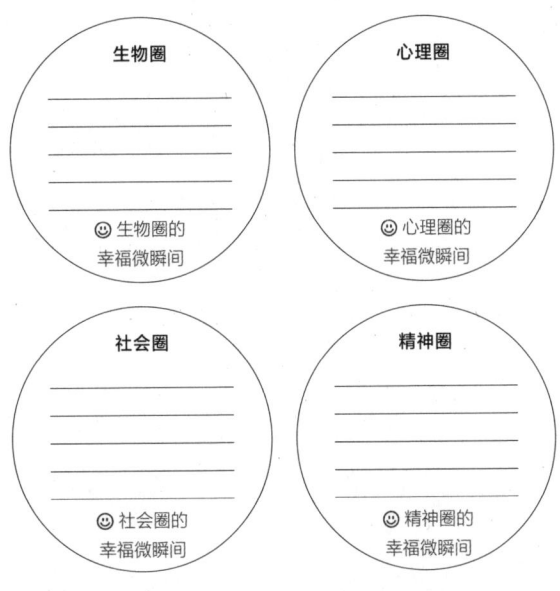

图0-3　4个幸福圈练习

在每个圆圈内写下让你幸福的事情，同时思索以下问题：什么能给你带来欢笑？什么让你感觉到生活很美好？你最看重什么？

别忘了在每个圆圈内添加幸福微瞬间的内容。当你写完后，看看你在每个圆圈内列出了多少事情。是否某个圆圈内的清单更短一些？你是否在某些领域失去了平衡？若是如此，你可能忽视了你的某个幸福圈。请务必每天查看你的4个幸福圈，以此来提醒自己那些给你带来幸福的事情。专注于做自己喜爱的事一定能让你变得更幸福。

既然你知道了鲜为人知的7个幸福秘诀，那就让我实实在在地帮助你和你爱的人们变得更幸福，保持快乐的心情。

YOU, HAPPIER

第一部分

解锁幸福的大脑

第1章

大脑中的幸福密码

能够立即对讽刺做出回应是大脑健康的标志。

—— 佚名

你的大脑是与幸福感有关的器官。你的大脑与爱好、渴望和学习有关，这些都是构成幸福的必要元素。你的大脑也与悲伤、焦虑、恐慌、愤怒有关，并储存着过去的情绪创伤，这些都是幸福的敌人。下决心评估并优化你两耳之间重达约1.36千克的脑组织，是通向更幸福生活的首要决定。然而，大多数人从未探究过他们的大脑，这是一个天大的错误，因为成功和幸福始于大脑生理功能的正常运转。

大多数人从未探究过他们的大脑，这类证据随处可见。大人们不顾所有脑损伤的证据，依然让孩子们用头撞足球，做危险的体操动作。正如在引言中我们在斯蒂芬身上看到的一样，颅脑损伤是不快乐的主要原因。我住在加利福尼亚州的纽波特比奇，这里的整形外科医生比世界上大多数地方都多，我经常想，身处社会中，我们更关心自己的脸蛋和身材而不是我们的大脑。许多人的观念是，如果你看起来很完美，你就会拥有幸福。当然，这是一个谎言。看起来很完美并不会使你幸福，只要想想女演员玛丽莲·梦露和名模玛葛·海明威就知道了。

为什么大多数人从来不考虑自己大脑的健康呢？因为你看不见大脑。你能看到皮肤上的皱纹或腹部的脂肪，当你对自己的外表不满意时，你可以做点什么去改善。然而，由于大多数人根本看不见自己的大脑，便不关心它了，直到它显现出明显的症状才注意到它。医生会对心脏、骨骼、子宫颈和前列腺进行检查，却很少会去评估大脑的健康状况，除非你有严重的症状，如偏头痛、头晕、癫痫或记忆问题。

1991年，当我刚开始使用SPECT成像技术观察大脑时，我毫不关心自己的大脑，而那时我是医学院神经科学专业的优等生，而且还是一名获得普通精神病学及儿童与青少年精神病学双重专科医师资格的精神科医生。在5年的精神科训练期间，我没有听过什么大脑健康的讲座。虽然现在听起来很难为情，也尽管大脑是精神病学的主要研究器官，但我不曾思考过自己大脑的生理健康。

在我拥有SPECT处方权后不久，为了做一个健康数据库项目，我对我60岁的母亲进行了大脑扫描。我发现她的大脑漂亮极了，看起来比她的实际年龄要年轻得多。[1]她的扫描影像折射出了她的生活。那个时候，她有7个孩子，孙辈绕膝，她在生活中是一个活跃而积极的存在。她还打高尔夫球，是纽波特比奇高尔夫球俱乐部1976年度女子冠军。看过她的大脑后，我也鼓起勇气做了大脑扫描。我的大脑并不健康，看起来比我37岁的实际年龄大得多。当我思考原因时，我想起我高中时期打过橄榄球，年轻时在陆军服役之时患过两次脑膜炎，这些都对大脑不好，此外，我还有不良的用脑习惯。虽然我不酗酒、不抽烟，但那个时候我在家庭和工作中都处于持续的压力之下，每晚睡眠时间经常不超过4小时，而体重超重了13千克左右，饮食上也几乎是匆匆忙忙吃顿快餐。

把我的大脑SPECT影像与我母亲的对比后（见图1-1），我对她的大脑产生了忌妒。我想要拥有一个像她的大脑那般健康的大脑，所以我开始努力改善大脑健康。很快，我的大脑变得更健康了，并一直保持着这种状态。数十年后，我的大脑扫描影像变得更饱满、更丰满、更健康，这成为我们在亚蒙诊所开展工作的基本原则："你的大脑并非不可改变。你能够改善它，我们可以证明这一点。"不仅在我身上如此，在治疗过的成千上万的患者身上我们也看到了这种改变。有了状态更佳的大脑，就能拥有更加幸福、更富有意义的生活。

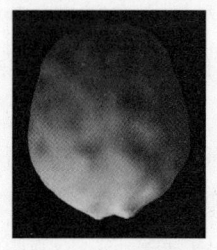 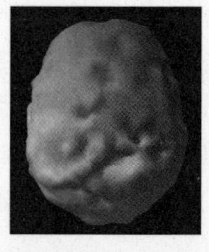 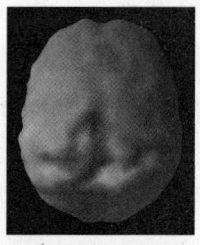

图 1-1　我与我母亲的大脑 SPECT 影像对比

注：左边是我母亲 60 岁时漂亮的大脑 SPECT 影像，中间是我 37 岁时的大脑 SPECT 影像，右边是我 62 岁时的大脑 SPECT 影像。

参观人类大脑

你的大脑是一个综合性社区，各个部分要一起工作，创造和维持"你是谁"。[2] 大脑的特定部分负责做特定的事情，而整个大脑的功能却很复杂。鉴于此，我想通过一些比喻来帮助你了解你的大脑。人类的大脑就像一座现代古城，我们可以想想雅典、罗马或巴黎。如同这些著名的城市，你的大脑也有不同的"街区"，由大量的神经通路连接起来。让我们来做一次快速游览吧。

你的大脑中有一个原始区域，负责维持生存所需的活动。神经科学家将这个区域称为爬虫类脑，其包括脑干和小脑，负责调控呼吸、心率、体温、平衡性和协调性。脑干和小脑对幸福感起着极重要的作用，它们能产生一些化学物质，如多巴胺和 5- 羟色胺，这些化学物质会影响情绪、动机和学习，我们之后将详细讨论。

人类的大脑同样有边缘街区，也就是情绪脑，它靠近脑干和小脑。这一大脑区域控制积极情绪或消极情绪的产生，并与我们生存的基本需求有关，包括亲密关系的形成、安乐窝的构筑和情绪的产生。情绪脑记录着对维持或威胁我们生存之物的记忆，并负责我们的冲动和渴望，比如我们的需求和欲望，以及某事某物令人愉快的程度，比如我们的爱好。情绪脑对我们的行为施加强烈的、通常是无意识的影响。情绪脑的结构包括以下几个部分：

- 海马：负责情绪，以及新记忆的形成。
- 杏仁核：产生包括恐惧在内的情绪，以及发出信号，示意出现了食物、竞争对手或遭受痛苦的孩子。
- 下丘脑：帮助调节体温、食欲、性行为和情绪。
- 基底神经节：控制动机、愉悦感、平稳的运动。
- 前扣带回：负责转移注意力，检测差错。

大脑还有一个被称为大脑皮质的区域，它是围绕着爬虫类脑和情绪脑被建立起来的。该大脑区域与语言创造及语言理解、抽象思维、想象力和文化有关。它有无限的学习潜力，为我们的快乐或悲伤编写故事，这些故事可能是事实真相，也可能不是。大脑皮质是人类大脑中最大的结构。这个充满皱褶、好似核桃的部分位于大脑顶部并覆盖着大脑的其余部分，在大脑的每一侧都有以下4个主要脑叶：

- 额叶：包括负责指挥运动的运动皮质、帮助规划运动的前运动皮质和被认为是大脑执行区域的前额叶。前额叶是人类大脑中进化程度最高的部分，影响人们的专注力、远见力、判断力、条理性、计划性、冲动控制力、共情力，以及从错误中吸取教训的能力。前额叶约占人类大脑皮层总量的30%，相较之下，它在黑猩猩的大脑中只占比11%，在狗的大脑中只占比7%，在猫的大脑中仅仅占比3%（也许这就是猫需要九条命的原因），在老鼠的大脑中仅占比1%（这也许就是它们被猫吃掉的原因）。在前额叶底部有一个叫作眶额皮质的区域，此区域就位于你的眼眶上方，与幸福感密切相关。
- 颞叶：位于太阳穴深处，眼睛后面，影响人们的语言、听觉、学习、记忆以及情绪。颞叶被称为"内容通路"（What Pathway），因为它负责辨识物体是什么。在颞叶内侧就是边缘系统，即情绪脑的两个关键结构：与记忆和情绪有关的海马和与情绪反应和恐惧有关的杏仁核。
- 顶叶：位于大脑顶端和后部，是感觉（触觉）处理、感知及方向感的中枢。顶叶帮助我们定位物体的空间位置，所以被称为"空间通路"（Where Pathway），顶叶还影响人们的数字处理、着装审美。
- 枕叶：位于大脑皮质后部，主要负责视觉及视觉处理。

大脑皮质（见图1-2）分为左、右两个半球。

顶叶：感觉处理、方向感

枕叶：视觉处理

前额叶：专注力、远见力、冲动控制力、积极情绪及消极情绪

小脑：协调性、平衡性、情绪处理及认知加工

颞叶：记忆、学习、情绪稳定性及听觉处理

前扣带回：转移注意力，差错检测

腹侧被盖区（VTA）和黑质：产生多巴胺

眶额皮质：记录积极情绪

基底神经节或伏隔核：愉悦感、动机、调节运动

下丘脑：体温、食欲、性行为、情绪

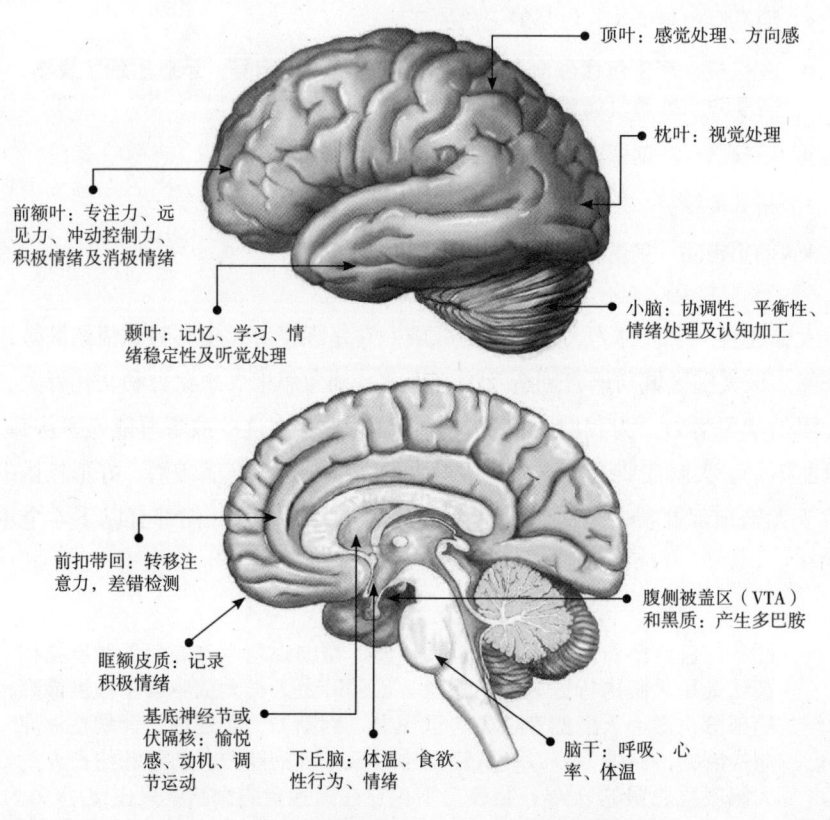

脑干：呼吸、心率、体温

图 1-2　大脑外侧视图（上）和大脑内侧视图（下）

虽然这两个半球在功能上有明显的重叠，但惯用右手的人的大脑左半球通常负责语言功能，偏重于逻辑和分析，更注重细节，更积极。大脑右半球则负责通观全局，与预感和直觉更有关系。大脑右半球也负责发现并承认问题，被认为是大脑的焦虑半球。有种叫作经颅磁刺激的精神科治疗方法，是使用高频率电磁来刺激左侧前额叶以帮助改善抑郁，并使用低频率电磁刺激右侧前额叶以缓解焦虑。

外部世界的信息通过感官进入大脑，先到达情绪脑，在那里，信息被标记为"有意义的"、"安全的"或"危险的"；然后到达大脑后部的颞叶、顶叶和枕叶，在那里进行最初的信息处理，并将新信息与过去的经验进行比较；最后到达大脑前部，由你评估并决定是否根据此信息采取行动。大脑中的信息传导速度可达到每小时 435 千米，来自外部世界的信息被意识察觉到几乎是瞬间发生的。

大脑如何感觉到幸福

现在你已经对大脑的各个"街区"有了大致的了解，让我们来专心探讨幸福感吧，幸福感似乎源于 3 个重要脑区的相互作用：

- 眶额皮质：位于大脑皮质的前底部。
- 基底神经节：位于边缘系统，该区域（尤其是伏隔核的前半部分）与回应奖励和期盼奖励有关。
- 脑干：属于爬虫类脑，一些神经递质（多巴胺、5-羟色胺和苯乙胺）产生于该区域。

眶额皮质

眶额皮质位于前额正后方、眼睛正上方，周围环绕着可能会对它造成损伤的有脊状突起的坚硬骨骼。该大脑区域已被证明与幸福感密切相关，这就是为什么你千万不要让孩子用头撞足球。在颅脑损伤患者中，90%以上的患者的前额叶和眶额皮质都受到了损伤。脑成像研究表明，眶额皮质是负责对愉悦感进行编码的重要脑区。眶额皮质内侧部分与主观愉悦感有关，比如对美食、性高潮和音乐的喜爱。此区域也帮助你认识到并记住什么会让你快乐。眶额皮质外侧部分则负责对不愉快的感觉进行编码。

基底神经节

基底神经节位于大脑深处，是相当大的结构，与愉悦感、动机、习惯形成和运动有关。基底神经节的结构包括伏隔核，伏隔核是奖励系统的一部分，驱使你追求快乐（产生渴望），远离痛苦，并对与渴望和成瘾有关的神经递质多巴胺有灵敏的反应。当伏隔核活跃水平较低时，人们往往会感到兴味索然和抑郁，他们更容易成瘾，渴望那些能激活伏隔核的物质，如酒精、性或高热量含糖食品。位于基底神经节的黑质和位于脑干的腹侧被盖区能够产生多巴胺。当这两个部位中的任何一个活跃水平较低或开始死亡时，多巴胺水平就会降低，人们就会患上帕金森病，表现出情感淡漠，通常还会产生抑郁情绪。

脑干

如前所述,这一大脑区域对维持生命至关重要。脑干有一组细胞群叫作腹侧被盖区,能产生多巴胺,多巴胺与运动、动机和愉悦感有关。另一簇细胞群叫中缝核,能产生人所熟知的与情绪和认知灵活性有关的神经递质 5- 羟色胺。

除了这 3 个脑区的相互作用,幸福感也依赖于让制造痛苦的脑区平静下来。这意味着降低杏仁核和岛叶皮质的活跃度,前者是记录恐惧的脑区,后者位于额叶和颞叶之间,会在人们感到焦虑或痛苦之时变得更活跃。

渴望 vs 喜欢

边缘系统,即情绪脑,也对幸福感发挥着重要影响,它能分清渴望与喜欢。想象一下人们在玩游戏机时,一连几个小时反复地投硬币、拉动手柄。多数人看起来既疲倦又无聊,赢的时候也几乎不笑。这就是强迫性坚持的一个例子,没有多少愉悦感。他们的大脑渴望做他们正在做的事情,但没有迹象表明他们是真的喜欢。渴望和喜欢对幸福感来说都很重要,但它们在大脑中是分开的。这就是为何我们能够渴望我们所不喜欢的东西。

举个我自己的例子,我喜欢在母亲家度过假期。她的厨艺极好,即使现在 89 岁高龄了,她依然会花费很多精力来让家人度过特别的假日时光。我渴望吃她做的香肠比萨、黄油米饭、滴着蜂蜜的叙利亚面包和其他不健康的食物。然而,我不喜欢它们带给我的感觉(过度饱腹、厌恶自己、不开心),也不喜欢它们对身体产生的影响,因为我在努力保持健康的体重,以便让自己有充沛的精力尽可能长久地做自己喜欢的工作。渐渐地,我发现,去母亲家前一小时先吃点健康的食物有助于稳定血糖水平,并且我可以只吃一小块我想吃的母亲做的食物,而不会不加抑制地吃下更多去损害我的幸福感或健康。我学会了平衡大脑中的渴望系统与喜欢系统。

渴望是期待在未来获得奖励。 比如渴望一块布朗尼蛋糕、一支香烟。渴望依赖与潜能有关的化学物质多巴胺，我们将会在后面详细讲述。大脑中的"渴望系统"庞大、稳固、功能强大，这就是为何你需要一个健康的前额叶来控制它。

喜欢是"完成的快感"。 大脑中的"喜欢"系统相对小得多，也更脆弱，通过 5- 羟色胺和内啡肽传递你正在做的事情所带来的愉悦感。成瘾物质会带来即时的快感，并占用渴望系统的神经回路，这意味着，一不小心，成瘾物质确实能"劫持"你的大脑和生命。

渴望和喜欢之间的主要区别与大脑的运作方式有关，要看它是有意识的还是无意识的。心理学家丹尼尔·卡尼曼（Daniel Kahneman）[1]将信息处理分成两个系统：系统 1 是无意识或不由自主的；系统 2 是有意识的。³ 喜欢是有意识的，这意味着你能察觉到它。渴望通常是无意识的，这意味着你的欲望是自动产生的，常常是在不经意间。系统 1 完成我们大脑中的大部分工作，自动技能、直觉和做梦都是无意识加工的例子。多达 95% 的认知活动是在无意识中进行的。

你必须先喜欢某样东西，然后渴望系统才会开始运作。心理学家称之为"唤醒模板"（arousal template），是指初次触发幸福感或愉悦感的一整套思想、形象、行为和感觉的输入信息。这能解释为何用糖果或电子设备安抚孩子是糟糕的策略。这会使他们之后对食物或小设备上瘾。喜欢越强烈，在以后的生活中你就越会受其影响，这就是许多人永远无法忘怀初恋的原因。当初次激增的与爱情有关的化学物质催产素和多巴胺刺激伏隔核时，这种刺激会在大脑的愉

> **30 天幸福挑战参与者感言**
>
> 这是一个既增进知识，又充满乐趣的挑战活动。我喜欢你所分享的大脑科学。毕竟，我们是习惯性动物，需要养成健康的习惯，以便建立健康有益的生活方式。
>
> ——JA

---

[1] 诺贝尔经济学奖得主，普林斯顿大学尤金·希金斯心理学荣誉退休教授。他的跨领域研究对经济学、医学、政治学、社会学、社会心理学、认知科学等领域都产生了深远的影响，被誉为"行为经济学之父"。他在行为科学领域的重要著作《噪声》的中文简体字版已由湛庐引进，浙江教育出版社于 2021 年出版。——编者注

快中枢留下持久的印记。任何能让你想起初恋的东西都能再次触发同一化学物质的激增。

在大脑中寻找幸福

就在我撰写本书并学习更多关于大脑系统与幸福感的知识时，我决定看看是否确实能从我们在亚蒙诊所做的脑成像工作中找到幸福的依据。我们诊所有344名患者，年龄范围为9～89岁，他们填写了由牛津布鲁克斯大学的迈克尔·阿盖尔（Michael Argyle）博士和彼得·希尔斯（Peter Hills）博士编制的著名的《牛津幸福感问卷》。

这份问卷是我在网络上发起的"30天幸福挑战"活动的一部分，答卷人须用1～6分来表示他们在多大程度上同意或不同意针对29个问题的陈述，其中

1是完全不同意；2是部分不同意；3是少数不同意；
4是少数赞同；5是部分赞同；6是完全赞同。

这些问题中有些是肯定陈述句，有些是否定陈述句。下面是肯定陈述句的例子：

我觉得人生很有意义。
我经常笑。
我经常感到高兴和兴奋。

以下是否定陈述句的例子：

我对未来并不十分乐观。
我不认为我看起来有吸引力。
我的生活没有什么意义和目的。

完成问卷后，答卷人计算自己的分数。[4] 1～2

> **30天幸福挑战参与者感言**
>
> 我的天哪！我做了测试，然后将结果与挑战第一天的幸福感得分进行比较。我的幸福感得分从2.69提高到4.79！真令我震惊。这个课程太棒了。时机也刚刚好，因为我有许多独处的时间来琢磨每天的信息和思维提示。你真的让我换了一个全新的角度来看待事情。
> ——HJ

分表示你不快乐，你可能把自己及自己的处境想得比实际情况更糟；2～3分表示你有点不快乐；3～4分表示你并没有特别快乐或特别不快乐；4～5分表示你相当快乐；5～6分表示你非常快乐；6分表示你快乐过头了。

幸福感得分特别低的人可能把自己的生活想得比实际情况更糟。得满分的人则快乐得过头了，在日常生活中不太可能进一步成长，他们的健康也会受到影响。太过快乐会减少健康的焦虑感，降低决策能力。

我们的研究团队将幸福感得分排在末尾50名的患者（得分1.03～2.72）与幸福感得分前50名的患者（得分4.38～5.76）做了对比。接着，我们的统计学家、来自加州大学欧文分校的戴维·基特（David Keator）博士，又对所有被试的幸福感得分进行了一组相关分析，得出的结果很有趣。

高幸福值组的被试的大脑SPECT影像显示，整个大脑的活跃度增强，血流量增加（见图1-3），这意味着大脑越健康，你越可能感到幸福。我们还发现，这组被试的SPECT影像中眶额皮质以及边缘系统的基底神经节和伏隔核都显示活跃度增强，血流量增加。

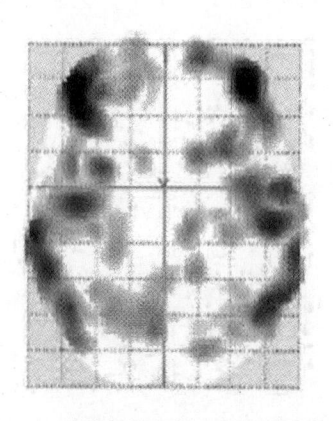

图1-3　高幸福值组的大脑活跃度增强

注：高幸福值组被试的大脑血流量，尤其是前额叶血流量增加。

在低幸福值组，被试的大脑SPECT影像显示前扣带回（我将其视为大脑的

"换挡杆")活跃度增强(见图 1-4),这意味着这些人更容易陷入消极思维。

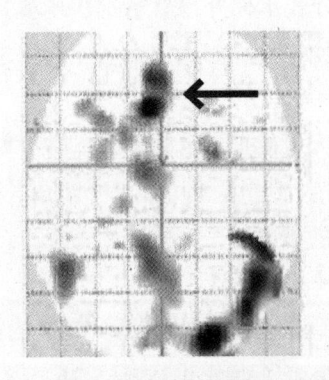

图 1-4 低幸福值组的前扣带回活跃度增强

注:箭头指示低幸福值组被试的前扣带回活跃度增强。

据基特博士所说,我们的研究中最有趣的发现是关于奖励回路或愉悦回路的,这些回路由腹侧被盖区、伏隔核和眶额皮质组成。这些回路与微笑、大笑、愉悦感和幸福感有关。[5]这些区域的高活跃度与较高的幸福感得分一致。

我们既已在大脑中找寻到了幸福感的依据,那么现在就让我们来深入探讨大脑类型的神经科学原理,这些大脑类型决定什么能让你格外快乐。

第 2 章

不同的大脑类型，不同的幸福策略

> 我的大脑让我觉得为某些事操心是有趣或有意义的。我想很多人和我一样，拥有这种大脑。
>
> —— 配音演员玛丽亚·班福德（Maria Bamford）

你为何做你所做之事？

别人为何做他们所做之事？

什么能使你快乐？

什么能给你所爱之人带来快乐？

要回答这些核心问题，关键是要了解你的大脑，尤其是你的大脑类型，以及别人的大脑类型。

历史上出现过多种性格的分类方式。公元前 5 世纪，古希腊的医师希波克拉底曾提出基于 4 种体液的气质学说，他解释，人的 4 种基本气质是由于血液、黄胆汁、黑胆汁、黏液这 4 种体液过多或不足而引起的。多血质气质类型的人，其特征表现为外向、好交际、勇于冒险；黏液质气质类型的人，其特征表现为镇定、安静、随和；胆汁质气质类型的人，其特征表现为控制欲强、坚决、果断、目标导向；忧郁质气质类型的人，其特征表现为深思熟虑、矜持寡言、内向、抑郁、焦虑。

上大学我修第一门心理学课"气质与个性"时，写过一篇将漫画《花生》（Peanuts）中的人物与希波克拉底提出的气质类型进行对比的论文。因为我从小就是查尔斯·舒尔茨（Charles Schulz）所创作的连环漫画《花生》的超级粉丝。作为一名年轻的陆军士兵驻扎在德国时，我甚至在床上铺了史努比图案的床单。在我看来，漫画中的史努比显然属于多血质，施罗德属于黏液质，露西属于胆汁质，查理·布朗属于忧郁质。从写完那篇论文之后，我就沉迷于研究如何科学地对个性进行分类。

现如今，可用的个性测试有很多，比如迈尔斯-布里格斯性格测试（MBTI），这项测试基于4组行为维度，即外向vs内向、实感vs直觉、理智vs情感、判断vs感知，它将人的性格分为16种类型。再比如DISC个性测评，这项测评通常应用在商业领域，它基于4种人格类型将人划分为支配型、影响型、稳健型和谨慎型。还有大五人格量表，这项问卷考察人格的5个基本维度，分别是外向性、宜人性、开放性、尽责性和神经质性。

学校、企业和治疗师使用这些测试更好地了解学生、员工和患者。一些个性评估带给人一种独特感和归属感。然而，这些测试尽管被广泛使用，其实是缺乏神经科学原理作为基础的。在这些评估工具中，大多数神经科学家都认可大五人格量表。

20万次脑扫描，300万份问卷，归纳大脑类型

我们的脑成像工作能够帮助有心理健康问题的人，但许多人想要进行大脑扫描却没有资源或不在亚蒙诊所附近。为了帮助尽可能多的人，我们开发了一系列问卷，帮助人们预测其大脑扫描影像可能是何种模样。这些问卷是基于成千上万次脑扫描编写的。它们当然不及大脑扫描那般准确，但它们是退而求其次的选择。在过去的30年里，许许多多心理健康从业者在工作中使用了我们的问卷，他们告诉我们，对大脑类型的了解彻底改变了他们理解患者和帮助患者的方式。

2014年，我们的团队发布了在线的《大脑健康评估测试》，该测试大约需要 6 分钟完成，能够帮助人们了解在 16 种大脑类型中，自己可能拥有哪种类型的大脑，并提供大脑健康评分。[1] 我们运用了 40 年来帮助患者的经验，通过将大脑区域的活跃度与 300 个问题的答案进行对照，并选择了最具预测性的 38 个问题，由此确定了《大脑健康评估测试》中的问题。我撰写本书之际，已有来自世界各地的 250 多万人参加了我们的测评。

我们先发现了 5 种基本大脑类型[2]：

1. 平衡型
2. 冲动型
3. 执着型
4. 敏感型
5. 谨慎型

接着，我们发现可以将大脑类型 2～5 的混合型归类为大脑类型 6～16：

6. 冲动 – 执着型
7. 冲动 – 执着 – 敏感型
8. 冲动 – 执着 – 敏感 – 谨慎型
9. 执着 – 敏感 – 谨慎型
10. 执着 – 敏感型
11. 执着 – 谨慎型
12. 冲动 – 执着 – 谨慎型
13. 冲动 – 谨慎型
14. 冲动 – 敏感型
15. 冲动 – 敏感 – 谨慎型
16. 敏感 – 谨慎型

了解自己的大脑类型能够帮助你优化自己独特的大脑，从而抚平生活中的坎坷，并懂得什么更可能为你或你所爱之人带来快乐。

以金伯莉和凯特的故事为例。金伯莉多年来挣扎于酒精成瘾中，她的丈夫离家出走，并给她下了最后通牒：去戒酒，否则他们的婚姻就此结束。金伯莉非常希望丈夫能够回到自己身边，因此她加入了一个帮助自己戒酒的组织。在婚姻危机期，金伯莉的母亲凯特来陪她一起住，可是她们经常争吵，两人都感受到了极为沉重的压力。

金伯莉拥有大脑类型 13，即冲动 - 谨慎型大脑，前额叶活跃度较弱，这导致她注意力持续时间很短，缺乏条理，冲动控制力差，并且她的基底神经节和杏仁核活跃度增强，这致使她挣扎于焦虑之中并总会预想最坏的情况。酗酒是她尝试缓解焦虑情绪的方法，并且较差的冲动控制力使她更难把戒酒坚持下去。

凯特拥有大脑类型 3，即执着型大脑，非常擅长掌控管理和把事情做好，可是当事情失控时，她就会大发雷霆。消极的想法在她脑中循环，她总是翻来覆去地回想过去的伤痛，这只会让金伯莉感到更大的压力。

当她们向我寻求帮助时，我意识到要让金伯莉成功戒酒并可以与丈夫重聚，不仅要平衡她的大脑，还要平衡凯特的大脑，分别针对两人独特的大脑类型使用补充剂和生活方式干预策略。短短几周，他们家庭的和谐度提高了，几个月后，金伯莉的丈夫与她重归于好了。

让你产生幸福感的化学物质

除了大脑系统对幸福感起着决定性作用，一些重要的神经递质也会影响你的幸福值，因为它们与情绪、动机和学习等功能相关。神经递质是神经系统在神经元之间或从神经元向肌肉、腺体或其他神经中的靶细胞传递信息的分子。神经递质是能刺激或抑制附近细胞的化学信使。这些化学信使起到在大脑和身体之间传递信息的作用，因此它们对健康极其重要。

我会重点探讨影响幸福感的 7 种神经递质。其中一些神经递质在特定的大脑类型中扮演着非常关键的角色，在接下来的几章中我会谈到。下面先简单介绍一下这 7 种重要的分子：

- 多巴胺：贪婪分子。多巴胺有助于你集中注意力，坚持完成工作，同时为大脑的记忆能力提供支持。无论是好是坏，这种大脑化学物质都会帮助你记住所有重要的时刻，它与期待、愉悦感和爱欲有关。我把多巴胺比作"贪婪的化学物质"，因为多巴胺是让你感觉愉悦的主要神经递质，你总是会希望它分泌得越多越好。

- 5-羟色胺：尊重分子。5-羟色胺与情绪、睡眠和灵活性相关，帮助你接受新思想并适应变化。当你感受到来自同事的尊重时，5-羟色胺水平会增高，而当你的感情受到伤害时，5-羟色胺水平会降低。

- 催产素：信任分子。多巴胺是"贪婪的化学物质"，而催产素可以被称为"爱的化学物质"，因为它能加强亲密和信任的关系。这种功能强大的神经递质扮演丘比特的角色，因为当你依偎他人、与朋友建立社交联结之时，催产素就会释放出来。但一些研究者认为，催产素也会引起忌妒和猜疑的感觉，尤其是对我们社交圈之外的人。

- 内啡肽：缓解疼痛的分子。很多人都听说过内啡肽。当你进行锻炼或消耗体能时，你的身体会释放这种让人"感觉良好"的大脑化学物质，内啡肽促使免疫细胞涌进心血管系统，保护你的身体免受疾病侵袭，并提升你的情绪。

- GABA：镇静分子。GABA 是 γ-氨基丁酸（gamma-aminobutyric acid）的缩写，这是大脑中主要的抑制性神经递质。GABA 的主要作用是降低脑细胞兴奋性，减缓神经元放电。它有助于平衡刺激性的神经递质，如多巴胺和肾上腺素。过多的刺激会导致焦虑、失眠和癫痫，而神经细胞放电过少则会导致嗜睡、意识错乱和镇静。关键是要保持平衡。

- 内源性大麻素：和平分子。内源性大麻素在调节情绪、睡眠和食欲方面起作用。内源性大麻素过度活跃会导致暴食和肥胖，而不够活跃则是导致抑郁、焦虑、创伤后应激障碍（post-traumatic stress disorder，PTSD）、炎症和免疫系统疾病的危险因素。

- 皮质醇：危险分子。皮质醇有个坏名声。这种激素对生存而言至关重要，并有一些显著的益处，可它也是你会想少要一点而非多要一点的激素，因为当它的分泌失控时，你的快乐情绪就会消散。这是为什么呢？皮质醇是机体的"应激激素"，长期高水平分泌皮质醇会导致抑郁、焦虑、悲伤、记忆力丧失、体重增加，以及 2 型糖尿病和高血压等疾病。当你感觉处境危险或产生"战斗 – 逃跑反应"时，身体也会释放皮质醇。当压力看起来没完没了并且长时间保持在高水平时，皮质醇会使你感觉糟糕透了。这就解释了为何研究者们发现，幸福感强的人往往皮质醇水平较低。[3]

对于我们将要详细讲述的这些神经递质而言，它们的平衡才是关键。

识别自己和亲友的大脑类型

了解自己的大脑类型对你生活的诸多方面都有帮助。为了帮助你从本书中得到最大化的收获，我鼓励你在线做一做 www.brainhealthassessment.com 上免费的大脑类型测试，只需要 5 ~ 7 分钟就能做完。也向你的家人和朋友们分享这个测试吧。这个测试除了能帮你了解自己的大脑类型，还能帮你获得在大脑健康重要方面的评分。无论你拥有哪种大脑类型，本书和这个评估工具将帮助你了解自己的优势和弱点，并教会你如何提升整体的大脑健康和幸福感。当你的大脑运转正常时，无论它是哪种类型，你都能让它发挥良好的功能，过上更幸福的生活。

即使你知道了自己的大脑类型，也请阅读介绍 5 种基本大脑类型的各个章节，它能帮助你更好地了解自己的大脑，说不定你发现自己其实拥有一种混合型大脑呢，同样地，它也可以帮你了解身边人的大脑类型。这些人也会影响你的幸福感。你会了解到 5 种基本大脑类型中每一种的典型特征、大脑 SPECT 影像特征，了解到哪些神经递质最会影响特定的大脑系统，以及你该如何优化自己的大脑，让自己变得更快乐。你还会了解到，拥有混合型大脑的人如何做能变快乐。

第 3 章

平衡型大脑：如何维护大脑幸福系统

> 期待在大脑解体后人格依然存在，就如同期待一个板球俱乐部在它的全体成员都死了之后依然存在一样。
>
> —— 哲学家罗素

大脑类型 1，即平衡型大脑，是一个很好的话题起点，如果你的大脑健康评估测定你拥有这类大脑，那是很不错的状态。假如一定要我做个估计，我感觉普通人群的 1/3 属于平衡型大脑阵营，而这对我们的社会是有好处的。我们需要平衡型大脑，因为它是一个高产出、高幸福值社会的基础。拥有平衡型大脑的人会井井有条地过一生，通常在学校里和工作中表现出色。他们是我们理想中的邻居。

平衡型大脑的特征

拥有这种大脑类型的人往往更加突出地表现出以下特点：专注、有控制力、细心负责、善于变通、积极乐观、适应力强、情绪稳定。他们很少表现出以下特征：注意力短暂、冲动、不可信赖、易担忧、心态消极、焦虑。

如果你拥有平衡型大脑，那么你是一个做事专注、善于变通、情绪稳定的人。无论是在线下还是在线上进行的会议，你都能准时出席；你言行一致；你不喜欢冒太大的风险，更喜欢遵循规则；你不是那种特立独行的人；你的应对能力惊人，能够适应日常生活中的诸多变化，而不会过度紧张、焦虑、忧郁。

拥有平衡型大脑的人不会鲁莽行事。他们会考虑行为的后果，内心自带"5秒延时功能"，这使他们得以避免脱口说出的不当言论。此外，他们不是那种整天闷闷不乐地在家里晃悠的人。他们本质上是乐观主义者，眼里总能看到杯子里装着的"半杯水"。平衡的心态源于他们拥有健康的大脑，其额叶及边缘脑以一种健康而平衡的方式在运转。

拥有平衡型大脑的人的另一个长处是善于保持适度的焦虑。是的，你没读错。当我说适度焦虑是一件好事时，我的许多患者都感到惊讶。太多人错误地认为消除焦虑才是伟大的目标。可是这不对。带着适度的焦虑可以使人们避免陷入麻烦。他们不会去抢劫，因为他们会担心进监狱。他们不会超速驾驶，因为会担心撞车。他们很小心谨慎，所以他们以深谋远虑的方式度过一生，这有益于他们活得更长久、更健康。

拥有平衡型大脑的人通常是幸福的，可是谁不想变得更幸福呢？我们都想在人生中获得幸福。但是我们都知道，生活的脚步可能随时后退并掷出一个又大又重的曲线球，即使是适应能力最强的人，也会失去平衡。例如突然生病、家人去世、失业或孤独，任何一种情况都可能扰乱大脑功能。正如你会明白的那样，你所做的日常决定要么让你保持情绪稳定和积极的状态，要么夺走你的快乐。

记住，在今天充满竞争、富于挑战性的环境中，你需要获得优势。如果你想提高创造力，增强记忆力，在工作中取得更大的成功，成为一个更有说服力的演说家，与你的伴侣加深感情，或在面对压力时更好地抚慰自己，这一切都要从拥有健康的大脑开始。学习优化大脑的策略，遵循本书中强调的 7 个幸福秘诀，能帮助你的大脑超越平均水平，发挥出最佳状态。让你能尽最大的努力并体验成功的喜悦，变得更快乐。

我还需提醒一点，部分经大脑健康评估问卷评定为拥有平衡型大脑的人可能存在"违规操作",他们对问题的回答并非完全诚实。又或者,他们只是不了解自己的优势和弱点。要想更加确切一点,你可以邀请你的伴侣、兄弟姐妹或好朋友与你一起做大脑健康评估。当你第二遍查看这些问题时,你可以问他们是否同意你的回答。如果你多做了这一步,那么本书对你的帮助将会更大。

平衡型大脑的 SPECT 影像

我们在脑成像工作中发现,拥有平衡型大脑的人往往拥有健康的大脑,整个大脑的活动呈现出全面、均衡、对称的模式,并且小脑活跃水平较高(见图 3-1)。小脑是人脑中的主要处理中枢之一,是爬虫类脑的一部分。

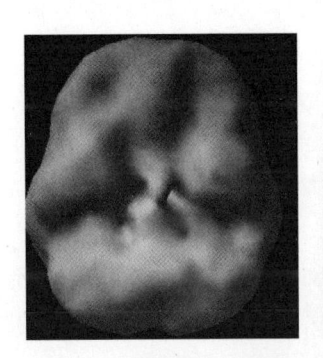

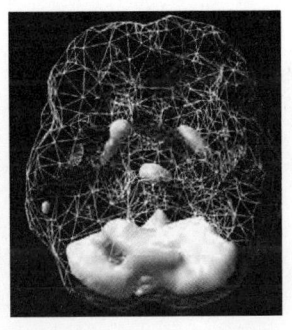

图 3-1　平衡型大脑的 SPECT 影像

注:左图是健康大脑 SPECT 影像外观图,右图是健康大脑 SPECT 影像激活图。

在平衡型大脑中,制造痛苦的脑区(包括前文介绍过的杏仁核和岛叶皮质)活跃度偏低。

与平衡型大脑的幸福感有关的神经递质

对于拥有平衡型大脑的人来说,与幸福感有关的神经递质趋于平衡,这些化学物质的水平既不会过高,也不会过低。它们之间没有一种神经递质会盖过其他神经递质,它们之间的关系融洽。

优化平衡型大脑

通过运用以脑科学为基础的7个幸福秘诀，并不断问自己那7个简单的问题，能优化你的大脑。均衡饮食、定期锻炼、冥想或祈祷、按摩，并照顾好自己的大脑和身体都极为重要，这样你的机体就能持续产生数量平衡的多巴胺、5-羟色胺、催产素、内啡肽、GABA、内源性大麻素和皮质醇。

在营养补剂方面，服用富含复合矿物质成分的综合维生素有益于平衡型大脑的健康。强效、超纯的鱼油中含有的 ω-3 脂肪酸也是保持平衡型大脑健康的关键。因为肠道健康对大脑健康至关重要，我推荐将益生菌作为营养补剂使用。同时别忘了维生素 D，它在调节大脑健康方面发挥了多种作用，包括帮助老年人维持认知功能。

平衡型大脑的幸福处方

接下来，我将从6个方面为平衡型大脑开一份幸福处方。

滋养你的大脑：要保持平衡型的大脑，请学会爱护自己的大脑，做有益于大脑健康而不是伤害它的事情。这能让你保持情绪稳定，应对生活的跌宕起伏。

认清你的职业道路：拥有平衡型大脑的人是人力资源部门梦寐以求的雇员，他们沉稳可靠、认真负责，是善于管理、任务导向型的人才。

找到你的学习风格：你是那种遵循指示的人，喜欢上课做笔记，尽力精心筹划会议并且准备充分。

知道在一段关系中你想要什么：你情绪稳定，既不过分激动，也不过分沮丧，所以你往往是一个不会情绪化的人。你能够配合拥有其他大脑类型的家人和朋友，让彼此关系变得更密切。

当心自己偏离轨道的时刻：你必须意识到，大量快餐和外卖食物，会使你的大脑和身体缺乏必需的营养元素，从而无法高效运转。

知道什么能令你特别快乐：专注于能给你带来快乐的事情。

能让拥有平衡型大脑的人更快乐的事有：健康良好的人际关系；有意义的工作；财务安全；遵循规则；守时；过传统节日，如春节等；玩得高兴。

能让拥有平衡型大脑的人不快乐的事有：无秩序的状态；过度冒险；迟到；面临危险；缺少工作分配；与不可靠、悲观或不按规则办事的人相处。

拥有平衡型大脑的人的幸福瞬间：你的爱人给你按摩肩膀的时候；品尝第一口美味的晚餐；晚上上床时感受被子的温暖；为一天做准备的晨起安排；使用视频通话工具与距离很远的家人和朋友保持联系。

当你与拥有平衡型大脑的人交往

身边拥有平衡型大脑的人会是你的安慰之源，无论他们是伴侣、兄弟姐妹还是上司。你能够信赖他们的话语，能追随他们坚持到底，能与他们一起从容应对生活的沉浮。当出现问题时，你通常可以指望这种类型的人以明智且基于解决方案的方式处理问题，因为他们具有很强的人际交往能力。下面这些有代表性的人际关系忠告适合这类人，因为他们擅长与人交往，我将这些忠告缩写为"RELATING"，代表的意思如下：

- 负责（responsibility）：对任何情况进行回应的能力。
- 共情（empathy）：体会他人感受的能力。
- 倾听（listening）：做一个好的倾听者，拥有有效的沟通技巧。
- 自我坚定（assertiveness）：以坚定而合情理的方式表达想法。
- 时间（time）：为建立一段关系付出时间。
- 探究（inquiry）：质疑并纠正消极的想法和思维模式。
- 关注（noticing）：在周围事物中看到的优点多于缺点。

- 宽恕（grace）：以健康的方式向前走，在受伤后选择原谅。

恋人会这样评价他们："他通常心情很好。""他真的很体贴。"

同事会这样评价他们："他是一个很棒的合作伙伴。""我总能相信他会在截止日期前完成任务。"

朋友会这样评价他们："他总是乐意做别人指定的司机。""我喜欢他如此值得信赖。"

第 4 章
冲动型大脑：如何稳定地分泌多巴胺

> 前额叶的活动低于平常水平时，大多数冲动控制机制也不再工作。对无法适应这种关联的人来说，代价颇为昂贵。
>
> ——作家史蒂文·科特勒（Steven Kotler）

我工作中最棒的一点就是能遇到各种有趣的人，比如我在前文中提到过的喜剧女演员劳拉·克利里。劳拉离开了好莱坞，开始自己制作即兴表演的短视频和滑稽短剧，在社交网站的个人频道上与数百万人分享。她在 Instagram 上有 300 万名粉丝，YouTube 的账号有 80 多万名订阅者。在这些平台上她充分展露出个性的一面，化名"帕梅拉·帕普金"（Pamela Pupkin）和"海伦·霍巴斯"（Helen Horbath），发布了许多夸张离谱的滑稽短剧。在社交媒体的世界里，她成了"超级网红"。

劳拉和许多患者一样，有一些健康上的担忧，因此她想在亚蒙诊所做脑部扫描。她曾有一段时间不想起床，并且记忆力也出了问题。请注意，她年纪尚轻，是一位 30 多岁的年轻母亲，有两个不满 4 岁的孩子。

劳拉在芝加哥长大，从小她就是班里的活宝。作为一名有趣的金发女孩，她总爱说笑话，拿自己和身边的事情打趣调侃。十八九岁时，她搬到纽约追求演艺事业，并学会了抽烟。虽然如今她戒烟已经将近10年了，不过她担心过去抽烟过量可能损害了她的健康。

她的团队在我们位于科斯塔梅萨（Costa Mesa）的诊所拍摄了整个评估过程，包括用电脑进行心理和认知测试，填写病史，做SPECT的准备工作，在平板床上静卧15分钟不动。静卧对这位好动的网红来说是一个挑战，她不得不重新做了一次SPECT。

两天后，劳拉来到诊所查看结果。她对我说的第一句话是："您看过我的脑子了吗？"

"我看过了。"我微笑着回答，把她带进我的办公室。我在她对面坐下，打开一个文件夹，拿出她的SPECT结果。

劳拉穿着休闲牛仔裤和蓝白条纹长袖衬衫，双手交握着。多年来，类似她这种紧张不安的情形，我见过无数次了。

"令我担忧的一点是我的记忆力不太好，"她开始说，"我丈夫会问：'你还记得这部电影吗？'我会不知道他在说什么。我常常不记得发生过的事情，这让我感到很担忧。"

我会意地点头表示理解，"我看了你填的信息，也看了你的扫描结果，很符合注意缺陷障碍，也就是我们常说的ADD的诊断。"

"噢，天哪！"她十分惊讶。

"你想过你可能患有这个病吗？"我问道。

"ADD？尽管我从小到大确实很难集中注意力，却从来没有因为这个去看过医生。我尽最大的努力参加考试，我从不觉得自己很聪明，但我觉得自己很风趣，所以我把精力集中在这方面。但是从未有医生说我患有ADD。"

根据劳拉的评估和测试结果以及 SPECT 影像，我确定她患有 ADD。她的大脑影像呈现出常见于 ADD 患者中的一种大脑模式：前额叶活跃度较弱，尤其是在她试图集中注意力的时候更是如此。没有患此病的人集中注意力时，这个大脑区域的活跃度会增强。然而，对于 ADD 患者来说，情况恰恰相反，这意味着他们越努力集中注意力，前额叶活跃度就越弱。劳拉拥有冲动型大脑，但并不是所有拥有冲动型大脑的人都患有 ADD。

冲动型大脑的特征

拥有这种大脑类型的人往往更加突出地表现出以下特点：有自发冲动、喜欢冒险、有创造力、好奇心强、兴趣广泛、注意力短暂、鲁莽粗心、多动不安、缺乏条理、喜欢惊喜、容易患上 ADD。

他们很少表现出以下特征：讨厌惊喜、规避风险、生活刻板、趋同、遵守惯例、讲求实际、注重细节、冲动控制、安定感。

拥有冲动型大脑的人往往是聚会上的焦点人物。他们喜欢尝试新鲜事物，享受跳伞或蹦极所带来的刺激，并且甘愿放弃一份稳定的工作，孤注一掷地创业。从某种程度上可以说，拥有冲动型大脑的人所具有的特征代表着美国人最为欣赏的一类性格特点，如敢于承担风险、富有创造力和冒险精神。不妨想一想好莱坞电影里的主角，他们常常是那些不顾一切去挑战不可能的人。

尽管美国人似乎很喜欢这种类型的人，但拥有冲动型大脑的人也面临着一些挑战。他们好动、容易分心，因此只有当他们对所做的事情抱有极大的兴趣、感受到兴奋和刺激时，他们才能专注于摆在面前的任务。想一想消防员和赛车手就明白了。具备条理性对他们来说也是困难的事，他们几乎不会为任何事情准时赴约。抽烟的人和喝大量咖啡的人往往属于这种类型，他们依靠这些物质来激发大脑的活力。

他们的冒险行为会让他们陷入麻烦。我曾治疗过一位男士，他喜欢躲在自家的角落里，等他的妻子经过时突然跳出来吓唬她。当妻子的惊声尖叫足以惊醒半条街的居民时，他十分享受从中得到的刺激感。不幸的是，他的妻子因此患了心律不齐的病症，为了挽救自己的生命，她带丈夫来到亚蒙诊所就诊。

然而，多数拥有冲动型大脑的人知道什么时候该冷静下来，与大多数人相比，他们能感受到更多幸福。一项研究发现，与调查对象中的其他人相比，被鉴别为"冲动型人格"的人感受到幸福的概率高出40%，感到心满意足的概率高出38%。[1]

冲动型大脑的 SPECT 影像

拥有冲动型大脑的人的 SPECT 影像通常显示前额叶活跃度较弱（见图 4-1）。

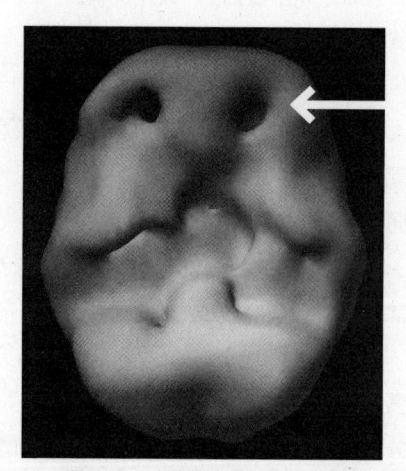

图 4-1　冲动型大脑 SPECT 影像

注：箭头指示位于大脑前部的前额叶活跃度较弱。

前额叶位于额头后方的大脑前部，是大脑中进化程度最高的部分（见图 4-2）。它负责高级认知活动，这对于执行有长期目标的行动是必不可少的。前额叶就像大脑的首席执行官，它监督、指挥、观察和指导你的行为。

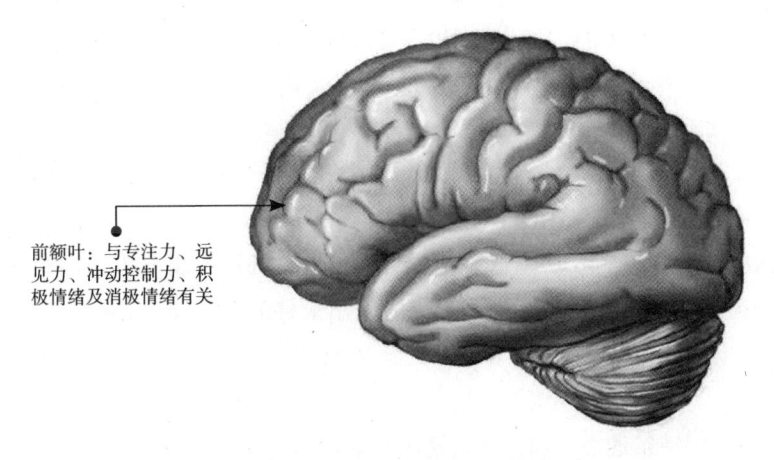

前额叶：与专注力、远见力、冲动控制力、积极情绪及消极情绪有关

图 4-2　大脑外侧视图：前额叶

不妨把前额叶想象成大脑的老板，它推动你实现目标，提高效率，与他人友好合作。前额叶有下列主要功能。

功能 1：保持专注力。前额叶（尤其是背外侧皮质）在专注力和注意力方面发挥着重要的作用，主导短时记忆、学习和计划的贯彻实现。前额叶帮助你专注于手头的任务，比如写工作报告或者写一篇英语文章。同时，它还发送信号抑制大脑其他部分的活动，以滤掉那些使人分心的信息输入，比如同事们的闲聊或你的手机提示有新的短信。若前额叶活跃度较弱（这是拥有冲动型大脑的人的共同特征），你会很容易分散注意力，可能很难将计划持久地贯彻下去。

功能 2：拥有远见力。我喜欢把前额叶看作大脑的刹车。在你说话或做事之前，前额叶帮助你考虑到可能的后果。举个例子，你偶然碰见了一位好几个月没见的朋友，发现他长胖了。若是前额叶功能良好，你会把话题的焦点集中在你多么高兴再次见到他。若是这个大脑区域功能不佳，你很有可能会脱口说出刺伤人的话，比如："哇，你真的变胖了不少！"拥有冲动型大脑的人经常会说出一些事后令自己追悔莫及的话。

功能 3：冲动控制。健康的前额叶能提供良好的冲动控制能力，能阻止你做出对自己不利的行为。若前额叶活跃度较弱，你就会很容易行为失控，比如，你可能明知要开车却喝了酒，又或者因为一时心血来潮把刚发的薪水花光了。这类冲动会对你的人际关系、健康状况、财务状况及整体幸福感造成破坏性的后果，你会感到非常不开心。

功能 4：做判断。当你做决策时，前额叶是你"头脑中的小声音"，帮助你做出正确决定。若前额叶功能良好，你会知道应该选择香蕉而不是香蕉味冰激凌。若前额叶出现功能障碍，你可能无法做出最好的决定而总是做出糟糕的选择，这会让你不快乐。

功能 5：保持条理性。保持条理清晰是前额叶功能协调的标志。前额叶活跃度较弱是冲动型大脑的共同特征，这让你无法兼顾所有事情。你的桌子可能很凌乱，贴满了便利贴。缺乏条理性会让人做事虎头蛇尾，导致你得花费更长的时间来完成任务，也更容易迟到。

功能 6：计划。若前额叶功能良好，你就能够未雨绸缪，提前预测潜在的问题。想一想国际象棋吧，高明的棋手能预料到好几步棋之后的局势。在人生的游戏中，正是前额叶帮助你设计出最佳行动方案。若前额叶功能欠佳，你可能无法很好地处理意外事件，你总是会落后一步。

功能 7：从经验中学习。从错误中吸取教训的能力，也依赖这个功能强大的大脑区域。拥有一个功能强大的前额叶并不意味着你永远不会出差错，但它能让你避免重蹈覆辙。当前额叶活跃度较弱时，你很可能会一遍又一遍地重复同样的愚蠢错误。这可能会给你带来人际关系的摩擦、工作上的麻烦和学业上的问题。当你在生活中的这些方面遭遇不顺时，你很难觉得开心快乐。

功能 8：感受和表达情绪的能力。你得感谢这个大脑系统的动力室，它让你能够感受到幸福、快乐和爱意。前额叶也赋予你感知悲伤和其他情绪的能力。当前额叶功能受损或活跃度太弱时，你表达思想和情绪的能力会受到损害，患抑郁症的风险会增加。

功能 9：共情。与他人感同身受、站在他人立场上或换位思考的能力也与前额叶相关。若前额叶活跃度较弱（这是拥有冲动型大脑的人的特征），理解他人的想法和感受的能力就会受到损害。这并不是说拥有冲动型大脑的人都冷漠无情，只是说他们大脑的工作方式有自己的特点。

与冲动型大脑的幸福感有关的神经递质

冲动型大脑与大脑中多巴胺水平较低有关，后者会导致人躁动不安、愿意做不必要的冒险。在第 2 章中，我提到过与专注力和动机相关的"贪婪分子"。现在，让我们更深入地探讨这个奇妙的大脑化学物质。

多巴胺是在脑干腹侧被盖区和黑质区域合成的一种神经递质，它能激发人的渴望，尤其是贪婪的欲望。多巴胺与人的期望、潜能、爱欲相关。当你期待得到奖赏（食物、性、金钱或商品）或获得意外之喜时，大脑就会释放多巴胺。以获得奖赏为导向的动机、记忆、情绪和注意力都与多巴胺直接相关。多巴胺像一位推销员，推动你追求更好的生活。可是就像许多推销员一样，它也会对你撒谎，承诺给你快乐，而实际上它会带来痛苦，比如让你酗酒。多巴胺还能调控躯体运动。所以当你兴奋不已时，你会激动得跳起来。当洛杉矶湖人队赢得 2020 年度 NBA 总冠军，几周后洛杉矶道奇队在美国职业棒球锦标赛中夺冠时，我都兴奋得跳了起来。

躁动、强迫、冲动、精神失常和暴力行为与多巴胺水平过高有关。我曾经在路易斯·皮普尔斯（Louis Peoples）被判死刑的谋杀案审判中做过评估，证实他犯下 4 个命案时正在滥用药物，这使他变得偏执多疑、极端狂暴。我们在亚蒙诊所对 100 多名谋杀犯做过脑部扫描，其中近一半的人犯罪时都有滥用药物的情况，这会提高大脑中的多巴胺水平。

多巴胺水平过低会导致抑郁、积极性不高、冷漠、疲劳、厌倦、帕金森病、冲动、嗜糖，以及寻求刺激和寻衅滋事的行为。多巴胺水平低也被认为是 ADD

的主要因素，ADD 通常表现为注意力短暂、容易分心、缺乏条理、拖延和冲动控制障碍。许多 ADD 患者会通过无意识地玩一种叫"我们有麻烦"的游戏，刺激多巴胺的释放。还有一些 ADD 患儿的母亲告诉我，如果早晨孩子在家里哭闹、尖叫、威胁、恫吓，那么在学校就会表现良好；如果早晨孩子在家里表现得可爱、乖巧、懂事，那么在学校就会表现糟糕。[2]

大脑中主要有两个多巴胺系统与幸福感有关。一个是多巴胺奖励中枢。它位于基底神经节伏隔核的前半部分，该区域与寻求快乐和成瘾有关。不妨想象一下与渴望和欲望有关的多巴胺奖励系统。另一个是多巴胺控制中枢。它能增强前额叶／眶额皮质活动，使你能三思而后行，停止无益的行为。多巴胺控制中枢与前瞻性思维、判断、计划、冲动控制和长久的幸福感相关。

我把多巴胺奖励中枢看作油门，把多巴胺控制中枢看作刹车，不管你想去什么特别的地方，两者都是必要条件。

多巴胺被称作"贪婪分子"，是因为一旦它刺激了快感中枢，大脑中就会产生耐受性，你为了获得同等的快感，就需要越来越多的刺激。这被称为"享乐适应"。丹尼尔·利伯曼（Daniel Lieberman）[①] 和迈克尔·朗（Michael Long）在合著的《贪婪的多巴胺》（*The Molecule of More*）一书中这样写道：

> 如果你住在一座桥下，多巴胺会让你想要一顶帐篷；如果你住在帐篷里，多巴胺会让你想获得一所房屋；如果你住在世界上最昂贵的豪宅里，多巴胺会让你想获得一座建在月球上的城堡。多巴胺不会满足于某一个标准，追求也永无止境。大脑中的多巴胺回路只会被潜在的闪亮的新事物所刺激，而不会管眼下事物已有多么完美。多巴胺的座右铭是

[①] 哈佛大学进化生物学家、畅销书《人体的故事》《锻炼》的作者。《人体的故事》用进化生物学的观点来考察我们今天的生活，指出了文化变革改变了人类的基因与环境的作用方式，导致了近视、肥胖症、2 型糖尿病和阿尔茨海默病等健康问题，提出应该用进化理论指导人类健康；《锻炼》从人类学和进化学的角度破解了关于身体锻炼的 12 个谬误，帮助对锻炼感到焦虑、困惑和纠结的人们正确地对待自己的身体，并进行正确的身体锻炼。这两本书的中文简体字版都已由湛庐引进，《人体的故事》由浙江科学技术出版社于 2023 年出版，《锻炼》由天津科学技术出版社于 2022 年出版。——编者注

"多多益善"。[3]

单调的日常工作、求而不得的挫败感、沮丧失望、习以为常以及大量食用加工食品会降低多巴胺水平。降低多巴胺水平的药物被用于治疗重度抑郁症、焦虑症、双相障碍及精神分裂症。遗憾的是，这些能挽救生命的药物也会导致情感淡漠、情感迟钝，以及异常的运动症状，如震颤或坐立不安。

追逐某个东西带来的兴奋、期待、新奇感及奖励预测误差会刺激多巴胺分泌。随机奖励、高强度的运动、赌博、性行为、咖啡因、尼古丁和药物滥用也会刺激多巴胺分泌。所以你能明白拥有冲动型大脑的人是多么容易被卷入危险的行为或活动。他们的大脑在期待着多巴胺的激增。

声望一开始也会提高多巴胺水平，人们会因为你的成就而认可你，满足你诸多人性的基本需求（成就感、被关注、安全感、被爱等）。你得到的快乐越多，你想要的就会越多，愉快中枢会渐渐被耗尽，你会感到兴味索然和抑郁沮丧。在整个职业生涯中，我有幸治疗过许多名人，有奥运会选手、职业高尔夫球员、橄榄球选手、曲棍球选手、棒球选手和篮球选手，还有奥斯卡获奖演员、入选名人堂的音乐人、政治家、普利策奖获奖作家、模特，等等。成名带来的多巴胺水平升高往往会产生耐受性，人们需要越来越多的多巴胺才能获得同等想要的感觉，这就是为何许多名人经常通过滥用药物、风流韵事、飙车和赌博来让自己找回正常的感觉。名人离婚的概率是普通人的5倍。[4]

我为年轻人祈求的通常是："上帝啊，请不要让他们在大脑尚未发育好之前就成名。"多巴胺控制中枢要到25岁左右才会发育完全。过早成名和滥用药物会对大脑造成持久的损害。在亚蒙诊所，我们通过避免做损害大脑的事情，以及做对大脑有益的事情，配合一些治疗方法使愉快中枢和眶额皮质恢复正常。

下面是对冲动型大脑有益的10种自然方法。

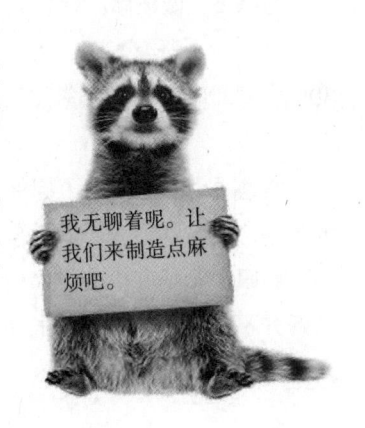

方法 1：吃富含酪氨酸的食物，酪氨酸是制造多巴胺的原料。为了制造多巴胺，你的身体需要酪氨酸，杏仁、香蕉、鳄梨、鸡蛋、豆类、鱼、鸡肉和黑巧克力中都含有酪氨酸。请注意，黑巧克力似乎能平衡所有与幸福感有关的化学物质。

方法 2：吃高蛋白、低碳水化合物的食物。生酮饮食已被证明能提高大脑中多巴胺的有效性。[5] 吃高度加工和含糖的食物（比如曲奇饼干、零食蛋糕、松饼和馅饼）会勾起食欲，导致吃得过量，这会在前额叶的愉快中枢留下深刻的印记并引起体重增加。超重会对多巴胺通路造成损害。

方法 3：定期锻炼。一般而言，体育锻炼是最有益于大脑的事情之一。锻炼有助于产生新的脑细胞，提升多巴胺水平，并能减缓脑细胞衰老。锻炼还能改善情绪，产生更积极的人生观。锻炼有助于平衡所有与幸福感有关的化学物质。对拥有冲动型大脑的人来说，一定要选择一项自己喜欢的有氧运动或提升心率的运动。

方法 4：学会祈祷和冥想。数百项研究证实了祈祷和冥想（集中意念）对整体健康的益处。其中许多研究表明，冥想能提高多巴胺水平，从而提升注意力和专注力，这对拥有冲动型大脑的人是十分有益的。冥想也有助于平衡其他与幸福感有关的化学物质。

方法 5：做按摩。保持高多巴胺水平的方法之一是避免压力，这在当今时代几乎不可能。研究表明，为了抵消压力的影响，按摩疗法能使多巴胺水平提升约30%，同时降低应激激素皮质醇的水平。[6]

方法 6：睡觉。为了确保大脑中的多巴胺水平能自然地提升，务必保证充足的睡眠。这包括留出不看屏幕的睡前时间。睡眠有助于机体内所有细胞修复和更新。睡眠让大脑有机会排出白天积攒的毒素，有助于神经细胞的连接和通路保持活跃并不断自我更新。睡眠不足已经被证明会降低包括多巴胺在内的神经递质及其受体的浓度。

方法 7：听音乐。听轻音乐可以增加愉悦感，改善情绪，缓解压力，并有助于集中注意力。研究表明，这在很大程度上是得益于多巴胺水平的升高。[7]

方法 8：获得更多的阳光。晒太阳已被证明可以提升大脑中的多巴胺水平。[8]

方法 9：补充剂。研究发现，南非醉茄、红景天和人参可以提高多巴胺水平，提高注意力，提升精力，并能增强耐力。其他能提升多巴胺水平的补充剂包括姜黄素、L-茶氨酸和L-酪氨酸，它们能提高警觉性、注意力和专注力。这些营养食品或有药效作用的补充剂能维持冲动型大脑健康的功能。摄入富含复合矿物质成分的强效综合维生素，高效、超纯鱼油中提取的 ω-3 脂肪酸，以及益生菌也能滋养冲动型大脑。

方法 10：树立目标。无论你的年龄或处境如何，总要有可为之努力的积极的新目标。多巴胺为人生旅程提供能量，而不仅仅是带你到达目的地。

如果你拥有冲动型大脑并患有 ADD，而上面的自然疗法不够有效，那么你可以考虑用药物治疗 ADD。请参考我的书《治疗 ADD：全新策略助你了解并疗愈 7 种类型的 ADD》(*Healing ADD: The Breakthrough Program That Allows You to See and Heal the 7 Types of ADD*) 以了解更多信息。ADD 若是不治疗有可能会引发学业失败、工作失败，从而导致不幸福。

冲动型大脑的幸福处方

接下来，我将从 6 个方面为冲动性大脑开一份幸福处方。

滋养你的大脑：按照建议提升多巴胺水平，做有益于大脑健康、保护和滋养前额叶的事情。

认清你的职业道路：冲动型大脑在企业家、艺

---

30 天幸福挑战参与者感言

谢谢你发起的超棒的挑战活动，它在很多方面帮助我变得更快乐、更心平气和。我喜欢经常听音乐，有时甚至根本不打开电视。我喜欢的音乐类型随我的心情或需要而定。

——CE

人、政客、推销员和房地产经纪人中很常见。

找到你的学习风格：你容易分心，缺乏条理，所以即使你智商非常高，也可能很难发挥出潜力。利用科技产品为会议时间、截止日期及约会设置提醒和通知。如有可能，雇一个能帮助你做到井井有条的助理，或者找朋友教你组织协调的技巧。

知道在一段关系中你想要什么：你渴望生活中的刺激，所以你可能喜欢在关系中制造戏剧性冲突。如果你爱上了一个拥有执着型大脑、喜欢例行公事的人，或者一个拥有谨慎型大脑、喜欢遵循规则的人，那么你们可能会发生矛盾。

当心自己偏离轨道的时刻：你可能会做危险的事情，比如酗酒或者有婚外恋。要知道拥有这类大脑的人易于患上 ADD、抑郁症和成瘾性疾病。如果你冲动的天性不只使你爱开玩笑、爱冒险，而是开始干扰你的日常生活，或导致工作、学业或人际关系出现问题，那么你就该寻求专业帮助了。

知道什么能令你特别快乐：一定要专注于令你快乐的事情。

能让拥有冲动型大脑的人更快乐的事有：尝试新东西；惊喜；下班；突然想到的妙计；创意项目；来一场说走就走的旅行；搬到一个新地方；拥有多种兴趣爱好；尝试一项极限运动；看恐怖电影；通宵不睡；故意唱反调惹人生气。

能让拥有冲动型大脑的人不快乐的事有：乏味无聊、千篇一律和习以为常；被迫在一个地方久坐；有最后期限；被禁止做某事；提的问题没有得到回答；堵车；不得不排队等候。

拥有冲动型大脑的人的幸福瞬间：临时收到参加聚会的短信邀请；看到最喜欢的饮品店出了一款新口味的果昔；一觉醒来后没有任何计划；在健身房尝试一种新的健身课程；开车上班时收音机放着你最喜欢的歌。

当你与拥有冲动型大脑的人交往

与拥有冲动型大脑的人交往会让人感到刺激、有趣、不可预测。他们可能鼓励你尝试新的食物，在最后一秒决定来一场周末旅行，或者在海滩上浪漫一下。在工作中，他们通常是能在会议上提出最创新的想法、完成最高销售额或通过闲聊自然而然获得新客户的人。不利的一面是，他们常常说话、做事冲动，这会导致他们在家庭和工作中的人际关系出现问题。如果你的爱人、朋友或同事属于这种类型，你可能时不时会受到伤感情的批评，这可能会让你觉得他们是故意刻薄。你也可能会把他们习惯性的迟到、在谈话中容易走神的倾向或做事漫不经心的态度理解为对你的不尊重。

事实上，如果他们的前额叶处于昏昏欲睡的状态，这意味着他们大脑的刹车功能不能很好地工作。明白这一点并鼓励他们按照建议去增强前额叶活动性、促进多巴胺的产生会有所助益。帮助他们变得更有条理、给他们设置完成家务和项目的具体期限、边走边交谈以提高专注力……这些方法都可以拯救关系。

恋人会这样评价他们："我喜欢他永远可以说走就走，开始一场冒险。""有时候他会对我说一些很无礼的话。"

同事会这样评价他们："如果我们需要想出真正创新的点子，就应该向他请教。""如果你把项目交给他，你得告诉他一个比真正的期限要早几天的截止日期。"

朋友会这样评价他们："如果你想办一个很棒的派对，就一定要邀请他。""我觉得不能指望当我需要他时他会在我身边。"

第 5 章

执着型大脑：如何提升思维的灵活性

> 要知道，僵硬的树木往往容易被折断，而竹子或柳树能够随风摇摆而活下来。
>
> —— 功夫影星李小龙

几年前，我在西雅图为一些医学专家和心理健康专家举办了一场大脑研讨会，在上午茶歇期间，格雷格医生走过来和我说："亚蒙博士，我钦佩你和你的工作。你改变了我的工作和婚姻。"

"真的吗？"我问。

"是的。我妻子的前扣带回特别糟糕。"

我哈哈大笑。给不明白笑点所在的人解释一下，他的意思是，他妻子的前扣带回是他的婚姻问题的根源。前扣带回就像大脑的"换挡杆"，它能让你变得灵活、顺其自然。当它工作过度时，会使人陷入消极的想法或行为中。格雷格和我都知道，前扣带回与调节情绪的边缘系统和调控认知的前额叶都有神经连接。这些神经连接负责情绪处理和注意力转移等大脑功能。对格雷格和他的妻子来说，这些沟通的线路发生了问题。

格雷格继续说:"如果事情未能按照她的意愿顺利发展,她就会心烦意乱。她喜欢争辩与对立,为人死板而固执己见。当我叫她同我一起看电影时,她会生气。'我去不了,'她会说,'你没看到我有多忙吗?'无论我叫她做什么,即使是有趣的事情,我的话还没说完,她也会拒绝。"

"后来发生了什么?"我小心翼翼地说,"你说我改变了你的婚姻。"

"我曾经听你说过,和一个拥有执着型大脑的人交往时必须以相反的方式提出邀请。她正是这种类型的人,所以我说:'你可能不想和我一起去骑自行车,那么我就……'她会马上打断我,说:'我当然想去。'亚蒙博士,我告诉你,这个方法非常有效。只要我说'你可能不想做什么事',她就会想和我一起去做这件事。"

"嗯,听你这么说我真是太高兴了。"我谢过他,正要去与另一个朋友交谈时,他扭过头来悄声说,"亚蒙博士,我还有一个关于夫妻生活的苦恼,因为说'你可能不想和我做爱'听起来不太对劲。你有什么好主意吗?"

我喜欢这个问题,因为它显示了神经科学是多么实用。我回答说:"拥有执着型大脑的人可能把性当作武器,这对一段关系来说是致命的伤害,不过你只需要明白如何应对就好。我给你提几点建议吧。对于执着型的人,你得寻找方法来促进 5- 羟色胺的产生。"

他点头表示他知道神经递质 5- 羟色胺是什么。5- 羟色胺主要在脑干和消化道产生,能调节情绪、记忆功能和健康消化。5- 羟色胺还有助于性功能调节、促进睡眠、保持骨骼健康和血液凝结。在拥有执着型大脑的人的机体中,这种让人感觉快乐的神经递质通常水平较低。

"接下来我想让你这样做,"我把他拉近,说,"雇一个临时照看小孩的保姆。晚餐前带她散步很长时间,因为运动可以提高 5- 羟色胺水平。然后带她去一家意大利餐厅,点意大利面食,但量不要太多。"现在,我通常不吃意大利面食,因为意大利面食会使血糖水平迅速升高,但血糖升高会促进 5- 羟色胺的生成,这就是为何人们喜欢晚餐吃高碳水化合物食物,如意大利细面条或意式酱千层面。少量的碳水化合物，最好是复合碳水化合物，可以缓解焦虑、改善情绪、帮助睡眠。我向格雷格提出了另一个建议："从意大利餐厅回到家后，你往身上抹一点婴儿爽身粉。"

格雷格露出吃惊的滑稽表情，说道："婴儿爽身粉？"

我解释说，婴儿爽身粉是最强大的催欲剂之一。大脑通过联想工作。女人们会将婴儿爽身粉和什么联想在一起？是刚换了尿布的可爱的小婴儿！然后她们就会不自觉地想要一个。然后我又给了格雷格一个牢牢根植于神经科学的建议。我告诉他可以给妻子一块黑巧克力，因为巧克力中含有一种叫作苯乙胺（PEA）的化学物质，苯乙胺作用于脑干，向身体发出信号，告知有趣的事情即将发生。"但不要给她一整盒巧克力，因为那样她就得到了她需要的乐趣。"我接着说，"哦，还有一点，晚上上床后，抚摸她的肩膀，但不要直接提任何请求。因为一旦你说'你是否愿意……'，她就会说'不'。"

格雷格同我握了握手，我祝他一切顺利。几周后，我收到了一封来自他的感谢邮件。这个关于一位年轻医生娶了一位拥有执着型大脑的妻子的故事有了一个美满的结局。

执着型大脑的特征

拥有这种大脑类型的人往往更加突出地表现出以下特点：执着、意志坚强、喜欢例行公事、顽固或倔强、容易钻牛角尖、愤愤不平、习惯看到事情的负面、敌对、好争辩、容易患上强迫症。

他们通常很少表现出以下特征：适应性强、胆怯、冲动、善于变通、轻松消解消极情绪、轻松忘却伤痛、习惯看到事情的正面、不挑剔、乐于合作。

如果你拥有执着型大脑，那么你会喜欢每天早起，一整天都干劲满满。你想要把事情做好，每完成一项工作就在待办事项清单上打钩。你拒绝接受反对意见，抱着"不听我的就滚"的态度与人相处。这就是为什么别人会认为你爱争辩。当事情如你所愿时，你会乐在其中，而当事情出乎意料时，你会十分烦恼。你不善于随时自我调整。你可能是一个很难忘却过去伤痛的闷闷不乐的人。

我在 7 个兄弟姐妹中排行第三，父亲对我的任何请求都习惯性地说"不"。这真令人沮丧！他是如此坚持自己的观点，这种方式就像穿上了特富龙防弹衣一样，你对他说的任何话都会被反弹回来。他是一个非常执着的人，所以我很清楚与拥有这类大脑的人共同生活是什么滋味。我曾邀请他进行大脑扫描，作为我关于成功人士的一项研究中的案例，我请求了 12 次才最终得到了他的同意。他是依靠自己奋斗取得成功的人，经营着连锁杂货店，还是一家市值 40 亿美元的公司的董事长，他说了 11 次"不"后才说"好吧"。后来我为他进行了大脑扫描，结果显示他的前扣带回过度活跃（见图 5-1），这给了我一点情绪上的安慰。这让我明白，他的行为并不总是意愿驱使的，也就是说他不是故意刁难别人，他的行为是受大脑驱使的，而不像一般人想象的是由他自己控制的。

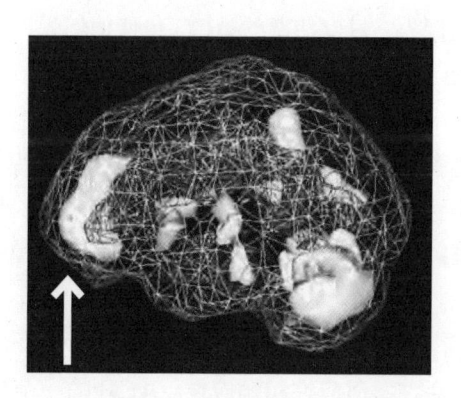

图 5-1　我父亲左侧脑部 SPECT 影像激活图

注：箭头指示前扣带回活跃度增强。

执着型大脑的 SPECT 影像

脑成像工作证实，像我父亲一样拥有执着型大脑的人，通常其前扣带回活跃度较强。我接下来会将前扣带回（见图 5-2）简称为 ACG。

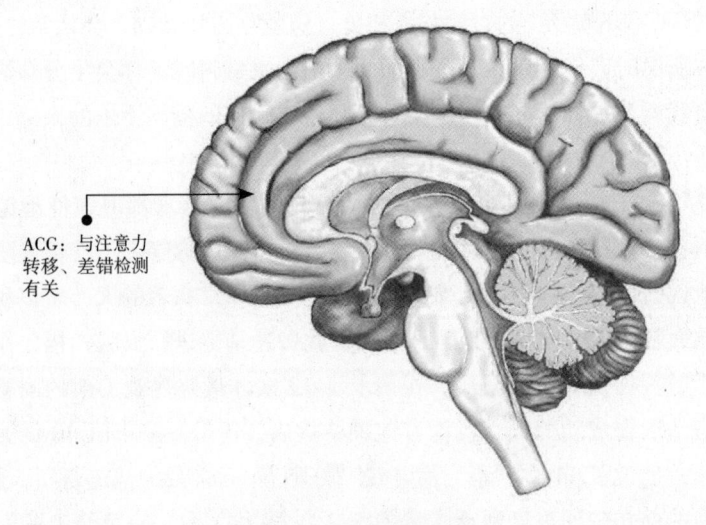

ACG：与注意力转移、差错检测有关

图 5-2　大脑内侧视图

在执着型大脑中，这个"换挡杆"过度活跃了，这就是为何这种类型的人往往固执于某种想法或行为。过度活跃的 ACG 也使他们爱挑错，而这会导致人际关系出现问题。ACG 主要有以下 5 个功能。

功能 1：转移注意力和转换想法的能力。当 ACG 活跃的水平达到平衡时，你就能够轻松地转换想法和行为。若这一脑区活跃度增强，你就很容易陷入无尽的消极想法，或者难以改掉坏习惯。即使你想要改变思维模式和行为，你也无法跳出自己一贯的方式。

功能 2：认知灵活性、适应性和顺应性。ACG 的一个功能是使你能够应对变化，顺其自然，成功处理生活中的大小突发事件。无论是搬新家、开始一段新恋情还是接待一位新客户，都需要适应能力，灵活变通的思维能帮助你做到这一点。有能力应对转变是获得幸福的一个重要因素，而拥有执着型大脑的人通常不幸福。由于他们思维僵化，意料之外的变化会给他们造成挫败感，把快乐耗尽。

功能 3：看到选项的能力。当你在工作或人际关系中遇到问题时，ACG 要么帮助你想到若干解决办法，要么将你套牢在一种行动方案中，即使它并不是最佳选择。拥有执着型大脑的人会瞄准一个目标，然后坚持不懈地追求它。这会是一种好品质，能让你实现目标，专注于你想要的人生。但这种类型的人往往难以接受新观念或新技术。

功能 4：合作能力。 ACG 水平会影响合作能力，合作需要有适应能力、有采用他人的做事方式的意愿，以及根据新信息调整方向的开放性思维。当 ACG 过度活跃时，它会妨碍你的合作性，让人觉得你不是好的合作伙伴。

功能 5：差错检测。 ACG 在检测错误方面发挥着重要作用。过度活跃的 ACG 将差错检测调到"超速挡"，导致你过于挑剔，很在意你所不喜欢的东西。即使在全世界最美的海滩度假，这类人也能指出问题："我没法玩得开心——这个海滩上的人太多了！"

ACG 过度活跃会导致以下问题：忧心忡忡、沉浸在过去的伤痛中、固执于想法、固执于行为、有对抗性行为、好争辩、不合作、习惯说"不"、酗酒或吸烟、有慢性疼痛、认知僵化、患有强迫症、进食障碍、患有路怒症等。

对拥有执着型大脑的人来说，这些难题可能给你和周围的人带来些许烦恼，也可能对你造成严重损害，夺走你的快乐。

与执着型大脑的幸福感有关的神经递质

执着型大脑通常是因为神经递质 5- 羟色胺，即"尊重分子"的水平较低。研究者们通过了解大脑中的 5- 羟色胺受体，发现 ACG 中存在许多这类受体。[1]
5- 羟色胺是在胃肠道和脑干的多个细胞群（中缝核）中合成的一种神经递质，能改善、稳定情绪，调节压力，帮助我们变得更加灵活开放，适应环境的变化。它还能帮助我们将注意力从无益的忧虑中转移开去，让我们更乐于与他人合作。有证据表明，当你感到被他人尊重时，你的自尊心会提升，这时你体内的 5- 羟色胺水平会升高；而当你感到不被尊重时，你体内的 5- 羟色胺水平则会降低。

5-羟色胺还会影响睡眠、进食、消化、止痛效果和促进伤口愈合的血小板功能。5-羟色胺水平过低可能引发抑郁、焦虑、担忧、记忆力差、疼痛、敌对行为、低自尊心、对抗或争辩、固执或认知僵化等表现和行为。

对执着型大脑而言，5-羟色胺的水平较低会引起持续重复的行为，这类大脑会陷入特定状态，如痴迷或强迫。这类人也讨厌惊喜。居住在加利福尼亚州南部时，我治疗过几个在迪士尼乐园的停车场大发脾气的孩子，他们暴怒是因为他们的父母没有事先告知生日惊喜。虽然这些孩子喜欢迪士尼乐园，但他们也无法心血来潮地在乐园玩上一整天。

较高水平的5-羟色胺会带来好心情、优越感和尊重感。但5-羟色胺水平过高也会引起动机减退。5-羟色胺和多巴胺彼此抗衡。当一方的水平升高时，另一方的水平往往会降低。在两者之间保持平衡十分重要。色氨酸是5-羟色胺的氨基酸前体，机体会用它来制造5-羟色胺，减少争吵、促进合作、改善情绪。[2]

某些药物能提高5-羟色胺的水平，特别是选择性5-羟色胺再摄取抑制药（SSRIs）类。SSRIs类是最常见的抗抑郁处方药，比如百忧解、帕罗西汀、左洛复、喜普妙、来士普和兰释都属于这类。包括麦角酰二乙胺在内的致幻剂会刺激5-羟色胺受体，[3]这类药物具有成瘾性，并伴有严重的副作用。

关于如何让拥有执着型大脑的人提高5-羟色胺水平，或至少使其达到平衡，我有一些专业建议。

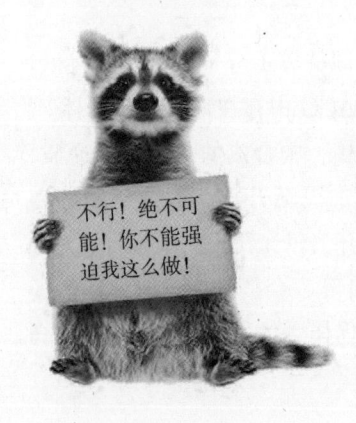

建议1：增加色氨酸的摄入量。鸡肉、鱼、胡萝卜、蓝莓、南瓜子、红薯和鹰嘴豆等食物中存在的色氨酸能进入大脑，进而制造5-羟色胺。虽然人体内90%的5-羟色胺都是在消化道产生的，并有助于消化道保持健康，但大脑需要自己制造5-羟色胺，因此摄入膳食中的色氨酸是绝对必要的。但要远离糖果，糖能迅速提高5-羟色胺水平，却不能维持这种激增，这就是为何许多人会对甜

064　幸福的16种大脑类型·YOU, HAPPIER

食上瘾。避免吃过甜的食物，因为它们会给执着型大脑造成长期的健康问题。

建议 2：多吃海鲜。 海鲜不仅能提供足够的色氨酸，而且其含有的长链 ω-3 脂肪酸还能促进大脑中 5- 羟色胺的产生。[4] 不过，要注意葡萄酒的摄入量。拥有执着型大脑的人常常觉得需要每晚喝 1～3 杯葡萄酒来缓解焦虑。这是错误的做法。

建议 3：尽量用积极的方式与他人比较。 以消极的方式将自己与他人比较最容易降低自尊心。我会建议患者关注生活中所拥有的一切而不是所没有的东西。

建议 4：定期锻炼。 运动能帮助色氨酸进入大脑，从而提高 5- 羟色胺的水平。种种研究证实，锻炼可以改善情绪、提高认知灵活性。

建议 5：服用特定的营养补剂。 我推荐的营养补剂有藏红花、L- 色氨酸、5- 羟基色氨酸、圣约翰草、镁、维生素 D、维生素 B_6 和 B_{12} 以及姜黄素。要注意，咖啡因和减肥药往往会使拥有执着型大脑的人的缺点加剧，因为这种大脑类型不需要更多的刺激。

建议 6：定期享受按摩。 一项研究评估了 84 名患有抑郁症的孕妇。那些有伴侣帮她每周提供两次 20 分钟按摩的孕妇，在 16 周后其焦虑和抑郁症状有所缓解，她们的 5- 羟色胺和多巴胺水平会升高，皮质醇水平会降低。[5]

建议7：尝试在早晨进行明亮光治疗①。这会提高 5- 羟色胺水平并改善情绪。[6] 健康女性由于急性色氨酸缺失而导致的情绪低落，经过达到 3 000 勒克斯的明亮光治疗可以得到完全改善。[7]

建议 8：冥想并享受"安静的时间"。 研究发现，几乎任何形式的精神沉思或冥想都能提高 5- 羟色胺水平。

建议 9：专注于你喜欢而不是厌恶的事情。 研究表明，你把注意力放在什么地方决定了你的感觉和大脑产生的 5- 羟色胺水平。[8] 通过使用正电子发射体层

---

① 一种用强光照射患者，舒缓失眠和焦虑症状的治疗方法。——编者注

成像（PET），研究人员分别测量了专注于积极想法、消极想法和中性想法的健康被试大脑中的 5- 羟色胺水平。专注于积极想法会使 ACG 中 5- 羟色胺的水平增高。这说明 5- 羟色胺的作用是双向的。当 5- 羟色胺水平过低时，你会感到悲伤，但当你专注于喜欢的事情时，你的心情会变好。

执着型大脑的幸福处方

接下来，我将从 6 个方面为执着型大脑开一份幸福处方。

滋养你的大脑：遵循提高 5- 羟色胺水平的策略，给大脑的"换挡杆"加润滑油，使 ACG 平静下来。

认清你的职业道路：首席运营官、会计师、活动策划人和客户经理常常拥有执着型大脑。

找到你的学习风格：如果在学习方式上有一些自由度，你会是一个优等生，会学得很快。你不喜欢别人告诉你："你必须知道这个。"你想要自己做决定。

知道在一段关系中你想要什么：你可能很固执，会记住你和伴侣之间发生的每一次争吵。如果你的爱人也拥有执着型大脑，你们可能会发生肢体冲突。

当心自己偏离轨道的时刻：当你大脑中的 ACG 过度活跃或受到过度刺激时，你会陷入消极的想法，心情黑暗。这种思维模式会影响你的幸福感，并引发焦虑、抑郁、强迫症和进食障碍。

知道什么能令你特别快乐：把能给你带来快乐的事情列个清单，每天看一看，提醒自己做喜欢的事情。

能让拥有执着型大脑的人更快乐的事有：掌控一切；获得他人的尊重；可预见生活；通观全局；重复

---

30 天幸福挑战参与者感言

我的大脑已经感受不到挑战活动开始前那种深深的悲伤了。我会继续在这方面努力。

——KJ

做熟悉的事；坚守传统；例行公事；自己做决定。

能让拥有执着型大脑的人不快乐的事有：有人无法做到言出必行；失败；被拒绝；需要等待；找不到停车位；受到上级的阻碍；规则改变了。

拥有执着型大脑的人的幸福瞬间：在待办事项清单上打钩；制订计划；一觉醒来确切地知道该怎么安排一天的生活；花时间阅读一部伟大的著作；度过圆满顺利的一天后欣赏日落。

当你与拥有执着型大脑的人交往

拥有执着型大脑的人意志坚强、积极进取又固执己见。如果你的身边有一个知道自己是谁、清楚自己的信念并努力做事的人，你将会受到鼓舞，尤其是当那么多人似乎浑浑噩噩、没有目标和缺乏创见时。但如果你与这种类型的人意见不一或者想要改变一下生活方式时，麻烦就会出现。不管拥有执着型大脑的人是你的伴侣、父母还是朋友，你可能经常会听到他们说"不"，这令人沮丧。他们可能会频繁地提醒你很久以前你做错的事情，比如你说过不喜欢她的新发型，或者你在工作中改变了归档系统，导致他要参加一个重要会议时找不到他的客户账户信息，又或者你给她安排的相亲约会不太顺利。

学会给拥有执着型大脑的人提供选项，能避免他们习惯性地说"不"。和他们一起锻炼、为他们做富含复合碳水化合物的食物有助于促进其 5-羟色胺的产生，这能使他们放松一些，也让你们在一起时更开心。

恋人会这样评价他们："我从未听过他说'对不起'。""她依然会提起 30 年前我做过的一件错事。我希望她能忘掉这件事。"

同事会这样评价他们："无论发生什么，她都坚持自己的目标。""当市场上风云突变时，他很难随之调整。"

朋友会这样评价他们："当我需要有人帮我做计划时，我就会找他。""若我们的计划有变，她会很不高兴。"

第 6 章
敏感型大脑：如何持续产生积极想法

> 被能量消耗型的人包围时，我要保护自己的能量。
> 我要学会如何设置健康的边界。
> 我要学会如何在恰当的时候说"不"。
> 我要倾听自己的直觉，它会告诉我哪些有益于我的人际关系。
> ——医学博士朱迪丝·欧洛芙（Judith Orloff）

你觉得你是否能理解周围的人的感受？你能对他人的烦恼和挫折充满同情心吗？你能体会他人的情绪吗？你是否像一块情绪海绵，会将他人的感觉吸收进体内？在拥挤的人群中你会感到不自在吗？如果你对以上几个问题的回答都是肯定的，那么你极有可能拥有大脑类型 4，即敏感型大脑。你能以别人无法做到的方式感受和体会情绪。因为你是这样的大脑类型，他人的痛苦与快乐会成为你的痛苦与快乐的一部分，成为你经历的一部分。

敏感型大脑的特征

拥有这种大脑类型的人往往更加突出地表现出以下特点：敏感、感情深厚、善于共情、情绪多变、悲观、有许多"蚂蚁"[①]、抑郁。

[①] 自动的消极想法（automatic negative thoughts），首字母缩写为 ANT（蚂蚁），又可将这种想法比喻为许多蚂蚁在脑袋里又钻又爬。——译者注

他们很少表现出以下特征：肤浅、持续的快乐、积极的想法。

描述拥有敏感型大脑的人的另一个词是"善于共情"。若你是一位共情者，你将有一种与生俱来的能力，就可以理解他人的经验和感受。你往往很敏感，感知很深刻。

拥有敏感型大脑的人通常会避开人群，在他们心目中，一个美好的周六下午应该这样度过：读一本诗集，在荒僻无人的森林中独自安静地散步，抑或在人少的公园或自然保护区内独自闲逛。拥有敏感型大脑的人只要能够远离喇叭声、拥挤喧嚣的商业区、热闹的派对等过度刺激的环境，他们就会身处属于自己的幸福地带。

能好好放松时，拥有敏感型大脑的人最快乐。他们很愿意去修道院做一次静修，在家中度过一个安静的夜晚，又或者只与爱人或某位好友出去吃晚餐，而不是和成群的朋友在拥挤的比萨店聚会。他们通常不喜欢闲聊，更喜欢与人深入交流。他们不愿全天安排得太紧凑，更喜欢在一天中留出一定的灵活时间或无计划的空档。冲个长时间的淋浴，有充足的时间来做准备，这对拥有敏感型大脑的人来说简直是极乐之事。同样地，有时间写私人日记或者读一本书来给精神充电对他们来说也很快乐。

专家的见解

虽然我的大脑不是这种类型，但我一直对这种类型的人极感兴趣，因此我邀请了一位研究敏感型大脑人群的专家，参加我与塔娜一起主持的播客节目《大脑勇士》(The Brain Warrior's Way)。我们邀请的专家是朱迪丝·欧洛芙博士，她是《安住当下：高敏感人群365天自我关怀练习》(Thriving as an Empath)一书的作者。

欧洛芙博士热切地想谈谈"高敏感的共情者该如何安住当下"这个话题。她说他们拥有奇妙的共情能力，但他们也必须学会关爱自己。

"秘诀并不是你要变得不那么敏感、变成厚脸皮，就像我做医生的母亲一再告诉我的那样：'亲爱的，脸皮厚点就行了。你得坚强起来。'"欧洛芙博士说，"但这不是答案。答案是扩展你的敏感度，学会如何以自我为中心。你要学会如何设置合理的界限；学会如何练习充分关爱自己；学会如何留出足够的独处时间；学会识别感官负荷超载的迹象。这样你就能在情绪爆发之前将其扼杀在萌芽中，以免因为被情绪压垮而说出一些后悔莫及的话。"

我很好奇欧洛芙博士作为一名公认的高敏感人士是如何发现自己的这些特质的。她说她是家中唯一的孩子，父母都是医生，并且家族历代出过25名医生。她小时候是一个文静的女孩，当置身于人群中时她会感到焦虑和沮丧。她说："我不知道在拥挤的人群中发生了什么，让我身上出现这样的变化。"

欧洛芙的母亲让她"坚强起来"的劝导并没有多大帮助。"从小到大我不懂得任何关爱自己的技巧。我很孤独。"她告诉我们。这让塔娜和欧洛芙博士之间展开了一场精彩有趣的交谈。

塔娜：所以作为一个共情者和仅仅对他人抱有同情心是不同的？我听你说的意思是，如果我看到一个受伤的孩子，我会产生同情，但我不会感受到他们的痛苦。具有同情心和身为一名共情者是不一样的，对吗？

欧洛芙博士：一点儿没错。我们做了一个共情力光谱，处于光谱中间位置的是具有同情心的美好的普通人，他们能感受到他人的欢乐与痛苦。但处于光谱更强一端的是高敏感人群，他们对噪声、气味、响亮的谈话声、光线都很敏感。处于光谱最强位置的是极度敏感的人，这类人就像一块情绪海绵和身体海绵，能与他人融为一体，这在精神层面上是一件好事，但从被他人情绪影响的角度来说，却不是什么好事。

塔娜：相比其他人，你会对某些人更为同情吗？你是否和某个人在一起的时候感受更强烈，还是不管和谁在一起都没有区别？

欧洛芙博士：不，因人而异，视情况而定。我能感受到所有积极的东西。共情者具有不可思议的天赋。自我关怀是爱惜自己的天赋，包括你的直觉、深度、爱的能力、创造力、热爱自然，知道世界是一体的，知道我们都是同一个家庭中的兄弟姐妹，而其他一切不过是虚幻。毫无疑问，我们很清楚这些。

我回想起在亚蒙诊所的工作中，对感觉障碍患者和高敏感人群进行的脑成像研究。我经常看到的是，他们的顶叶工作起来，与其他人的顶叶相比，会努力太多。顶叶位于大脑后上方，负责感知世界。

亚蒙博士：一个人该如何知道自己、伴侣或孩子是共情者呢？

欧洛芙博士：嗯……你可以问自己一些非常基本的问题，比如，你是否一直被贴上"过度敏感"的贬义标签？你需要很多独处的时间来解压并补充自己的能量吗？当你给自己补充精力时，你是否更喜欢独处而不是与他人在一起？性格外向者喜欢出门交际，这是他们恢复能量的方式，但当我感官超负荷时，我就会独处。我会独自一人出门。这种孤独能滋养我。它是我的……精魂。独处能减少刺激。

或者你可以问自己其他问题：你对噪声、气味或响亮的谈话声很敏感吗？共情者的嗅觉非常灵敏。我们走进一个电梯，电梯里可能有香水味，我会觉得我被熏坏了，而你可能会觉得："噢，好香的味道！"如果你把你的感知能力放大一百万倍，你就能理解共情者了。这种天赋之所以美好，是因为我能爱得很深。我能建立很深的精神联结，并且我能与大自然，以及所有对我重要的事物建立非常深刻的联结。对我来说，联结才是最重要的。作为一名共情者，这种联结是可以做到的。[1]

许多研究发现，人与自然的联结感和幸福感呈正相关。因此，拥有敏感型大脑的人应该尽可能多地到户外活动，以提高日常幸福感。[2]

敏感型大脑的内在运作方式

敏感型的人在人群中占20%，相比其他人，敏感型的人大脑能更深入地处理事情，为了理解这一点，我们来看看敏感型大脑的运作方式。

第一，你的大脑对多巴胺的反应不同。你已经了解了多巴胺是"贪婪分子"，是与奖励有关的大脑化学物质。你喜欢多巴胺是因为它的存在能推动你"想要"做好某些事情，但赞誉或外在奖励并不能驱使敏感型大脑。这就是为何在某些情况下你会矜持寡言，不露声色地观察他人并处理这些信息，直到你觉得合适时才采取行动。你的身体对喧闹的音乐会的过度刺激反应也不同。面对重低音、嘈杂刺耳的音乐以及闪光灯，你的大脑不像派对狂的大脑那样能分泌大量多巴胺。

第二，相比其他人，你的大脑能更活跃地处理信息。当你仔细观察时，你的大脑就在工作。而其他类型的大脑可能正在"休息 5 分钟"并做着白日梦时，你却一直在处理周围世界的信息。你的大脑善于观察和解读周围人的行为。这就解释了为何你对暴力电影、亵渎的语言和银幕上的性爱场景高度敏感。其他人能对暴力场面、粗俗的语言或赤裸的身体淡然置之，但你不能像其他人那样与这些画面"自我隔离"。

第三，你能比别人更深刻、更生动地体验情感。如果你是一名护士，患者会说你的态度非常好；如果你是一名治疗师，你的来访者会称赞你善于倾听；如果你是一名牧师，人们会欣赏你的智慧和谦逊。

第四，你能比大多数人更深刻地感受自己的情绪。你大脑中一个叫作腹内侧前额叶（ventromedial prefrontal cortex，vmPFC）的区域会被激发。你很可能幸运地拥有一种能增强情绪生动性的基因。所以，当一个蹒跚学步的孩子依偎在你膝上时，你比别人更能体会到这份爱，但当你失去一笔生意或没有得到晋升时，你也更容易为此而烦恼。

第五，你喜欢注意周遭环境。你无法忽视别人，你的大脑不会允许你这么做。你天生就喜欢收集你所见、所听、所触和所感之物的信息。你的脑部扫描影像会显示 ACG 活动性增强。ACG 也被称为"意识所在地"，是实时意识发挥作用的地方。

关于敏感型大脑，有很多可以说的。不是每个人都能在更深的层次上处理信息、与他人共情、以有意义的方式与周围的人相处。拥有敏感型大脑的父母拥有共情力，他们努力用充满爱意和仁慈的方式养育孩子。在大多数情况下，拥有敏感型大脑的孩子会因为有理解他们感受的父母而受益。

敏感型大脑的 SPECT 影像

脑成像工作证实，通常敏感型大脑（或称情绪脑）的边缘系统的活跃度增强（见图 6-1）。

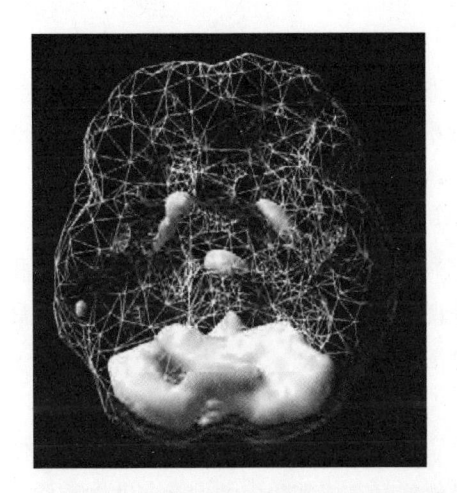

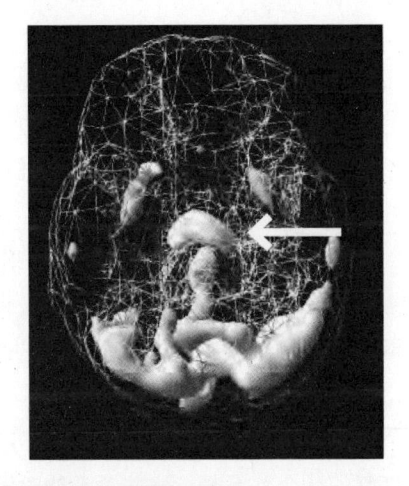

图 6-1 正常大脑（左）与敏感型大脑（右）的活跃区域对比

注：左图显示正常大脑后部的小脑活跃水平高，右图箭头指示敏感型大脑深层边缘系统活跃水平高。

边缘系统是人脑中最奇妙和最关键的部分之一，其发挥的各种功能对人类的行为和生存都至关重要。下面是边缘系统的主要功能。

功能 1：设定情绪的基调。你的整体情绪状态高度依赖于这个脑区。边缘系统活跃度较弱与积极和充满希望的态度相关。敏感型大脑的边缘系统活跃度增强，这种类型的人具有消极的倾向，容易感到绝望和无助。

功能 2：通过内在情绪状态过滤外部事件，给情绪着色。情绪着色是指你解读日常事件的方式。你可以把它想象成一个相机的滤镜，它能让一切看起来更亮或更暗一点。当边缘系统过度活跃时，正如敏感型大脑的情况那样，你很可能以消极的方式解读事件和谈话的内容。

功能 3：存储高度情感化的记忆。想想你生命中最快乐的日子，比如大学毕业典礼、新婚之喜、初为父母的时候；想想你生命中最糟糕的日子，比如遭遇一场可怕的车祸、宣告破产、家人去世。这些事情有什么共同之处呢？与这些记忆有关的情绪，被储存在边缘系统当中。这一脑区活跃度增强时，某些记忆可能会让高敏感类型的人产生强烈的情绪反应。

功能 4：调控动机。你努力实现人生目标的进取心与边缘系统有关。这一脑区的活跃度与积极性相关。然而，边缘系统活跃度增强会造成积极性下降，这使得敏感型的人容易赖在沙发上而很难行动起来追逐梦想。

功能 5：调控食欲和睡眠周期。作为边缘系统的一部分，下丘脑对进食和睡眠影响很大。对属于敏感型阵营的人来说，边缘系统活跃度增强会引起其每日摄食量和睡眠习惯的变化，要么是缺乏食欲、夜间失眠，要么是暴食、嗜睡。

功能 6：促进建立良好的关系。这一脑区对交往能力起着重要作用。当你拥有良好的社会关系时，这些关系能激发你的好心情和积极的生活态度。若你拥有敏感型大脑，你很可能会让自己孤立起来，失去有助于提高情绪的社会关系。

功能 7：直接参与嗅觉处理。当你闻玫瑰时，气味信息从嗅觉系统直接传递到边缘系统，并在此进行处理加工。这就解释了为何气味能对心境和情绪产生强烈的影响。如果你拥有敏感型大脑，你可能想让自己被芬芳的香气包围。

功能 8：调节性欲。健康的性爱是幸福生活的关键组成部分。例如，性爱能让人释放一些与幸福感有关的化学物质，增进情感联结。敏感型大脑的边缘系统活跃度增强意味着可能出现性欲下降。因此，敏感型的人可能会缺少那些让人感到快乐的神经递质。

我们在亚蒙诊所的工作经验证实，当边缘系统活跃水平较低时，通常会产生更积极的心态。然而，边缘系统过度疲劳往往会引起一些问题。

边缘系统过度疲劳时会产生以下问题：悲伤或抑郁症、消极想法增多、对事件产生负面感知、消极情绪泛滥、食欲和睡眠问题、性敏感度减弱或增强、社会隔离、身体疼痛。

与敏感型大脑的幸福感有关的神经递质

敏感型大脑中的一些神经递质水平过低，如多巴胺、5-羟色胺、催产素和内啡肽，通常应对的关键是要提高这些化学物质的水平。我已花了一些时间探讨了如何提高多巴胺水平和 5-羟色胺水平。在本章中，我将聚焦于催产素和内啡肽的探讨。

当催产素水平过低

催产素由下丘脑分泌，被称为"拥抱激素"或"爱的激素"，但它的作用远不止于此。研究发现，处在浪漫爱情第一阶段的情侣们相比他们的单身朋友来说，其催产素水平更高、带来愉悦感的多巴胺水平更高、与强迫有关的 5-羟色胺水平更低。催产素在性活动中分泌会增加，并与性高潮的强度相关。[3] 它会提升信任感、幸福感、慷慨度，激发母性行为，减轻压力，增强社会互动。在社会关系中，催产素也被认为与保护社会群体的行为有关。催产素让人们被与自己相似的人所吸引，甚至会为了保护群体中的其他人而撒谎。催产素已被证明可以减轻疼痛、促进伤口愈合，促进身体健康。当你和伴侣在一起时，催产素能激发满足感、减轻焦虑、带来平静与安全感，这些都是幸福关系的要素。催产素能够放大积极和消极的社会互动的效果。

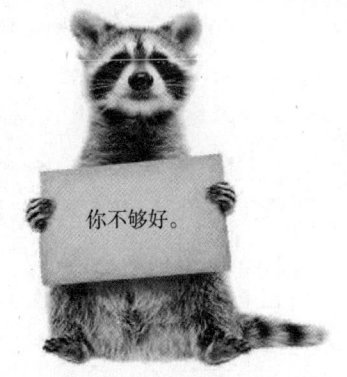

催产素水平过低会导致抑郁、让人感到生存受威胁，这显然不会带来幸福感。这种神经递质水平过低也与孤独症相关。催产素水平较高会降低皮质醇水平、减轻压力、增进亲密关系（它能降低睾酮水平）。

如同其他与幸福感有关的化学物质那样，催产素水平过高也有不利的一面。它可能导致人们变得过度依恋、轻信或依赖。催产素水平过高可能导致人们易于忽视他人的缺点，比如，因为关系联结太紧密而坚持跟施虐的伴侣或朋友在一起。这就是为何我告诫我的患者对于亲密关系要非常小心。催产素水平升高会导致忌妒、得意扬扬，并且当有人威胁到你心爱的人时，你会产生像母熊保护幼崽一般的攻击性行为。催产素还与社会感染（social contagion）、群体思维、不信任异己（这会导致维护排他性的小圈子）和种族偏见有关。

什么能降低催产素水平呢？睾酮、与心爱之人分离、孤立、背叛、悲伤和急性应激都会消耗催产素。

催产素可以作为处方药物来使用。研究者们已经证明，催产素可以治疗情绪创伤[4]，并能使大脑中的恐惧回路平静下来，缓解 PTSD 的症状。[5] 我是在阅读肯·斯托勒（Ken Stoller）博士所著的一本书时，才第一次了解到关于催产素对悲伤情绪的积极影响的。肯与我们在亚蒙诊所一起工作了好几年，他在《催产素：治愈和希望的激素》（*Oxytocin: The Hormone of Healing and Hope*）一书中写了自己的亲身经历。

2007 年，我深爱的年仅 16 岁的儿子盖伦在一场火车事故中丧生，这让我坠入了一个深渊。在我看来这是一种病态的悲痛，我无法控制地出现一些强迫性想法，比如我儿子是如何死的，他可能经历了什么，如果我能在那里会怎样，等等。这种混合了恐惧、焦虑和惊慌的感觉自行发展，就像是一种我无法控制的独立的思维。它令人窒息，使人身心衰弱。

虽然我能熟练地使用催产素来治疗孤独症谱系障碍（autism spectrum）儿童的恐惧和焦虑，但直到我儿子去世 3 周多后，我才想到也许这个方法也能帮到我。我大约花了 10 分钟的时间，体验到它的全部效果，随着时间分秒的流逝，我产生了一种极大的平静感。惊慌和恐惧渐渐消失了，好似脱去衣服一般。如果我愿意回想儿子的火车事故，我就能够去想。但在我不愿意想的时刻，事故就淡入脑后。它并没有不受控制地频频攻击我，我能够不受负面强迫想法的干扰处理我的悲痛情绪。[6]

以下是提高催产素水平的13种方法。

方法1：建立社交联盟。当你和朋友或同事一起出去玩时，你会感受到社会关系的支撑，少一些在这个世界上的孤独感。

方法2：触摸。当你想要提高催产素水平时，伸出手去触摸你的爱人吧。牵手这个简单动作能提高"信任分子"的水平。

方法3：给别人按摩或者享受一次按摩。享受一次舒服的按摩意味着你的大脑也能享受增多的催产素，这是有道理的，不过一些研究者，比如《催产素因子》(The Oxytocin Factor)的作者克斯廷·尤芙纳斯－莫伯格（Kerstin Uvnäs-Moberg）博士指出，当一个人给别人按摩时自己也会分泌催产素。[7]

方法4：赠送礼物。如果你想促进催产素分泌，那么你可以给你在乎的人送一件礼物来制造惊喜。礼物不必奢侈，只需一点心意能让他们微笑就可以了。反过来，这样做也能使你产生积极情绪。

方法5：进行眼神交流。凝视爱人的眼睛，或者你的宠物朋友，也会触发催产素释放。[8] 保持眼神的交流，即使是在两个陌生人之间也能带来平静、增进联结。

方法6：听喜欢的音乐。事实证明，研究者们正在完善关于音乐如何在体育锻炼中改变身心状态的观点。音乐不仅能帮助提高催产素水平，[9] 听欢快的曲调还能使人把注意力从痛苦和疲惫中转移、增强耐力、改善情绪。[10] 随着背景音乐《我要飞翔》(Gonna Fly Now)响起，洛奇跑上通往费城艺术博物馆的72级台阶时，你没有被激发能量吗？① 当你听音乐的时候也跟着唱吧，即使你一般只在淋浴时

---

① 1976年奥斯卡最佳影片《洛奇》(Rocky)中的场景。——译者注

才唱歌，在其他时间也唱几句能增加催产素的分泌。

方法 7：上瑜伽课。几十年的研究表明，瑜伽能减轻抑郁焦虑和压力，并能改善睡眠，提高整体的生活质量。听起来像是获得幸福的要素，不是吗？另有研究表明，做瑜伽可以提高催产素水平。[11]

方法 8：练习"仁爱冥想"（Loving Kindness meditation）。为了触发催产素的释放，花点时间练习这种形式的冥想。在仁爱冥想中，你能将爱意、同情和善意导向你自己、你亲近的人以及与你关系紧张的人。

方法 9：参与积极的社会互动。告诉别人你爱他们或者和一位值得信赖的朋友分享自己的感受，都能促进催产素分泌增加。

方法 10：随缘行善。你可曾做过志愿者，或者给邻居小孩辅导过作业吗？经常做志愿者的人体内催产素水平会猛增。[12]

方法 11：抚摸你的宠物。狗被称为人类最好的朋友是有原因的，有文献记载，轻触或爱抚柔软的狗毛这个简单的动作能促进信任分子的释放。[13] 研究还发现，即使性情冷淡的猫咪，也能给我们带来快乐！[14]

方法 12：与你在意的人共同进餐。现在太多的人独自用餐或忙个不停，而分享食物的行为能够神奇地促进催产素的产生。想想这些年来你有过的激励人心的交谈，或者当你所爱和所信赖的人问你"今天过得怎么样"时你的感受。

方法 13：与爱人亲密。性爱带来的亲密感是提高催产素水平、向爱人表达爱意的重要方式。研究者们发现，人们在性接触、拥抱、牵手时会释放催产素。[15]

当内啡肽水平过低

敏感型大脑中水平较低的另一种化学物质是能减轻疼痛和巨大压力的内啡肽。通过止痛，内啡肽帮助我们逃离可能致命的危险处境，比如我们在被野生动物咬伤后逃跑，或者即使一条腿断了，也能从燃烧的汽车中逃生。内啡肽也会在我们把自己推向痛苦的时候释放出来，比如赛跑的运动员快到极限时会感到兴奋。内啡肽让我们感到兴奋不已，这就是为何人们会对高强度运动上瘾。这种分子也与听某些特定的音乐、吃巧克力等美味食物所引起的愉悦感有关。内啡肽和阿片类药物有助于缓解疼痛，但除非开处方时极其谨慎，否则可能致命。羟考酮、氢可酮、可待因、吗啡和芬太尼等药物是一些最容易成瘾的物质，正在破坏美国社会。美国国家药物滥用研究所公布，美国每天有超过100人死于阿片类药物过量。[16] 内啡肽水平过低与抑郁、焦虑、紧张、情绪波动、纤维肌痛、头痛、睡眠问题相关。而且它会让人成瘾，尤其是对阿片类药物成瘾。

快乐与痛苦之间的联系

还记得关于渴望和喜欢的讨论吗？渴望和疼痛因为内啡肽的存在而紧密联系在一起。有个词叫"逗引"（tantalize），这个词源自希腊神话中主神宙斯的儿子坦塔罗斯遭受折磨的古老故事，他因为自己的过错被罚，永远触碰不到诱惑他的美味食物和水，他备尝可望而不可即之苦。[17] 坐过山车、看恐怖电影、玩极限运动、让公牛追逐奔跑或者制造长期的矛盾关系都是这种例子。当内啡肽水平过低时，逗引就是寻求能提高内啡肽水平的极端刺激。

你可曾想过为何人们会故意反复伤害自己，在文身店花几个小时刺文身？他们通过制造疼痛来触发内啡肽的释放以引起兴奋。当你了解了内啡肽系统及其反应机制时，就能理解这种不寻常的行为了。这些人可能是在寻求内啡肽激增，以缓解情感痛苦。当我使用阿片拮抗剂纳曲酮治疗他们时，这种药能阻断欣快效应（euphoric effect），他们通常会停止这类行为。纳曲酮也被用于治疗酗酒者，以减轻饮酒给他们带来的兴奋陶醉感，从而使其减少饮酒。

拥有敏感型大脑的人，有8种自然方法来平衡内啡肽水平，提高整体幸福感。

方法1：锻炼。 体育活动能触发这种缓解疼痛的神经递质释放，并且能产生

"跑步者高潮"（the runner's high）[①]，使你感觉棒极了。

方法 2：帮助他人。给予比接受更能提高内啡肽水平，所以多帮助他人吧！

方法 3：瑜伽。大量文献表明瑜伽具有缓解压力的效果，但瑜伽的一个鲜为人知的益处是它能提高内啡肽水平。[18]

方法 4：冥想。有规律的冥想练习能提升内啡肽水平，产生积极的情绪，这对拥有敏感型大脑的人很有益处。[19]

方法 5：吃辛辣食物。墨西哥辣椒、哈瓦那小辣椒等能让你头上出汗的辣椒中含有的辣椒素会让内啡肽激增，减轻疼痛。[20]

方法 6：吃黑巧克力。吃巧克力为何能减轻疼痛、改善情绪呢？在某种程度上，这是因为黑巧克力中的抗炎成分能促进内啡肽的释放。

方法 7：多笑笑。大笑的许多益处都要归功于内啡肽，包括提高疼痛阈值。和几位朋友一起看半个小时的喜剧片就足以提高内啡肽水平。[21]

方法 8：尝试针灸疗法。古老的针灸疗法[22]已被证明能辅助治疗抑郁症[23]、纤维肌痛[24]和失眠[25]。事实上，我治疗过许多患有难治性抑郁症（treatment-resistant depression）的患者，他们告诉我，当他们在牙科治疗中使用阿片类药物，比如氢可酮时，他们立刻感觉好多了。当然，我永远不会给他们开阿片类药物处方来治疗抑郁症，因为成瘾性药物太危险了，但这段经历启发我让他们去看针灸医生，通常他们的病情都得到了缓解。针灸并不是对所有抑郁症都有效，但它对敏感型大脑有效。

敏感型大脑的幸福处方

接下来，我将从 6 个方面为敏感型大脑开一份幸福处方。

[①] 跑步或其他锻炼活动中突然出现的一过性的欣快感。——译者注

滋养你的大脑：按照上面的建议来提高催产素和内啡肽水平，做有益于大脑健康的事来保护大脑，并让边缘系统平静下来。

认清你的职业道路：敏感型大脑在护士、治疗师、医疗保健专家、牧师等职业的人员中很常见。诗人、画家、歌曲作者和其他艺术家通常也拥有这一类型的大脑。

找到你的学习风格：无论你是在教室里，还是坐在咖啡馆里远程办公，热闹的环境会让你难以工作。

知道在一段关系中你想要什么：建议你选择一个积极乐观并且能尊重你对安宁和清静的需求的伴侣。你渴望和一个有使命感的人在一起。

当心自己偏离轨道的时刻：在生活中，你是否一直在听从那些"蚂蚁"，也就是你自发的消极想法的话，告诉你自己无法胜任或将要失败？一定要好好阅读第 12 章中有关积极偏差训练（positivity bias training）的内容。

知道什么能令你特别快乐：把能给你带来快乐的事情列个清单，每天看一看以提醒自己做喜欢的事情。

能让拥有敏感型大脑的人更快乐的事有：听轻音乐；有强烈的使命感；深度思考；闻薰衣草的香味；照料他人康复；练习正念；有独处的时间；发展亲密而有意义的关系；徜徉在大自然的美景中；写日记；睡个好觉；写作、画画等创造性情感表达方式。

能让拥有敏感型大脑的人不快乐的事有：萦绕不散的消极想法；回想过去失败的情感关系；社交孤立；工作中的挫折；体重增加；在熙熙攘攘的道路上开车；被强光包围；听到响亮的声音；看恐怖电影或暴力电影；晚睡。

拥有敏感型大脑的人的幸福瞬间：凝视所爱之人的眼睛，感到心意相通；听到收音机播放一首喜欢的欢快歌曲；他人因你为其所做的事而向你报以微笑；拥抱最亲密的挚友；和可爱的狗一同散步。

当你与拥有敏感型大脑的人交往

拥有敏感型大脑的人能理解你的想法和感受，当你需要一个能靠着哭泣的肩膀、需要有人倾听你的难题、在你生病需要安慰时，他们会陪在你身边。他们给你机会进行深层次的沟通交流，不过他们的恋爱关系、朋友关系和工作关系都可能非常紧张。在某些情况下，敏感型大脑的边缘系统可能过于活跃，这会导致消极情绪、社会隔离以及错误地解读事情。

恋人会这样评价他们："我喜欢和他聊到深夜。""有时她会产生误解。"

同事会这样评价他们："她就像'办公室妈妈'一样照顾我们所有人。""他是个独来独往的人。"

朋友会这样评价他们："我们在一起有太多有趣的记忆。""有时她的消极情绪让我很沮丧。"

第 7 章
谨慎型大脑：如何获得身心的松弛感

> 幸福不是经过多年的艰苦奋斗达到的辉煌顶点。幸福是为了当下的快乐而做出的一连串的小决定。
>
> ——生命教育学者 J. 唐纳德·沃尔特斯（J. Donald Walters）

在 30 多年的临床实践中，我学到了一课，那些一生都在逗别人笑的喜剧演员自己未必是快乐的人。就以布里塔妮·弗兰（Brittany Furlan）为例，这位拥有 240 万粉丝的网红发布的内容让人开怀大笑，但她脑中却充满了焦虑、担忧的想法。当布里塔妮来亚蒙诊所找我做脑部扫描时，她告诉我她对每件事情都感到焦虑。

"我一直告诉自己，也许我应该做脑叶切除术。"说完，她挤出半分笑容。从表面上看，布里塔妮似乎命很好。她是社交媒体上的明星，《时代周刊》将她评为 2015 年互联网上最具影响力的人物之一。她嫁给了一位知名音乐家，有钱去享受豪华假期。但就连这都让她感到很紧张。

"别人都会想：去巴厘岛太棒了！我却会想：最近的医院在哪里？如果我惊恐发作或心脏病发作该怎么办？他们会把我空运回国吗？"她丈夫说她有严重的"最坏打算综合征"。

我在许多拥有谨慎型大脑的患者身上见过这种情况。在一般人群中，拥有谨慎型大脑的人希望凡事做好准备，提前考虑自己言行的后果，规避风险，守时。他们喜欢开会早到，先做完家庭作业再出门和朋友一起玩，或者立即开始着手项目，好在截止日期之前就能完成。

假如问一下布里塔妮，她会说如果有什么事情要在 3 个月内完成，她会尽力在第一天晚上就匆匆地做完，这样就能把它从清单上划掉。"我手头上不能有任何未完成的事情。这会让我很焦虑。"她在诊疗中说。[1] 布里塔妮像许多拥有谨慎型大脑的人一样，拥有一个忙碌而难以放松的大脑（见图 7-1），即使她在巴厘岛这般美丽的地方度假也会这样。

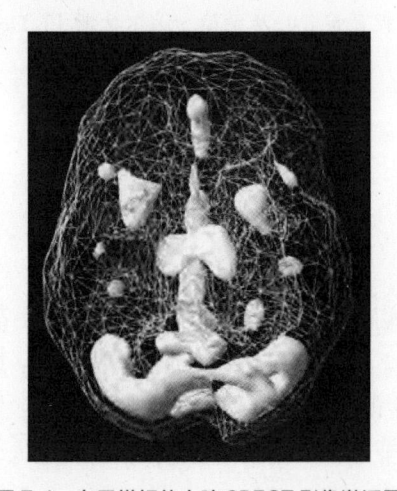

图 7-1 布里塔妮的大脑 SPECT 影像激活图

注：从图上能看出大脑前扣带回、边缘系统、基底神经节活跃度增强。

谨慎型大脑的特征

拥有这种大脑类型的人往往更加突出地表现出以下特点：做好充分准备、小心谨慎、规避风险、充满动力、矜持内敛、爱操心、喜怒无常、难以放松、焦虑。

他们通常很少表现出以下特征：不在乎是否准备充分、勇于冒险、冷静沉着、能够放松下来、心灵宁静、性情平和、安全感。

拥有谨慎型大脑的人具有许多优势。你可能对自己和他人有很高的标准，在采取行动之前会非常细致地分析问题，为人仔细周到且很可靠。当你表示要做某件事时，你会说到做到。

安全感、安全性和可预见性对你来说很重要。你不喜欢冒很大的风险，会拒绝玩蹦极、悬崖跳水或者徒手攀岩，在生活的其他方面也同样考虑得很周到。你不会投资一种未经检验的加密货币，也不会签字参加试验性的外科手术或成为你小区第一个购买自动驾驶汽车的人。

你是那种能把事情完成得很好的人。那些拥有冲动型大脑并患有 ADD 的人永远不可能在同样的时间内完成拥有谨慎型大脑的人所能做的事情。我想起我曾治疗过的一位患有 ADD 的总裁。她在工作中很难保持条理性，所以我力劝她雇用一位具有执着型大脑和谨慎型大脑特征的助理，帮助她保持条理性，做好准备，并从头到尾坚持完成一项工作任务。搭档配合成功了！总裁能够专注于发挥她自己的优势，而拥有执着 – 谨慎型大脑的助理能保证事情顺利进行。

拥有谨慎型大脑的人经常惴惴不安地想象未来，可是当你沉浸于对未来的恐惧中时，就意味着你错过了当下，一直生活在焦虑中，这就造成了痛苦。

保持适度焦虑是一件好事。若能保持平衡，焦虑感能让你更安全，因为你的大脑在尽责地保护你不犯愚蠢或悲剧性的错误。如果在重大考试或执行重要任务之前有适度的压力，你就能充分准备并努力发挥出你最高的水平。当你做好思想准备时，你就能明白项目的限制条件和边界，这会降低你的焦虑水平，让你发挥出最佳表现。

对一些拥有谨慎型大脑的人来说，他们在压力环境下焦虑感会加剧。安东·"尼尔斯"·维瑟（Anton "Neels" Visser）就是一个典型例子。这位 22 岁的企业家说，他从小就是"最不焦虑、最自信"的人。但当他的生活方式改变后，这一切就改变了，他开始每隔 4 天就要坐一次飞机。在他看来，这打破了他的自我平衡。为了更多地了解自己为何如此焦虑，他来到亚蒙诊所做脑部扫描。

"我想弄懂每天在我大脑中循环的焦虑感和压力感。"他在与丹尼尔·埃米纳（Daniel Emina）医生的会面中说。埃米纳医生是一位出色的精神科医生，与我同在亚蒙诊所共事。[2] 在与埃米纳医生的交谈中，尼尔斯描述了他的大脑中是如何形成这种"恶性循环"的。这时，埃米纳医生提了一个出人意料的问题："这种恶性循环有什么好处吗？"尼尔斯想了一会儿，回答说："好处可能是做好准备。比如让我预备好不去做我以前做过的事情，或者训练自己意识到那件事曾经造成了伤害或让我受过伤。"

"你大致上描述出了神经解剖学和神经生理学的工作原理，"埃米纳医生说，"我们的某种思维模式最终会决定情绪，并决定行为和重复性习惯。就像我们形成的任何其他或好或坏的习惯一样，你可以对其进行强化。过度思虑某种情况能使你做好万全的准备，这对你可能有一些好处。但当你遇到你觉得自己无法改善或无法解决的状况时，这就成了挑战。"尼尔斯点头表示同意，并承认说："我觉得自己无法解决的事情就是我的痛点。"对许多谨慎型的人来说，失去掌控感是一个难点问题。[3]

拥有谨慎型大脑的人也更容易出现无端的恐慌，这是一种基于感知到的威胁而非迫在眉睫的危险而突然产生的强烈的恐惧感。为了让紧张的神经松弛下来，一些人求助于酒精、烟草或其他物质。舒缓压力和焦虑有更健康的方法。好消息是，你可以通过遵循一个简单的对抗惊恐的 4 步方案来控制你的症状，我已经将这个方案教给了数百名患者。

亚蒙博士对抗惊恐的 4 步方案

第一步：深呼吸。当你有被焦虑吞噬的危险时，你的呼吸会变得短促且不稳定。由于大脑是机体新陈代谢最活跃的器官，任何会降低氧气吸入量的精神状态都会引发更多的恐惧和惊慌。要想阻止这种恶性循环，你就要意识到这种情况正在发生，并进行缓慢的深呼吸来提高大脑中的氧气含量。吸入新鲜氧气有助于你重新掌控自己的感觉。

如何练习深呼吸呢？学习如何用横膈膜呼吸，当你感到焦虑时，身体的横膈膜区域往往会"绷紧"。试着做下面的练习，用横膈膜呼吸：

- 仰卧，在肚子上放一本轻薄的书。
- 用鼻子缓慢吸气3～4秒，看着书升高。吸气结束时屏住呼吸1秒。
- 呼气6～8秒，看着书下降。然后屏住呼吸1秒，之后再次吸气。
- 重复10次，留意你的放松程度。

第二步：哪怕内心的声音在说"快跑"，也不要逃跑。 当焦虑感就像一只熊紧紧地搂住你那样包围你时，你要抵制住向山上逃跑的诱惑。切莫忽视任何引起你焦虑的原因。除非你处境危险或生命受到了威胁，否则逃离只会让焦虑控制住你。

第三步：写下自己的想法。 在惊慌失措的情况下，通常我们的认知发生了扭曲，需要被质疑。请注意那些自发产生的消极想法，就是我所说的"蚂蚁"，一定要把它们尽可能多地写下来或记录下来。如果你能把它们拿给治疗师看，那就太好了，但如果不能，请你仔细看看自己写了什么。有哪些想法重新修改后会更贴近现实情况？

第四步：考虑使用简单的补充剂，比如 GABA 或镁。 惊恐发作通常源自过度活跃的焦虑中枢，这些补充剂能够使焦虑中枢快速平静下来。

有些拥有谨慎型大脑的人感到自己总是处于高度警觉的状态。临床实践经验告诉我，这通常与过去的情感创伤有关。我熟知几种极好的治疗方法能帮助人们克服由创伤经历引起的焦虑症状，特别推荐眼动脱敏与再加工疗法（EMDR）。我的患者，

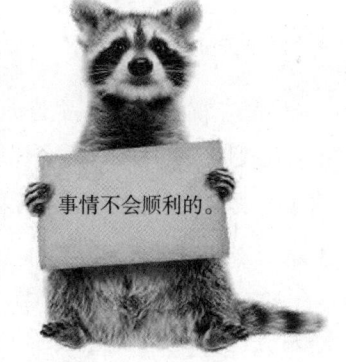

比如特洛伊·齐曼（Troy Zeeman）和香农·齐曼（Shannon Zeeman），都发现这种疗法有助于消除创伤性记忆携带的情绪负荷。

2017年10月1日，在那个晴朗而温暖的周日晚上，乡村音乐迷特洛伊·齐曼和香农·齐曼一边听着贾森·阿尔迪恩（Jason Aldean）乐队表演的重低音乡村摇滚乐，一边踢踏着皮制牛仔靴跟着打节拍，他们参加了在拉斯维加斯举办的"91号公路丰收音乐节"，这是最后一场演出。

当晚有两万名开开心心的音乐会观众，齐曼夫妇就在当中。特洛伊和刚从与乳腺癌的抗争中幸存的香农正在舞台前面和朋友们一起玩乐时，一名丧心病狂的枪手从能够俯瞰演出场地的曼德勒海湾酒店的32层用突击步枪向下射击。许许多多大口径子弹如同雨点一般落在观众身上。一些观众向出口逃去，其他人则像雕像一般僵住，吓得不敢移动。

在我与塔娜主持的《大脑勇士》的其中一期节目中，特洛伊和香农回忆了这个可怕的事件。[4] 特洛伊是纽波特比奇的一名警察，他说枪击发生时，"你可以看到带有冲击力的子弹落在周围各处，真的是弹如雨下"。他当警察的经验起了作用，他迅速评估了形势，确定枪手不在人群中。

然而，对没有接受过警察训练的香农来说，她感受到的是彻底的恐惧。有那么一刻，他们都认为那个家伙正朝他们走来。这触发了她的"战斗-逃跑反应"，她想："或许这个家伙会从拐角处出现，我刚刚为自己的生命战斗了一年，他夺不走我的生命。"

当香农描述已经发生过的事情时，她能感受到体内的能量就像在那个可怕的夜晚感受到的一样。"整个体验是如此强烈，"她说，"我感到全身都在震颤⋯⋯就像你说的，我如自动驾驶模式一般，只想努力活下来，逃出去。"

特洛伊的腿中了一颗子弹，他还多次被飞溅的弹片击中，但他沉着镇定地带领大约20人逃到了安全的地方。在这场美国历史上最惨重的枪击事件中，有58名乡村音乐迷死亡，700多人受伤，其中包括特洛伊，他幸存下来，但直到今天他的腿里仍有子弹碎片。齐曼夫妇很庆幸自己活了下来，但在回家后的几个月里，他们一直遭受情绪上的挣扎，关于血腥和杀戮场面的记忆总是萦绕在脑海中。当他们来亚蒙诊所寻求答案时，SPECT影像显示他们大脑前扣带回的担忧中枢、位于边缘系统的情绪中枢及基底神经节焦虑中枢都过度活跃，呈现出我们所说的"钻石模式"（见图7-2），这在PTSD患者中很常见。

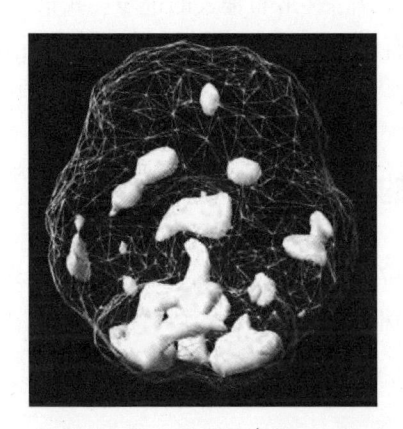

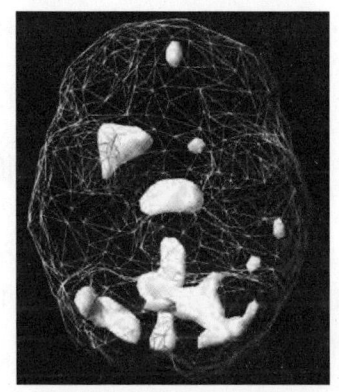

图7-2 香农的大脑（左）和特洛伊的大脑（右）SPECT影像

当我和齐曼夫妇坐下来交谈时，他们告诉我，他们看过专门治疗战争创伤和其他创伤性事件后遗症的心理咨询师，并且采纳他们的建议上瑜伽课、进行冥想、服用推荐的营养补剂，这些方法似乎都有点帮助。但香农和特洛伊并没有完全摆脱情绪危机。"有人向你们介绍过EMDR吗？"我问道。香农和特洛伊面面相觑。显然他们从未听说过。

我解释说，EMDR会通过眼球运动同时刺激大脑的两侧，以消除创伤性记忆携带的情绪负荷。这激起了齐曼夫妇的兴趣。我带他们去见治疗师，治疗师在两人的视线中将一只手来回移动，让他们用眼睛追踪她的手，同时指导他们在脑海中回想特定的记忆。一边重温创伤性记忆，一边做眼球运动，往往会使过度活跃的脑区平静或放松下来，并减轻创伤性记忆引起的情绪反应。

如果你经历过严重的创伤，可了解一下EMDR。虽然大脑天生就能帮助你最终从创伤性事件中恢复过来，但有些情境可能太过痛苦难忘，会在很长一段时间内扰乱你正常的神经传导功能。从某种意义上说，记忆被卡住了，让你觉得自己被"冻结"在了时间里。EMDR通过恢复神经传导功能帮助你摆脱困境。

这就是EMDR给齐曼夫妇带来的帮助。特洛伊说，当他刚开始使用这种疗法时，他的焦虑水平是8分（分值范围1～10分，10分表示最严重），现在他感觉平静多了，并说他的焦虑水平是2分，这是非常大的进步。我很高兴香农和特洛伊决心不让自己被91号公路事件造成的情绪创伤所打败。他们胜利了。

谨慎型大脑的SPECT影像

我们通过脑成像发现，谨慎型大脑的基底神经节通常活跃水平高。谨慎型大脑的SPECT影像显示大脑中的焦虑中枢（如基底神经节、岛叶皮质或杏仁核）活跃度增强（见图7-3）。

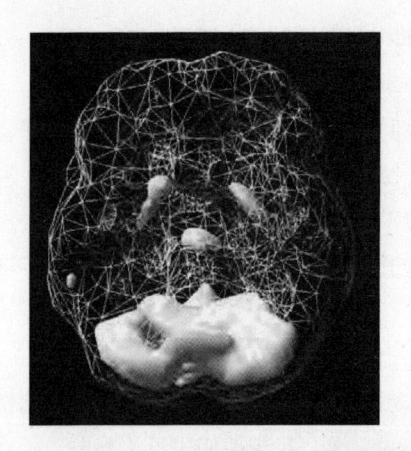

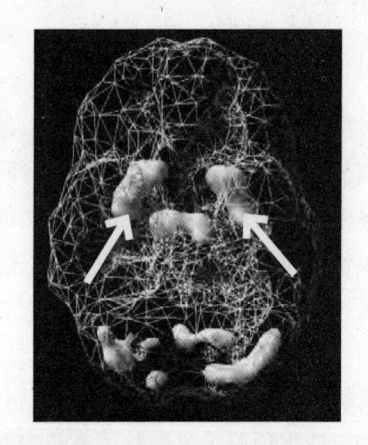

图7-3　正常大脑（左）与谨慎型大脑（右）的SPECT影像对比

注：左图显示位于正常大脑后部的小脑活跃水平最高；右图箭头指示谨慎型大脑基底神经节活跃水平高。

基底神经节环绕着边缘系统有下列功能。

功能 1：感觉的整合和躯体运动的整合。 当基底神经节活跃水平处于平衡时，有助于你在任何情境下都能镇静地思考并做出反应。因为拥有谨慎型大脑的人的这一脑区活跃度会增强，这意味着你更有可能在紧急情况下呆住，害怕得浑身发抖，或者在求职面试时因感到紧张而变得结巴。

功能 2：转换和稳定精细运动动作。 基底神经节参与运动协调，对书写来说至关重要。这一脑区活跃度增强常见于拥有谨慎型大脑的人，这与更高的灵巧度和精巧的手工技能相关。

功能 3：抑制不必要的运动行为。 基底神经节的功能缺陷与两种影响运动控制的疾病有关，这两种疾病是帕金森病和抽动秽语综合征，它们都表现出对运动缺乏控制。

功能 4：帮助设定身体的焦虑水平。 你是那种感到轻松自在、无忧无虑的人还是那种焦虑不安、神经紧张的人，这取决于你的基底神经节的活跃水平。谨慎型大脑的基底神经节活跃度增强，会使你容易焦虑、恐惧、警觉和紧张。

功能 5：形成习惯。 你的日常习惯和决定是幸福的基本要素。无论这些习惯是能增进幸福感的健康习惯，还是会偷走你快乐的不良习惯，基底神经节在习惯的形成中都起着重要作用。拥有谨慎型大脑的人可能较容易养成咬指甲、磨牙或搔抓皮肤等习惯。

功能 6：提高积极性和动力。 在某些情况下，与基底神经节活跃度增强相关的较高的焦虑水平可以作为一种激励因素。对拥有谨慎型大脑的人来说，这可能会让你努力达到最佳状态，提高你的效率，让你精力充沛地处理一连串待办事项。

功能 7：调节快乐或狂喜的情绪。 幸福感取决于感受快乐的能力。当基底神经节活跃度较弱时，人们往往难以感受到快乐。但幸运的是，拥有谨慎型大脑的人的基底神经节活跃度增强，因而没有这种情况。

基底神经节工作过度时产生的问题包括：焦虑、紧张、焦虑的躯体表现（如头痛、肠胃不适等）、倾向于预测最坏的情况、回避冲突、规避风险、抽动秽语综合征或抽动、肌肉紧张酸痛、震颤、精细运动出问题、积极性不足或过高、对拒绝敏感、社交焦虑。当埃米纳医生把脑部扫描结果给企业家尼尔斯看时，他指出影像显示基底神经节活跃水平高。埃米纳医生解释，基底神经节具有许多有用的功能，这个大脑区域额外的活动会带来一些好处，包括从令人愉快的活动和灵巧的技能中获得增强的积极感觉，因为基底神经节与精细运动动作有关。

"我试图让患者把基底神经节额外的活动引导到某件事情上来。"埃米纳医生说。这可以是演奏乐器、编织、制作陶瓷器、画画、做木工活，或者任何其他需要手工技能的活动。尼尔斯凭直觉找到了这样一种方式，那就是制作音乐和当调音师。

"我们实际上需要适度的焦虑，"埃米纳医生继续说道，"很多人都认为焦虑是坏事，其实不必完全避免焦虑。你应该把其理解成你的大脑正试图告诉你一些事情。"

焦虑是大脑警告你存在潜在的危险。它可能在提醒你，你曾经所做的某件事导致你的身体或情感受了伤。是你的大脑在告诉你："不要再犯同样的错误了！"

正如埃米纳医生与尼尔斯分享的那样，"当人们的焦虑水平过低时，我其实会感到担忧。有些人试图将焦虑感降到非常低的水平，他们使用处方药或选择吸烟、饮酒等其他方式。但如果你把焦虑水平降得太低，最终就会影响到你的动力"。你所需要的，也是拥有谨慎型大脑的人所能争取的，是一种健康、适度的焦虑感，它足以激励你将事情做好，但又不会严重到过于恐惧和担忧而让你不快乐。

与谨慎型大脑的幸福感有关的神经递质

根据在亚蒙诊所的临床经验，我们发现拥有谨慎型大脑的人往往体内神经递质 GABA 水平过低、皮质醇水平过高。让我们来深入了解一下这些化学物质是如何影响谨慎型大脑的。

当GABA水平过低

大脑和身体里的各种各样的细胞都能产生GABA。GABA有使人放松、抗焦虑和抗惊厥的作用，还在我的许多患者身上唤起较强的平静感。患有焦虑症、惊恐发作、酒精中毒、双相障碍、震颤和癫痫的患者体内GABA水平较低。GABA缺乏可由营养不良、长期持续的压力或者遗传引起，如果家庭成员中有焦虑症患者，遗传的概率就会增加。

GABA补充剂有助于缓解焦虑症、酒精戒断、高血压、暴食症、经前期综合征和某些抑郁症的症状。最近，我建议青少年服用GABA补充剂。尝试服用了几周后，他的母亲来信说："GABA对我儿子很有帮助！他一直挣扎于纷乱的思绪之中，他的头脑无法平静下来。他入睡非常艰难。当他每天都服用GABA补充剂后，他的状况有了明显的变化。"

我家也发生过类似情况。塔娜和我一起录制了1 000多期《大脑勇士》播客节目和4个全国性公共电视特别节目。一开始，我们合作得很艰难，因为我们的个性都很强。对于公共电视特别节目，我负责写节目脚本，然后我们通读的时候，塔娜修改她要讲的部分。我俩有时会发生矛盾或分歧。塔娜出现过很严重的焦虑症状，我建议她服用GABA补充剂。几周后，当我们准备最新的公共电视特别节目时，在通读节目脚本的过程中，她像往常一样细心地思考，但情绪更平和了，我们之间也没有再发生任何冲突。我们都认为这得益于GABA。

某些类别的药物能提高人体内GABA的水平，可是它们可能导致成瘾，所以我一般避免给患者使用这些药物，还会避免使用抗癫痫药。我推荐8种用于平衡GABA水平的自然方法。

方法1：摄入合成GABA的原料。食物里不含GABA，但你的大脑和身体会利用绿茶、红茶、乌龙茶、小扁豆、浆果、草饲牛肉、野生鱼、海藻、诺丽果、土豆和番茄中的化合物来合成GABA。

方法2：摄入足够的维生素B_6。维生素B_6在菠菜、大蒜、西蓝花、抱子甘蓝和香蕉中含量丰富，是合成 GABA 所需的辅助因子。

方法 3：食用发酵食品。肠道里的有益菌能够合成 GABA。德国酸菜、朝鲜泡菜、原味酸乳酒、椰子汁酸乳酒等发酵食物都能提高 GABA 水平。

方法 4：用益生菌促进 GABA 的健康合成。益生菌（尤其是鼠李糖乳杆菌）能增加 GABA 的产生。其他可选择的菌株包括副干酪乳杆菌、短乳杆菌和乳酸乳球菌。

方法 5：尝试营养食品。一些补充剂（如 GABA 补充剂、蜜蜂花、L-茶氨酸、镁、牛磺酸、西番莲和缬草等）已被证明能够提高这种重要的神经递质的水平。

方法 6：冥想。冥想能促进 GABA 产生，并能增强情绪控制能力。[5]

方法 7：练习瑜伽下犬式。一项研究发现，与阅读 1 小时的被试相比，瑜伽练习者进行 60 分钟的练习后，GABA 水平增高了 27%。[6]

方法 8：消除降低 GABA 水平的因素。咖啡因、尼古丁、酒精和长期压力都能消耗 GABA。如果你拥有谨慎型大脑，尽你所能地减少或避免这些因素。

当皮质醇水平过高

皮质醇主要作为应激激素而为人所知，但它的作用远不止于此。皮质醇由位于肾脏上方的肾上腺分泌，当你感知到危险时，在大脑，尤其是下丘脑和垂体的控制下，肾上腺会释放皮质醇。因为体内的大多数细胞都有皮质醇受体，因此皮质醇能影响很多功能。皮质醇参与面临威胁时产生的"战斗-逃跑反应"，调控血糖水平，调节新陈代谢，减轻炎症反应，并帮助我们形成新的记忆，特别是关于潜在威胁的记忆。它还有助于平衡血压、平衡盐和水的比率。皮质醇是一种保护人体整体健康和幸福感的重要激素。通常，皮质醇水平在清晨时较高，然后在一天中逐渐下降。皮质醇也会在应激时期被释放。如果压力太大或持续时间太长，皮质醇释放过多，就会损害身体。皮质醇水平过高会引发焦虑、抑郁、易激惹、悲伤、头痛、遗忘（造成海马萎缩）、体重增加（尤其是腹部和面部脂肪增多）、薄而脆弱的皮肤愈合缓慢、2型糖尿病、容易有瘀伤、容易感染、出现痤疮、女性面毛增多及月经不规律，这些都不会让人开心。但皮质醇长期水平过低，也会让人疲劳、头晕、体重减轻、肌无力、皮肤变暗、低血压和难以应对压力。保持皮质醇水平的平衡很重要。在一项研究中，研究者对216名中年男女的皮质醇水平每天进行8次测量，发现较低的皮质醇会带来更多幸福感。[7]此外，最快乐的那组人心率较慢，并且有其他提示心脏健康的特征。

压力、咖啡因、尼古丁、长时间的高强度锻炼、长时间的通勤、睡眠呼吸暂停、睡眠质量差、令人不安的噪声、体内锌水平低都能让皮质醇水平变高。糖能引起皮质醇释放，所以能让你瞬间感觉快乐，然而从长远来看，这会加重炎症反应，损害免疫系统。我推荐13种用来平衡皮质醇水平的简单方法。

方法1：睡个好觉。 争取每晚保证至少7小时的高质量睡眠，以平衡皮质醇水平。

方法2：行动起来。 体育活动能降低皮质醇水平。只是不要过度运动，也不要在睡前进行高强度的运动。

方法3：冥想。 大量研究发现，冥想能缓解压力、降低皮质醇水平。

方法4：尝试催眠疗法。 可以追溯到20世纪60年代的基础研究表明，医学催眠能够降低皮质醇水平。[8]医学催眠侧重于帮助大脑恢复平静。在亚蒙诊所，我们发现使用催眠术有助于消除焦虑、减轻疼痛、促进睡眠等。

方法5：尝试轻拍法。 情绪释放技术（EFT）是一种自然疗法，自20世纪90年代以来就被用于治疗焦虑、抑郁、PTSD、慢性疼痛等问题。研究表明，EFT能够降低皮质醇水平。[9]

方法6：多笑笑。 开心地笑能够降低"危险分子"的水平。

方法 7：进行深呼吸。做几次腹式深呼吸几乎能立即降低皮质醇水平、心率和血压，使你放松下来。

方法 8：听令人放松的音乐。音乐能抚慰你的心灵，抑制皮质醇的产生。

方法 9：练习打太极拳。这种动作缓慢的武术能够缓解精神紧张和情绪压力，降低皮质醇水平。[10]

方法 10：做一次按摩。按摩能对与幸福感有关的神经递质产生奇效，在降低皮质醇水平的同时提高多巴胺和 5- 羟色胺水平。[11]

方法 11：养一个毛茸茸的朋友。养一只狗、一只猫或其他你能搂抱的宠物已被证明可以增加幸福感，降低"危险分子"的水平。

方法 12：吃健康的食物。黑巧克力、梨、纤维素、绿茶、红茶和水能够帮助平衡皮质醇水平。[12]

方法 13：尝试有针对性的营养食品。一些补充剂（如南非醉茄、红景天、磷脂酰丝氨酸、L- 茶氨酸和鱼油等）能降低皮质醇的水平。

谨慎型大脑的幸福处方

接下来，我将从 6 个方面为谨慎型大脑开一份幸福处方。

滋养你的大脑：按照上面的建议来提高 GABA 水平并降低皮质醇水平，做有益于大脑健康的事来保护大脑，使基底神经节平静下来。

认清你的职业道路：拥有谨慎型大脑的人喜欢工作稳定，往往具有善于分析的头脑，会计、研究员或数据挖掘等职业深受这类人欢迎。

找到你的学习风格：你喜欢兴致勃勃地学习新学科，早起学习并在晚上或周末加班加点学习。尽管你已经做好了充分准备，但当你参加考试或需要做报告时，你会因为紧张而导致发挥不佳。

知道在一段关系中你想要什么：你可能害怕被拒绝，不喜欢被他人评判，所以你倾向于寻找一个能给你足够的肯定、增强你的自信心的爱人。

当心自己偏离轨道的时刻：注意你何时开始陷入对最坏情况的想象。不要让焦虑控制你。请深呼吸，立即停止不断浮现的焦虑想法，这样你就能重新评估处境。

知道什么能令你特别快乐：把能给你带来快乐的事情列个清单，每天看一看以提醒自己做喜欢的事情。

能让拥有谨慎型大脑的人更快乐的事有：身处安静的环境；物品齐备，井井有条；在美好的户外远足；在一天结束时泡个热水澡；在洗澡水中添入宁神香气；在做重大决定前列出利弊清单；在离家近的地方度假；进行一次全面的牙科检查；保持收支平衡；按时完成任务。

能让拥有谨慎型大脑的人不快乐的事有：身处混乱的环境；带着恐惧想象未来；约会迟到；有太多事情要做；应激引起的身体症状，让他们觉得身体出了严重的毛病；阅读或观看灾难性新闻；听到喧闹的声音或看到强光；想象最糟糕的情况；错过能够放松减压的日常活动。

拥有谨慎型大脑的人的幸福瞬间：泡热水澡、压力烟消云散的时刻；晚上放松下来时喝第一口甘菊茶；坐在沙发的毯子上，感到温暖、舒适又安全；花20分钟静心冥想；和伴侣进行一次美妙的清晨远足。

当你与拥有谨慎型大脑的人交往时

身边有一位拥有谨慎型大脑的人能让你避免做危险、不理智或未经检验的事情。不管他们是负责你工作报告的幻灯片，预订你和朋友们的年度高尔夫球之旅，还是为你做一顿浪漫的晚餐，你都能够指望他们做好万全的准备。他们永远不会忘了给烤箱预热，他们记得你爱吃芦笋但讨厌抱子甘蓝。不过有时候，这种有准备的状态可能转化成焦虑状态，使他们难以放松下来。他们可能变得过于依赖别人、需要关爱，这可能令人厌烦，或者他们可能会避免任何类型的冲突。他们会任由问题恶化下去，直到成为大问题。

恋人会这样评价他们："我从来不用担心她会迟到。""他太在意别人对他的看法了。"

同事会这样评价他们："如果你需要有人帮忙组织那个项目，他就是合适的人选。""她总是否定新创意，并找出它们行不通的理由。"

朋友会这样评价他们："我可以信赖他。""我希望她能放松，开心地玩一次。"

大脑类型 6～16

拥有混合型大脑是很常见的。如果你拥有混合型大脑，这意味着你可能具有每一种单独大脑类型的某些特征。你可能在某些方面很冲动，在另一些方面很执着，或者你可能既敏感又谨慎。你可能发现一组特征在你人生的某些时期占主导地位，而另一组特征在其他时候占主导地位。举个例子，让我们来看看大脑类型 6：冲动 - 执着型。在亚蒙诊所，我们经常发现酗酒者的子女和孙辈拥有这种大脑类型。拥有冲动 - 执着型大脑的人倾向于：有自发冲动、爱冒险、有创造力和创造性思维、多动不安、容易分心、只有感兴趣才能专注、执着、坚忍或意志坚强、固执于某个想法。这种大脑类型的 SPECT 影像通常显示负责执行功能和决策能力的前额叶活跃度较弱，而负责灵活变通的能力和注意力的 ACG 活跃度增强。

对于混合型大脑的幸福处方，我们可以结合大脑类型 2～5 的幸福处方来制定，关键是要平衡与幸福感有关的神经递质并优化大脑活动。图 7-4 是关于大脑主要类型的特征总结。

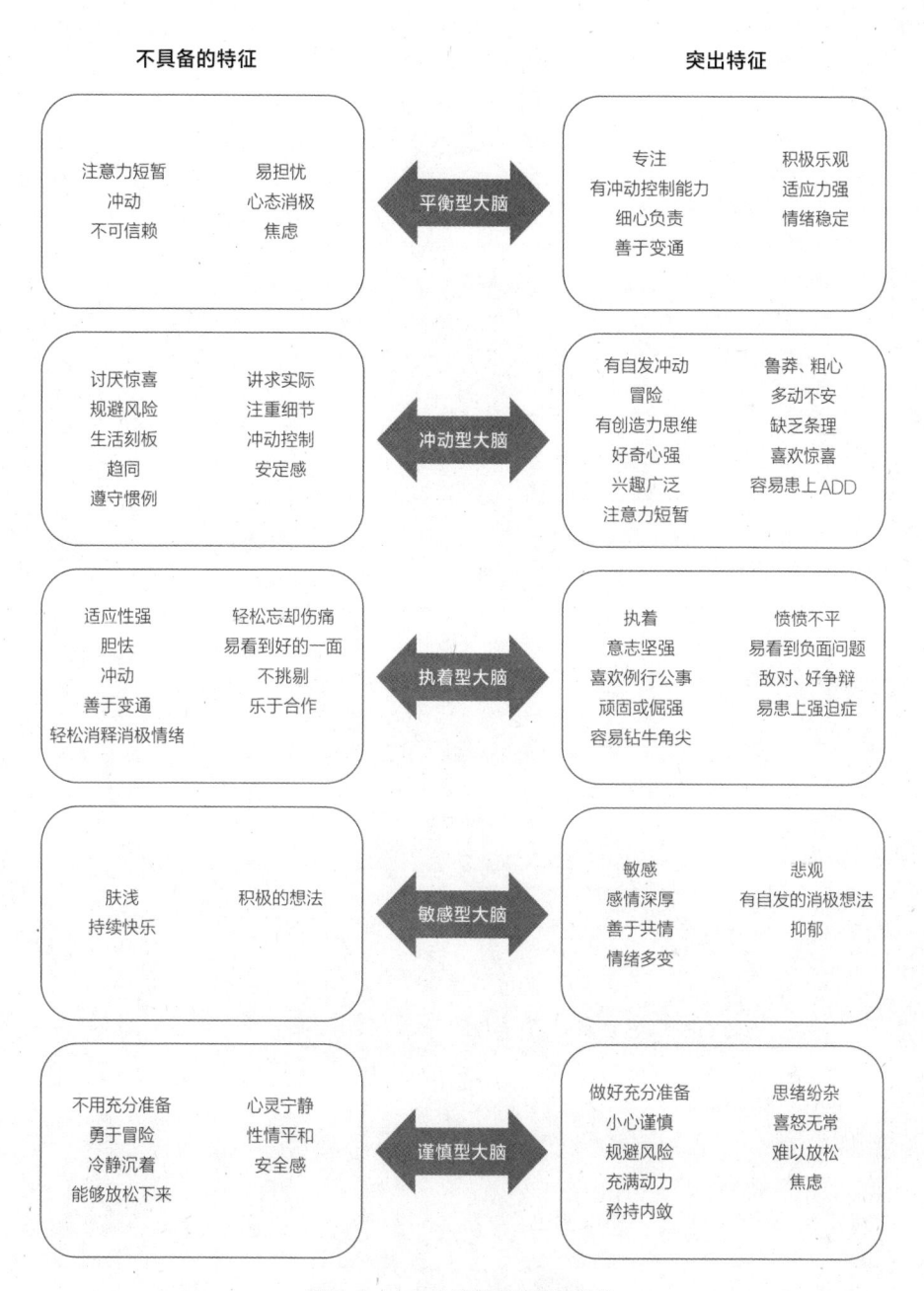

不具备的特征		突出特征
注意力短暂　易担忧 冲动　　　　心态消极 不可信赖　　焦虑	⇔ 平衡型大脑 ⇔	专注　　　　　　积极乐观 有冲动控制能力　适应力强 细心负责　　　　情绪稳定 善于变通
讨厌惊喜　　讲求实际 规避风险　　注重细节 生活刻板　　冲动控制 趋同　　　　安定感 遵守惯例	⇔ 冲动型大脑 ⇔	有自发冲动　　鲁莽、粗心 冒险　　　　　多动不安 有创造力思维　缺乏条理 好奇心强　　　喜欢惊喜 兴趣广泛　　　容易患上ADD 注意力短暂
适应性强　　轻松忘却伤痛 胆怯　　　　易看到好的一面 冲动　　　　不挑剔 善于变通　　乐于合作 轻松消释消极情绪	⇔ 执着型大脑 ⇔	执着　　　　　愤愤不平 意志坚强　　　易看到负面问题 喜欢例行公事　敌对、好争辩 顽固或倔强　　易患上强迫症 容易钻牛角尖
肤浅　　　　积极的想法 持续快乐	⇔ 敏感型大脑 ⇔	敏感　　　　悲观 感情深厚　　有自发的消极想法 善于共情　　抑郁 情绪多变
不用充分准备　心灵宁静 勇于冒险　　　性情平和 冷静沉着　　　安全感 能够放松下来	⇔ 谨慎型大脑 ⇔	做好充分准备　思绪纷杂 小心谨慎　　　喜怒无常 规避风险　　　难以放松 充满动力　　　焦虑 矜持内敛

图 7-4　大脑主要类型的特征总结

YOU, HAPPIER

第二部分

从生物圈、心理圈、社会圈到
精神圈：构建你的幸福圈

第8章
优化大脑功能的11个关键

> 我渐渐地明白，幸福在于要确保让大脑的各个部分平衡地发挥功能，还要将大脑与身体连接起来。
>
> ——神经科学家温迪·铃木（Wendy Suzuki）

大脑的健康是获得幸福、良好的人际关系和最佳表现的不可缺少的一环。我的朋友心理咨询师托尼·罗宾斯（Tony Robbins）给出了优化大脑软件的有用策略，但他发现如果硬件不能正常工作，你将永远无法达到最佳自我状态。幸福的基本秘诀是你必须先优化大脑的生理功能。当你做到这一点，你就更有可能执行好其他的幸福策略，你会一直很快乐。

过去30年来，我在亚蒙诊所的工作中学到的最重要的一点是，如果你想保持大脑健康或者想挽救出现问题的大脑，你必须注意损害大脑的11个危险因素。令人欣慰的是，其中大部分危险因素都是能够预防的。为了帮助你记住这些风险因素，我用它们的首字母编了一个短语 BRIGHT MINDS，[1] 具体代表的意思如下：

- 血流量（blood flow）。
- 退休和衰老（retirement and aging）。

- 炎症（inflammation）。
- 遗传因素（genetics）。
- 颅脑损伤（head trauma）。
- 毒素（toxins）。
- 心理健康问题（mental health issues）。
- 免疫力和感染（immunity and infections）。
- 神经激素问题（neurohormone issues）。
- 糖胖病（diabesity）。
- 睡眠（sleep）。

在本书中我会展示这些危险因素与幸福感之间奇妙的联系。

血流量

血液为你身体的每个细胞带来营养，并带走废物。研究表明，血管老化速度比脑细胞老化速度快。任何损害血管的因素也会损害大脑，使大脑缺乏所需的营养。低血流量与抑郁症、ADHD 和精神分裂症相关，也是预测阿尔茨海默病的首要因素。根据我诊治患者的经验，我发现如果他们改善流入大脑的血流量，这会让他们变得更快乐。

那么当下如何改善大脑血流量呢？我有 11 个建议。

建议 1：供给水分。 你的大脑中 80% 是水。任何脱水情况都对大脑有害。

建议 2：限制咖啡因和尼古丁的摄入。 这两者都能抑制血液流向大脑。每天喝一杯咖啡没有问题，但摄入咖啡因超过这个量就会损伤大脑。

---

30 天幸福挑战参与者感言

"这对我的大脑有益吗？"我喜欢这个问题，我不再认为我的大脑是生来不可改变的。我可以让它变得更健康！
——JB

建议 3：治疗高血压。当血压升高时，流入大脑的血液量就会减少。

建议 4：如果有心脏问题，那么一定要解决。任何损害心脏的因素也会损害大脑。

建议 5：不要做泡在电视机前的人。多进行锻炼，尤其是进行协调性训练（打美式壁球的人更长寿），并且像赶时间一样走路。据研究，每小时能走 5 千米的 80 岁老人活到 90 岁的概率约是 85%，但那些每小时只能走 1 千米的人有 90% 的概率活不到 90 岁。[2]

建议 6：吃辣椒、迷迭香和甜菜有助于增加血流量。此外，吃富含有利于血液流动的黄烷醇的黑巧克力能够支持脑细胞的氧合作用，提升认知能力。[3]

建议 7：吃银杏叶提取物补充剂。我见过的拥有最漂亮的大脑的人都服用银杏叶提取物。

建议 8：推荐高压氧疗（HBOT），它能增加流入大脑的血流量。我们发表过一项关于用 HBOT 治疗患有脑损伤的退伍军人的研究，结果显示 HBOT 显著增加了大脑的血流量，帮助军人改善了记忆力和情绪。[4]

建议 9：练习幸福。一项激动人心的 SPECT 研究表明，习得幸福感能够增加流向大脑额叶区域的血流量，包括积极心理干预（更多信息见第 12 章）。[5]

建议 10：重温快乐的记忆。回忆生活中快乐的往事能激活大脑的许多区域。[6]

建议 11：看喜剧片。边看喜剧片边大笑能增强血管功能。[7]

退休和衰老

你的年龄越大，你就越需要认真地做有益于大脑的事情。大脑扫描显示，随着年龄的增长，大脑通常会变得越来越不活跃。我真不情愿这样！图 8-1 是一名 35 岁的健康人士、一名 55 岁有轻度记忆问题的男士以及一名 82 岁患有抑郁症和记忆问题的女士的大脑 SPECT 影像对比。

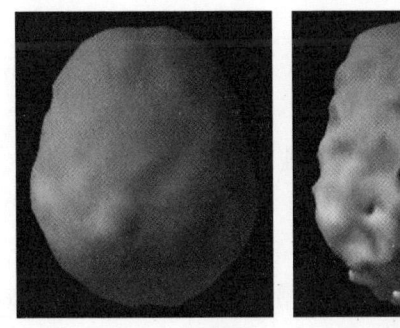

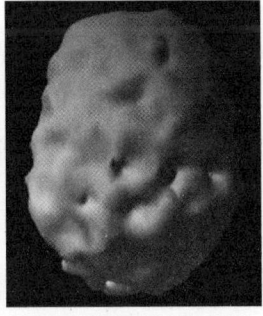

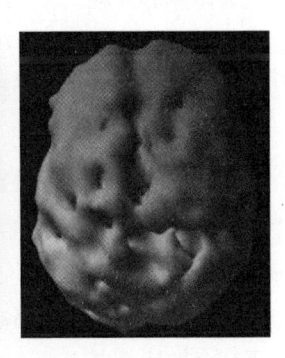

图 8-1 三种不同的大脑的 SPECT 影像对比

注：由左至右依次是 35 岁健康人士的大脑、55 岁有轻度记忆问题的男士的大脑、82 岁患有抑郁症和记忆问题的女士的大脑。

现在，把图 8-1 这些 SPECT 影像与我祖母 92 岁时的大脑 SPECT 影像（见图 8-2）进行比较。我祖母活到了 98 岁，并且头脑完全清楚。

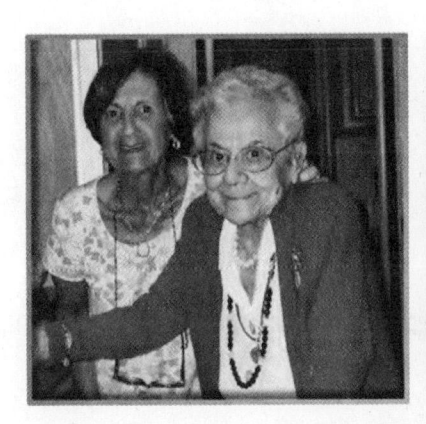

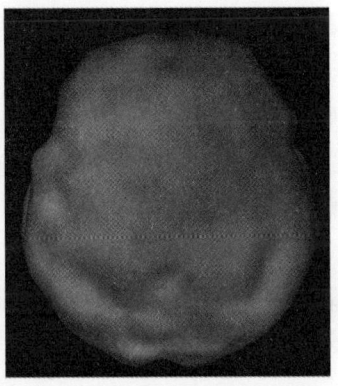

图 8-2 亚蒙博士的祖母（左图右 1）及其大脑 SPECT 影像

通过观察 SPECT 影像，我发现最令人惊讶的一点是你的大脑并不一定会退化。正确的方法能够延缓甚至逆转衰老的过程。现在，这一点应该会让每个人感到更开心一些。为了降低退休和衰老带来的风险，我们要避免下列加速衰老的因素。

因素 1：孤独。孤独感与抑郁、痴呆相关。2019 年的一项研究发现，3/5 的美国人表示感到孤独。[8]

因素 2：过早辍学或受教育程度不高。

因素 3：从事一份不需要学习新知识的工作，或者退休后不再挑战脑力。当你停止了学习，你的大脑就开始衰退。

因素 4：铁蛋白水平高。铁蛋白血液检测可以测量体内铁元素的储量，铁蛋白水平高会加速衰老。

因素 5：端粒短。端粒是染色体末端的帽状结构，就像鞋带末端的塑料头一样。端粒保护着基因，较短的端粒预示着衰老，但并不是一个必然的标志。

研究表明，以下策略能够延缓退休和衰老引发的问题。

策略 1：终身学习和训练记忆。

策略 2：保持社会交往。

策略 3：冥想。

策略 4：要投入生活中，但也要抽时间休息。将活动与放松相结合的老年人会更快乐。[9]

策略 5：每天服用复合维生素。

策略 6：吃含有维生素 C 的食物。比如吃草莓和红甜椒，能促使端粒长度增加。

策略 7：我祖母一直保持思维活跃的秘诀是花其大量时间为她所爱的人编织毯子。编织是一种协调性训练，能够激活与处理速度和记忆有关的小脑。

炎症

炎症的英文 Inflammation 源自拉丁语，意思是"放火"。如果你体内炎症反应很严重，这就好像一场小火正在摧毁你的器官，这会增加你患抑郁症和痴呆的风险。反映炎症的血液检测指标包括 C 反应蛋白和 ω–3 脂肪酸指数。酒渣鼻和关节疼痛也是炎症的表现。你可能知道过多的炎症与癌症和关节炎相关，但是你知道炎症也与抑郁、孤独症和痴呆相关吗？

所以要对以下可能会引起慢性炎症的常见因素进行控制。

因素 1：高糖饮食和食用加工食品。 标准的美国饮食正在损害我们的健康，使我们比以往任何时候都更肥胖、更容易引发炎症（详情见第 10 章）。采用健康的饮食方式，你的大脑也会更健康。

因素 2：牙龈疾病。 口腔健康状况不佳会引发抑郁、焦虑。[10] 你必须用牙线，并呵护你的牙齿。我总是忙得没有时间用牙线清洁牙缝，直到我看到有研究证实牙龈疾病是导致炎症、抑郁和健忘的一个主要原因，才意识到这个问题的严重性。现在我每天都用牙线。最近我去看牙医时，他说我的口腔状况看上去比以前好多了。我就像一个 7 岁的孩子，高兴得想往冰箱上贴朵小红花。

因素 3：ω–3 脂肪酸水平低。 有 97% 的人存在这种情况，难怪大脑健康问题是如此普遍。研究发现，摄入 ω–3 脂肪酸对控制情绪，保持专注力、记忆力和体重都有益处。我们在《阿尔茨海默病杂志》（*Journal of Alzheimer's Disease*）上发表的一项新的研究表明，体内 ω–3 脂肪酸水平较高的人，其海马（与记忆和情绪有关）也较健康。[11]

因素 4：肠道问题。 肠道与大脑之间有什么关系呢？它们关系密切。你体内

3/4 的神经递质都是在肠道中产生的。肠道通常被称为第二大脑，因为肠道有大量的神经组织。这就是为何当你感到焦虑或紧张时，你可能会激动不安、心里七上八下或者出现溏便。照顾好你的肠道对降低炎症的发生至关重要，这就是为何益生菌被证明对大脑有益。

因素 5：认为自己不幸福。这类想法会导致促炎性细胞因子这种蛋白质的水平增高。[12] 相反，认为自己幸福的人体内这类有害化合物的水平往往较低。

因素 6：心态不乐观。那些说自己在日常生活中很少有积极体验的人，其炎症水平更高。那些总能够发现日常积极时刻的人则炎症水平较低。[13]

遗传因素

抑郁症、焦虑症、ADHD、阿尔茨海默病和其他心理健康及认知问题在家族中的遗传与心脏病类同。新的研究表明，你的幸福感有遗传性。2015 年发表在《行为遗传学》(*Behavior Genetics*) 期刊上的一项研究发现，遗传影响占据一个人对生活满意度的因素的 1/3。[14] 这是否意味着如果你在一个消极悲观、充满焦虑、不幸福的家庭中长大，你也注定要遭受这些？不是这样！不管大多数人怎么想，遗传风险并不是死刑判决；相反，它是一个警钟，提醒你要认真对待包括遗传因素在内的所有风险因素，并尽早努力预防。

如果你认为你有大脑问题的遗传风险，那么进行早期筛查非常必要。在亚蒙诊所，我们使用 SPECT 成像技术、心理评估和其他测试作为大脑健康筛查的工具。说来遗憾，运用 SPECT 成像技术进行筛查并不是精神科或其他医学专科的常规做法。当我满 50 岁的时候，医生说我应该做一次结肠镜检查。我问他为什么没想到把我的大脑也检查一下。两者不是一样重要吗？身处社会中，我们做心脏、骨骼、乳房和前列腺方面的筛查，但很少有人会去检查大脑。在未来，这种情况将会改变。

你可以通过基因检测服务来了解你基因中的弱点，并约诊医学专业人士，让他们帮助你解读检测结果。如果你有遗传风险因素，最重要的事情就是你要尽早重视预防。不要再找借口了，比如"这太难了""太贵了"。请相信我，丧失记忆和自主能力既受罪，又代价昂贵！

请对你的人生和你的幸福负责。如果幸福感有 40% 取决于遗传，那就意味着有 60% 掌握在你自己手上，你可以掌控自己的人生。

颅脑损伤

你的大脑就像软黄油一样黏稠，而你的颅骨很坚硬，内面有锐利的骨嵴。颅脑损伤，即使是发生在几十年前的轻微损伤也会是导致抑郁、成瘾和记忆问题的一个主要原因。妙佑医疗国际（Mayo Clinic）的一项研究发现，33% 以上打橄榄球的人都有持久的脑损伤。[15] 我在高中时打橄榄球，当我第一次进行脑部扫描时就显示出了这一点，但 20 年后我的脑部扫描结果大大改善，因为我采取了这本书中的措施。

如果你的头部受过伤，好消息是有很多方法可以帮助你愈合损伤，即使是在多年后也是如此。亚蒙诊所对美国国家橄榄球联盟的现役球员和退役球员进行了首项也是规模最大的脑成像研究。他们的脑损伤程度令人担忧，但令人激动的是，通过预防和降低损害大脑的 BRIGHT MINDS 风险因素，80% 的球员体内的血流量、情绪、记忆、注意力和睡眠都有显著改善。当你心情更好、记忆力更佳、睡眠更优质的时候，你更有可能赢得比赛，而这又会让你变得更快乐。

梅塞德丝·梅达纳（Mercedes Maidana）是另一个很好的例子。她是来自阿根廷的知名巨浪冲浪运动员、励志演说家和人生教练。她在俄勒冈州海岸附近冲浪时，10 米高的巨浪打下来导致她遭受了严重的脑震荡。随后，她出现了焦虑、抑郁和记忆问题。她的 SPECT 影像显示她的大脑活跃度较弱，但通过改变饮食、服用有针对性的补充剂并进行 HBOT 治疗后，如今她变得更快乐且富有活力，并经营了一家女性健康疗养馆。如果你让大脑处于一个疗愈的环境中，它会变得更好，但保护大脑是至关紧要的，尤其是保护尚在发育中的大脑。所以，如果你有孩子并希望他们长大后成为快乐的人，你应鼓励他们坚持做有益于大脑健康的运动。

毒素

大脑是人体新陈代谢最活跃的器官。它只占你体重的2%，但它每天要消耗你摄入的20%～30%的热量，其血流量和耗氧量占全身总血流量和总耗氧量的20%。接触任何毒素都会损害你的大脑和你的幸福感。毒素是导致抑郁、焦虑、"脑雾"[①]、易激惹、睡眠障碍、意识混乱、遗忘和衰老的最常见的原因之一。这些问题的根源正是毒性暴露，但往往很难被发现。当我刚开始为患者做SPECT时，我注意到酒精或药物滥用者的大脑呈现为一种"中毒模式"。我们在亚蒙诊所进行了一项研究，把近千名滥用药物的人与没有滥用药物的人进行比较。滥用药物组被试的大脑每个区域，尤其是与情绪和记忆有关的海马区域，血流量都较低。[16]这是滥用药物会造成持久损害的确凿证据。

我还从脑成像工作中学到了另外重要的一点。除了药物和酒精，以下东西也会对大脑产生毒性物质，比如烟草，甚至是被动吸烟；因受潮而滋生的霉菌；一氧化碳；化疗和放疗，这些治疗在杀死癌细胞的同时也会杀死健康细胞；重金属，包括汞、铝和铅等。美国政府会把铅留在小型飞机的燃料中。我们对100名飞行员进行了一项内部分析，发现70%的飞行员的大脑呈现为"中毒模式"。在美国销售的口红中有60%都含有铅。要小心与你接吻的对象，这可能是死亡之吻。在亚蒙诊所，那些接触过毒素的患者都不快乐，因为他们感觉失去了自我。看看帕梅拉吧，她来找我们，因为她已经无法好好说完一句话，有时甚至会忘了自己孩子的名字，整天躺在床上。

"这不是以前的我了，"她说，"我曾是一个充满活力的成功商人。我拥有一切，可是突然间我垮掉了。"对帕梅拉来说，随着时间的推移，情况变得越来越糟糕。她说："我变得抑郁消沉，似乎没有人能真正理解我。"经过全面的检查，

[①] 大脑难以形成清晰思维和记忆的一种现象。——译者注

我们发现帕梅拉除患有莱姆病①外，还接触过有毒霉菌。经过有针对性的治疗，她感觉又回到了正常的状态。

如果你的生活中存在上述任何危险因素，比如霉菌暴露或化疗，这意味着你需要更加认真地照顾好自己的大脑，就像你有遗传风险或颅脑损伤时应做的那样。为了降低毒素风险，你应尽可能避免接触毒素；食用有机食品，减少食物表面残留农药的摄入；提前阅读产品成分标签，如果一种产品含有邻苯二甲酸酯、对羟基苯甲酸酯或铝等，就不要购买，你接触的东西会进入你的身体内并影响你的大脑。你同时应该滋养以下有解毒作用的4大器官：

- 肾脏：多喝水。
- 肠道：确保摄入足够的纤维。
- 皮肤：通过锻炼和洗桑拿浴出汗。研究发现，桑拿浴能够帮助缓解癌症患者的抑郁情绪，[17] 提高内啡肽的水平，[18] 并降低应激激素皮质醇的水平。[19]
- 肝脏：多吃十字花科芥属植物，这是一种能解毒的蔬菜，比如西蓝花、花椰菜、卷心菜和抱子甘蓝。

心理健康问题

未经治疗的精神疾病，比如抑郁症、焦虑症、双相障碍、强迫症、ADHD、成瘾性疾病或慢性应激（chronic stress），会损害大脑，使你不快乐。长期暴露于应激激素之下会使与情绪和记忆有关的海马萎缩。如果你正遭受这些疾病的折磨，要抓紧接受治疗。一项研究发现，在对心理保健投入更多经费的国家，平均幸福指数显得更高。[20] 然而，要注意心理健康治疗并不一定意味着药物治疗。发表于《美国精神病学杂志》（*American Journal of Psychiatry*）上的一篇文章中写道，在治疗抑郁症时，应考虑使用具有药效作用的营养食品作为补充剂，这是一种低成本的治疗方案。[21]

---

① 由蜱虫叮咬导致的伯氏疏螺旋体感染引起的自然疫源性疾病，是一种全身性、慢性炎性病变。——译者注

在亚蒙诊所，我们向患者提供建议时，总是试着遵守一些原则，你也应该在看医生的时候牢记这些原则，如使用毒性最小、最有效的治疗方案；不要仅仅为了应对一时的焦虑情绪就开始做很难停下来的事；药物不应该是首选和唯一的治疗方法；使用一些日常生活技巧，而不仅仅是用药。一旦对大脑的生理功能进行了优化，我们就需要教给人们正确执行方案所需的技巧。如果患者患有严重的抑郁症、双相障碍或精神分裂症，我通常会一边先用药物帮他稳定病情，一边设法找出可能导致这种情况的原因。同时，我总是努力使患者维持良好的营养状况，以便能够降低他所需药物的剂量。在我写的《终结精神疾病》(*The End of Mental Illness*)一书中，我分享了对许多大脑健康问题，如抑郁症、成瘾性疾病、双相障碍和 ADHD 的治疗方法。但此时，让我告诉你我对焦虑症患者的 6 条建议。

建议 1：筛查低血糖、贫血和甲状腺功能亢进症，因为这些问题都会导致焦虑。

建议 2：冥想和缓慢的腹式深呼吸能够立刻增加平静感。

建议 3：医学催眠和可视化练习能够十分有效地缓解焦虑。

建议 4：瑜伽、气功等令人平静的锻炼能够有所帮助。

建议 5：消除那些让你感觉糟糕的消极想法。

建议 6：在采取难以停药的抗焦虑药物治疗之前，服用一些营养补剂。

让我和你讲讲特里的例子吧，[22] 特里在学校跟不上学习进度。他的父母和老师让他相信自己"懒惰、愚笨、无责任感"。他大半生都感到极度羞耻。最终他辍学了，陷入抑郁，过着孤独的生活。他不相信自己能够组建一个家庭，工作非常努力却只能勉强生活。当他 46 岁时，他的心理健康状况恶化了，他认定自己的大脑出了问题，可是他的脑部 MRI 结果显示正常，这种情况是常见的。MRI 是检查大脑结构的，而他的问题出现在大脑的功能上。

当他来到我们位于纽约的诊所时（见图 8-3），他的 SPECT 影像显示额叶严重受损，符合颅脑损伤的表现。他之后从母亲那里得知，颅脑损伤发生在他很小的时候。当他和母亲谈起脑部扫描时，他们都意识到他并不是人生态度有问题而是大脑有问题，两人哭了好几个小时。

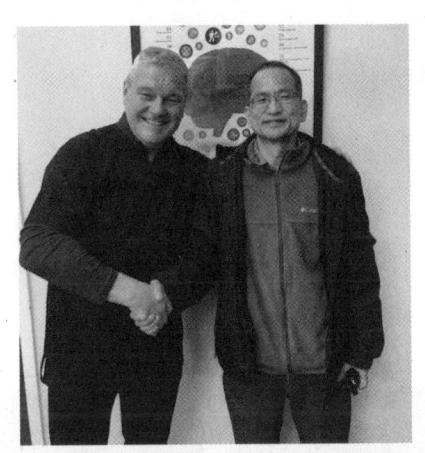

图 8-3 特里（右）与桑迪·洛（Sandy Lowe）医生在纽约的亚蒙诊所

特里开始预防和降低损害大脑的 BRIGHT MINDS 风险因素，包括调整饮食、服用补充剂和进行 HBOT 治疗，以促进大脑康复。几个月后，他的大脑扫描结果显示情况显著改善（见图 8-4），他的生活也有了显著改善。他的情绪、精力和希望都高涨了，现在他看到了一个更光明的未来，包括组建家庭的可能性。

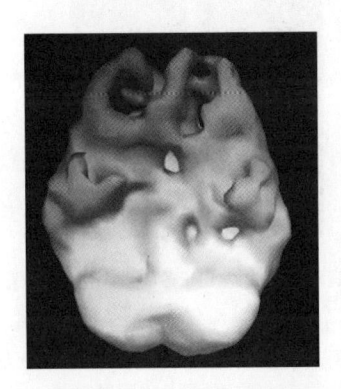

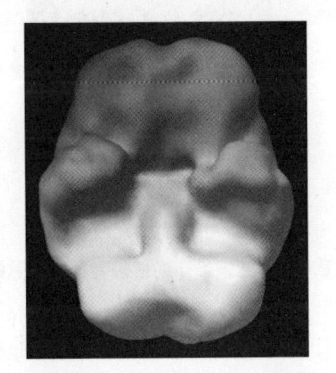

图 8-4 特里的大脑在治疗前（左）和治疗后（右）的 SPECT 影像对比

免疫力和感染

你的免疫系统保护你免受外部入侵者和内部麻烦制造者的伤害，比如新冠病毒或者是癌细胞所带来的伤害。如果你的免疫系统薄弱，你更容易被感染或罹患癌症。如果免疫系统过度活跃，你更有可能患上自身免疫性疾病，比如类风湿关节炎或多发性硬化，同时你患抑郁症、焦虑症甚至精神病的风险也会增加。患有任何一种疾病都会让你失去生活的乐趣。

在亚蒙诊所，我们接诊了一些患者，在感染新冠病毒后，他们的大脑SPECT影像显示出一些异常（见图8-5和图8-6），包括整体血流量减少，这是感染时经常看到的典型现象，并且与"脑雾"和记忆问题相关；以及大脑情绪中枢活跃度增强，这点在抑郁症患者中很常见。

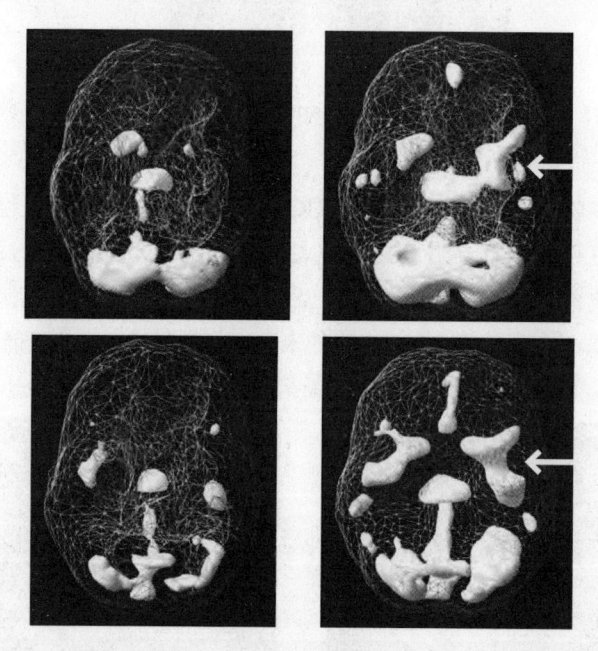

图8-5 亚蒙诊所两位患者感染新冠病毒前后大脑SPECT影像激活示意图

注：左上是一位患者在感染新冠病毒之前的大脑SPECT影像，右上箭头指示他在感染新冠病毒后大脑边缘系统活跃度增强；左下是另一位患者在感染新冠病毒之前的大脑SPECT影像，右下箭头指示他在感染新冠病毒之后大脑边缘系统活跃度也明显增强。

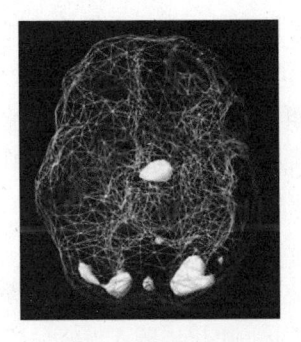

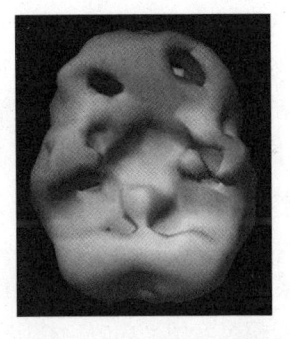

图 8-6　有长期后遗症的新冠病毒感染者大脑 SPECT 影像激活图及外观图

有时感染会伪装成其他健康问题。你可能读过关于乡村音乐传奇人物克里斯·克里斯托弗森（Kris Kristofferson）被诊断出患有阿尔茨海默病的新闻。同我们共事的一位医生马克·菲利戴（Mark Filidei）博士曾接诊过来看病的克里斯，他发现克里斯实际上患有莱姆病。经过抗生素和 HBOT 治疗后，克里斯的记忆力有所改善，再次开始巡回演出，直到 84 岁高龄才退出舞台。如果你遭受过记忆问题或某种心理健康问题的折磨，并对常规治疗没有反应，请让你的医生筛查一下你是否患有感染性疾病。

下面是我推荐的一些能增强免疫力的最佳方法。

方法 1：检测并改善维生素 D 水平。

方法 2：服用益生菌，因为肠道健康对提升免疫力至关重要。

方法 3：多吃大蒜、洋葱，以及有抗菌抗炎作用的蘑菇。

方法 4：尝试进行 1 个月的食物排除疗法，看看是不是食物过敏损害了你的免疫系统（排除麸质、乳制品、玉米、大豆、糖及人工甜味剂、着色剂和防腐剂等）。

方法 5：避免在肩突硬蜱滋生的地方徒步旅行以免患上莱姆病。

方法 6：通过看喜剧增强免疫力。塔娜的母亲玛丽已经 70 多岁了，我们一起看电影时,她通常都会睡着。但有一次我选了一部我觉得能让她保持精神头的电影,是罗伯特·德尼罗(Robert De Niro)主演的《祖孙大战》(*The War with Grandpa*)。这部电影暖人心房且非常滑稽可笑。玛丽不仅一直醒着,而且笑个不停,这有助于增强免疫系统的功能。笑是会感染人的。塔娜看到母亲那样咯咯笑,也忍不住笑了。

方法 7:采取积极的态度。精神科医生称消极的态度为消极情感风格,与免疫应答不佳和患病风险增高相关。相比之下,更快乐的人可能会产生更有效的免疫应答。[23]

神经激素问题

神经激素就像给大脑的"美乐棵"(*Miracle-Gro*)[①]一样,对保证稳定的情绪、强大的记忆力和健康的心态来说都是必不可少的。缺乏健康的激素,你会感到喜怒无常、疲倦、头脑迷糊,而你的海马会变小且功能更差,这会进一步影响你的情绪。

睾酮有助于你感到快乐、有动力、有性欲、精力充沛。甲状腺素能让你精力充沛、思维清晰。我的朋友理查德·沙姆斯(Richard Shames)医生说:"甲状腺功能减退不会要了你的命,只会让你生不如死。"脱氢表雄酮有助于抵抗衰老,这是由肾上腺分泌的一种激素,现在已经有补充剂了。对女性来说,雌激素和孕酮能够防止情绪波动,帮助增加血流量,并保持大脑年轻。

为了保持健康的激素水平,我建议你做到以下几点:

- 40 岁后,每年做一次激素水平检测。
- 避免激素干扰物,比如农药、邻苯二甲酸酯和个人护理产品中的对羟基苯甲酸酯。
- 避免摄入用激素或抗生素饲养的动物蛋白。

---

① 美国销量第一的植物肥料。——译者注

- 多摄入膳食纤维以降低不健康的雌激素水平。
- 通过举重和限制糖的摄入提高睾酮水平。
- 对于女性，优化雌激素水平和孕酮水平。
- 必要时使用激素补充治疗。
- 与你的医生合作。
- 尝试大笑瑜伽。这也许听起来很可笑，但大笑瑜伽能够降低应激激素皮质醇的水平。[24]

梅塞德丝，也就是我前面提到的那位遭受了一次脑震荡的巨浪冲浪运动员，存在甲状腺功能减退的症状，这在有脑损伤的人中很常见。这是新发现，我们也在橄榄球运动员身上发现了这种情况。优化梅塞德丝的甲状腺功能，改善了她的精力和专注力。当获得这些改善时，谁不觉得更快乐呢？

糖胖病

糖胖病对你的大脑是一种双重威胁。糖胖病表现为超重或肥胖，往往血糖水平高，这是糖尿病前期或糖尿病的症状。我发表过3项研究，证实了随着体重的增加，大脑的体积和功能会下降。[25] 72%的美国人都超重，其中包括42%的肥胖者，近50%的美国人患有糖尿病或处于糖尿病前期，美国正在经历历史上最严重的智力流失。

身体里存在过多的脂肪并非无伤大雅。它会扰乱激素水平，储存毒素，并产生能加重炎症反应的化学物质。当肥胖与糖尿病共存时，它的危险性更高。高血糖水平会损害血管。大量研究表明，肥胖会增加患抑郁症的概率，[26] 一些研究表明，糖尿病患者患抑郁症的风险会翻倍。[27] 糖胖病不会带来幸福。为了控制糖胖病，你必须合理饮食。具体可以参见第10章，了解"快乐饮食"的规则。

> **30天幸福挑战参与者感言**
>
> 我享受这个超棒的30天挑战活动的每一分钟。在每天的挑战中，我都有能够付诸实践的事情。我做到了"快乐每一天，爱护我大脑"，我要把这句话分享给周围的人。
>
> ——FD

睡眠

据估计，约有 6 000 万美国人有睡眠相关的问题。慢性失眠、服用安眠药和睡眠呼吸暂停会显著增加出现大脑健康问题的风险，使你感到情绪不好、易怒和头脑迷糊。图 8-7 是某个患有睡眠呼吸暂停的人的脑部扫描影像。我们经常看到在阿尔茨海默病患者身上死亡较早的一些大脑区域活动性较弱。如果你夜间打鼾并会停止呼吸，或者有人告诉你你有这种情况，那你就要抓紧治疗。

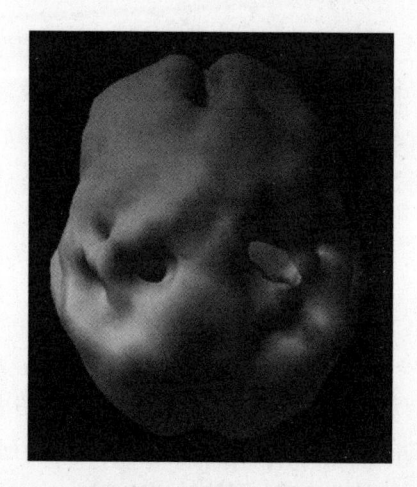

图 8-7　睡眠呼吸暂停患者的大脑 SPECT 影像

注：洞孔处表示这些大脑区域活跃度较弱。

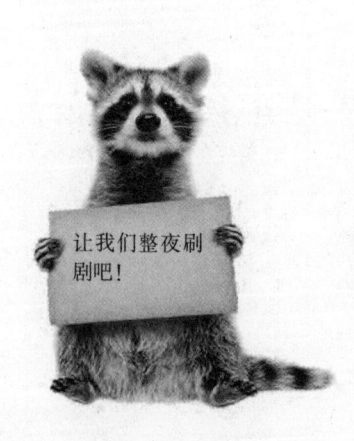

当你睡觉时，你的大脑会"自我清洗"。如果睡眠中断，废物就会在大脑中积聚，这会损害你的记忆力。每晚睡眠不足 7 小时会与体重问题、高血压、意外事故相关，甚至可能引发婚姻问题，因为你更有可能脱口说出让你后悔莫及的话。如果你想改善大脑功能并在第二天感觉更好，那就在今晚改善睡眠。

要做到这一点，就要远离以下因素：

- 咖啡因，尤其是午餐以后不要摄入咖啡因。
- 过于温暖的房间。
- 光线和噪声，尤其要注意来自小型电子设备的。
- 酒精。虽然酒精能让你很容易入睡，但当酒精消退后，你的大脑会出现反弹，导致你睡几小时就会醒来。

想获得优质睡眠，你可以尝试以下做法：

- 让你的房间更凉爽、更暗、更安静。
- 关掉电子设备，这样它们就不会打扰到你了。
- 听节奏缓慢、令人放松的音乐，也就是大约每分钟 60 拍的音乐。
- 尝试医学催眠。
- 服用镁补充剂和褪黑素，这通常非常有效；如果你是一个多愁多虑的人，摄入 5- 羟基色氨酸也很有效。
- 如果是脑海中一些糟糕的想法让你睡不着，那么写日记可以将它们驱逐出大脑。

想要快乐，你必须保持大脑健康。你可以通过预防和降低 BRIGHT MINDS 风险因素来获得和保持大脑健康。

检查大脑

关于大脑健康和幸福感的最后一点提示是，定期检查大脑很重要。过去人们会检查皮肤、心脏、肺、乳房、子宫颈、结肠、肾脏、肝脏和甲状腺等其他器官，但几乎从来不检查最重要的器官——大脑。现在我们检查大脑是否健康的方法包括 SPECT 脑成像、定量脑电图、认知测试。所有这些检查都能在亚蒙诊所做，可是在传统医学或传统精神病学中，脑成像技术并不是常规检查。你可以向你的医疗保健机构咨询。每个人都应在 50 岁以后做脑部 SPECT，如果家族成员患有阿尔茨海默病或痴呆，你应该从 40 岁开始做脑部 SPECT。我还建议你定期进行我提到的大脑健康评估。这个测试不仅能帮助你识别自己的大脑类型，还能评估情绪、记忆力、执行功能和思维灵活性。

第 9 章
获得好心情的自然方法

你幸福得就像是吃了藏红花一样。

——波斯民间谚语

我最小的女儿克洛伊曾哭着来找我和塔娜,说她感到绝望和抑郁。克洛伊刚拿到驾照并找到了她的第一份工作——在拉古纳比奇的辛克咖啡馆做服务员,她感觉自己的人生正在以她多年来期待的方式展开,可是新冠病毒感染疫情在短短几天后暴发了,她哪里也去不了,辛克咖啡馆也关闭了,她因此丢掉了工作。

通常,一连串类似于这样的压力叠加在一起就会导致抑郁,而通过冥想、杀死自发的消极想法、采用红外桑拿疗法[1]、服用维生素 D、ω-3 脂肪酸、藏红花补充剂,克洛伊在几周内就恢复了正常状态。在那段艰难的时期,她继续出色地成长,以优异的成绩从高中毕业,后来在纽波特比奇的一家知名餐厅找到了另一份工作,并被大学录取。我们家的每个人,包括我、塔娜、克洛伊以及与我们同住的两个侄女,都会服用藏红花补充剂以及其他一些补充剂,以促进积极情绪的产生。

2010 年,我创立了 BrainMD 营养食品公司,最初这个公司是为亚蒙诊所的患者服务的,后来开始面向普通大众。自 1991 年开始实践 SPECT 检查脑部扫描以来，我一直在关注营养食品科学，因为 SPECT 结果显示我之前所学的在处方中开具的一些精神药物可能会使大脑看起来更老、更不健康。这让我深感担忧。在医学院时我就被灌输"Primum non nocer"（拉丁语，意思是"无损于患者为先"）这一理念，做任何可能伤害患者的事都会让我感到不安，所以我开始寻找有科学依据的天然补充剂作为替代疗法。

我的书《终结精神疾病》（The End of Mental Illness）对营养食品科学和主要的心理健康问题做了总结。[2] 在本章，我将重点聚焦在与幸福感和情绪明确相关的营养食品上。

让你更快乐的 4 类基本营养素

下面介绍 4 类能帮助你提升积极情绪的基本营养素，分别是：复合维生素和矿物质、维生素 D、ω–3 脂肪酸、益生菌。

复合维生素和矿物质

人们应该每天服用广谱复合维生素或矿物质补充剂。根据最近的综述文章，人体维生素缺乏和矿物质缺乏的情况相当普遍。[3] 在美国，维生素缺乏的人群占比情况如下：93% 以上的人缺维生素 D，90% 以上的人缺维生素 E，54% 以上的人缺镁，37% 以上的人缺维生素 C，45% 以上的人缺维生素 A，31% 以上的人缺维生素 K，12% 以上的人缺维生素 B_6，10% 以上的人缺锌，10% 以上的人缺叶酸。

为何我们会缺乏这么多极其重要的营养素？根据美国疾病预防控制中心（CDC）的数据，大约 90% 的美国人每天吃不够 5 份水果和蔬菜，而要获得足够的营养素，这是最低限度的要求[4]。由于大多数成年人未能通过日常饮食获得足够的维生素，于是发表于《美国医学会杂志》（Journal of the American Medical Association）上的一篇社论[5]建议每人每天服用维生素补充剂，因为这有助于预防慢性疾病。

我的朋友马克·海曼（Mark Hyman）博士是克利夫兰医学中心功能医学部的战略和创新主管，他说，只有那些"吃新鲜、有机、全营养、本地、非转基因、生长在富含矿物质和养分的原始土壤中、没有经过长途运输也没有在食用前贮存数月的食物，并且在户外工作和生活，只呼吸未受污染的新鲜空气，只喝洁净的水，每晚睡 9 小时，每天活动身体，没有慢性压力，未曾暴露于环境毒素中"的人可能不需要补充剂。[6] 然而，在这个快节奏的社会中，我们会跳过正餐、匆忙果腹，并且吃大量的甜食、加工食品，因此很有必要服用复合维生素和矿物质补充剂。

营养素与心理健康跟幸福感有什么关系呢？过去几十年来的许多研究都说明，复合维生素或矿物质配方，包含 20 多种矿物质和维生素，有益于心理健康。[7] 2020 年一项有关广谱营养补剂用于心理健康问题治疗的科学综述提到，23 项研究中有 16 项研究表明营养补剂对改善抑郁症状、焦虑症状或应激症状有积极的效果。[8] 此外，研究者们已经证明，复合维生素或矿物质复合体能够改善情绪[9]、攻击性[10] 和注意力的问题[11]。

研究表明，复合维生素或矿物质补充剂对遭遇巨大应激事件的人也有益。在两个有趣的随机安慰剂对照试验中，服用广谱复合维生素或矿物质的被试报告的焦虑和应激水平有所下降。其中一项研究是在 2011 年新西兰发生 6.3 级地震后进行的。[12] 另一项研究是在 2013 年加拿大阿尔伯塔省发生特大洪水之后进行的，[13] 新西兰地震后的研究显示，服用补充剂的被试的情绪、焦虑症状和精力有更大的改善。服用补充剂 1 个月后，PTSD 的患病率从 65% 下降到 19%，而没有服用补充剂的对照组的 PTSD 患病率没有变化。洪水后的研究表明，如果分发这些补充剂能作为灾后公共卫生措施，则会对 PTSD 的预防有积极作用。[14]

其他关于营养食品的科学研究发现，这些补充剂是"好心情助推器"。看看 2010 年的这项研究吧，该研究将 215 名年龄在 30～55 岁的男性分成两组，一组服用一个月的复合维生素，另一组服用安慰剂。[15] 结果如何？两组被试中服用复合维生素的男性的报告中提示他们心情更好、精力更加旺盛、认知能力提高，并且较少感到紧张和心理疲劳。

海曼博士称，B 族维生素（叶酸、维生素 B_6 和维生素 B_{12}）是"心理健康的强大甲基化剂"。[16] 一项发表于《美国精神病学杂志》的研究表明，65 岁以上的重度抑郁症女性患者中有 27% 的患者缺乏维生素 B_{12}，有鉴于此，他写道："仔细想想吧，这表明超过 1/4 的重度抑郁症患者可以通过注射维生素 B_{12} 得到帮助。"[17]

许多药物会导致你容易陷入悲伤。你不应该在没有咨询医生的情况下停用必要的药物，而且重要的是你要意识到潜在的营养方面的隐患，补充重要的营养素。使用下列药物可能会引发一些问题。

抗酸药：会减少胃酸，降低钙、磷、叶酸和钾的水平。此外，肠道菌群失调或小肠内不健康细菌的过度生长，会导致维生素 K 缺乏，减少矿物质的吸收。

抗生素：会降低维生素 B 和维生素 K 的水平。

抗糖尿病药：会降低辅酶 Q10 和维生素 B_{12} 的水平。

降压药：会降低维生素 B_6、维生素 K、辅酶 Q10、镁和锌的水平。

抗炎药（萘普生、布洛芬等）：会降低维生素 B_6、维生素 C、维生素 D、维生素 K、叶酸、钙、锌和铁的水平。

降胆固醇药（尤其是胆固醇合成酶抑制剂）：会降低辅酶 Q10、ω–3 脂肪酸和肉碱的水平。

雌激素：会降低叶酸、镁、B 族维生素、维生素 C、锌、硒和辅酶 Q10 的水平。

口服避孕药：会降低 B 族维生素、镁、叶酸、硒、锌、酪氨酸和 5-羟色胺的水平。大约 16%～52% 服用口服避孕药的女性会出现抑郁。[18]

维生素 D

维生素 D 不仅对骨骼生长和增强免疫力很重要，对健康的大脑、情绪和记忆力也扮演着极其重要的角色。维生素 D 水平偏低可能引发抑郁症、阿尔茨海默病、心脏病、糖尿病、癌症和肥胖症。人群中 93% 的人维生素 D 水平偏低，因为我们在室内待的时间更长了，涂防晒霜的情况也更多了（皮肤会在晒太阳时合成维生素）。

一项研究对年龄在 18～43 岁的被试补充维生素 D 的情况进行了调查，报告显示那些服用维生素 D 的人有更积极的情绪，如热情、兴奋和坚定。[19]

你应该定期检测维生素 D 的水平，就像你应该定期测量血压一样。你只需要做一个简单的血液检测就行。如果你的维生素 D 水平未达到最佳标准，可每日摄入 2 000～5 000IU（医学效价单位）的维生素 D，并在 2 个月后复查，确保维生素 D 水平保持在健康范围内。

ω-3 脂肪酸

ω-3 脂肪酸对于整体的健康和幸福感是极为重要的。哈佛大学陈曾熙公共卫生学院（Harvard Chan School of Public Health）的研究者们指出，ω-3 脂肪酸水平较低是可预防的主要死因之一。[20] 二十碳五烯酸（EPA）和二十二碳六烯酸（DHA）这两种最重要的 ω-3 脂肪酸缺乏还会导致抑郁症和双相障碍[21]、自伤行为[22]、炎症[23]、心脏病[24]、ADHD[25]、认知损害和痴呆[26]、肥胖症[27] 等。

这些疾病都会阻碍你对自我、对生活的总体感觉良好。95% 的美国人未能从饮食中获取足够的 ω-3 脂肪酸，而人体自身是无法合成 ω-3 脂肪酸的，因此你必须从外界获取。如果你未能从饮食中获得足够的这种必需的营养素，这对你的大脑而言是个坏消息，因为 ω-3 脂肪酸约占大脑重量的 8%。

除非你服用 ω-3 脂肪酸补充剂，否则你的 EPA 和 DHA 水平很有可能过低。[28] 在亚蒙诊所，我们连续检测了 50 名未服用鱼油补充剂的患者的 EPA、DHA 水平，因为鱼油补充剂是 EPA 和 DHA 最常见的来源。结果比我预想的还要糟糕，这 50 人中有 49 人的 ω-3 脂肪酸水平未达最佳标准，比例高达 98%！我开始思考我们正面临着一场 ω-3 脂肪酸危机。

在一项后续的研究中，我们的研究团队对 130 名患者的 SPECT 结果以及他们的 EPA 和 DHA 水平进行了分析。不出所料，EPA 和 DHA 水平最低的人的脑血流量较低，脑血流量低与抑郁相关，并且是大脑潜在问题的首要因素。我们对这些患者进行了认知测试，ω-3 脂肪酸水平较低的人情绪评分也较低。

现在，让我们来看看好消息吧。增加 ω-3 脂肪酸的摄入量能促进积极情绪的产生。例如，研究表明，吃富含 ω-3 脂肪酸的鱼有助于降低抑郁。

更好的消息是，EPA 水平较高也会提升幸福感。这个结论来自日本一项通过主观幸福感量表（Subjective Happiness Scale）来测量自我实现感和 ω-3 脂肪酸水平的研究。[29] 研究团队发现，主观幸福感与自我实现感显著相关，也就是说有明确的目标就会快乐，并且主观幸福感与 EPA 水平具有非常强的相关性。其他研究也表明，EPA 治疗抑郁症和其他疾病更有效果。[30]

大多数成年人应该每天摄入 1～2 克 ω-3 脂肪酸，其中 EPA 占比 60%，DHA 占比 40%。

益生菌

你不快乐，可能与你的大脑或思想无关。记住，你的肠道通常被称为你的"第二大脑"。包括你的胃在内的消化管道大约 9 米长，从口腔延伸至另一端。这条管道内衬有一层细胞，这些细胞互相紧密连接，将管道密封，使你能有效地消化食物，而不会让部分消化过的食物渗入腹腔。当这些细胞连接变得松散，内衬渗透性变强时，就会出现大麻烦，这种情况被称为肠漏症。肠漏症与抑郁症、双相障碍、焦虑症，甚至阿尔茨海默病相关。它还会引起慢性炎症和自身免疫性疾病。

鉴于消化道分布有将近 1 亿个神经元，且它与大脑直接进行信息交换，因此大脑的健康与肠道的健康密切相关。在很大程度上，你肠道的健康依赖于细菌。没错，据估计，你的消化道内寄居着 100 万亿个微生物（细菌、酵母等），大约是人体其他部位细胞总数的 3 倍。肠道菌群统称为微生物组（microbiome），微生物组在神经递质的合成中起着关键作用，比如对心理健康产生较大影响的 5- 羟色胺。

肠道内的一些细菌对你的健康和幸福有益，而另一些细菌则有害。在一个"好人 vs 坏人"的经典局面中，它们都在试图夺取对微生物组的控制权。当"好细菌"与"坏细菌"的比例约为 85%：15% 时，肠道就是健康的。当"坏细菌"的数量超过"好细菌"时，"坏细菌"就会制造麻烦，引发肠道问题和心理问题。以下因素都能够杀死有益菌，使天平向有害的细菌倾斜，如药物（抗生素、口服避孕药、质子泵抑制剂、类固醇、非甾体抗炎药）、ω-3 脂肪酸水平偏低、压力、糖和果葡糖浆、人工甜味剂、麸质、环境过敏或食物过敏、失眠、毒素（肥皂中的抗菌化学物质、农药、重金属）、肠道感染（幽门螺杆菌、寄生虫、念珠菌）、维生素 D 水平偏低、放疗和化疗、运动过度、饮酒过度。

通过避免那些会滋养"坏细菌"的东西，你能够增进肠道健康，促进心理健康，你才更可能有一个好心情。以下是一些能促进有益菌增长的策略。

策略 1：摄入益生元。益生元是能够促进肠道健康的膳食纤维，比如苹果、豆类、卷心菜、洋车前、洋蓟、洋葱、韭葱、芦笋和块根植物（红薯、山药、南瓜、豆薯、糖萝卜、胡萝卜和芜菁）中含有的益生元。

策略 2：补充益生菌。多吃含有活菌的发酵食品，如不加糖的酸乳酒、低糖红茶菌、腌菜、羊奶或无糖酸奶、朝鲜泡菜、德国酸菜，以及腌渍水果和蔬菜。

策略 3：服用益生菌补充剂。特别是瑞士乳杆菌（菌株 R52）和长双歧杆菌（菌株 R175）。两项安慰剂对照临床试验表明，当这两种菌株以特定的比例组合后被服用时，服用者在 4～8 周内明显改善了情绪、缓解了焦虑。[31] 在一项研究中，86 名大学生使用这种益生菌菌株组合方案，每日服用益生菌并持续 1 个月后，他们的恐慌焦虑、神经生理性焦虑、担忧情绪有所缓解，情绪调节能力有所提高。[32] 在另一项关于益生菌的研究中，111 名成年人需每日服用植物乳杆菌 12 周，结果仅仅 8 周，他们的焦虑和紧张就明显得到减轻。[33]

影响神经递质，让你更快乐的营养素

下面介绍一些可以促进幸福神经递质分泌、降低应激激素水平的营养素。

促进多巴胺分泌

有一些促进多巴胺分泌的营养素，对冲动型大脑尤其重要。如植物乳杆菌 PS128[34] 一类的益生菌；维生素 D[35] 和 ω-3 脂肪酸之类的营养素[36]；红景天[37]、高丽参[38]、假马齿苋[39]、绿茶提取物[40] 和银杏叶提取物[41] 之类的药草，这些药草已被证明能够提升多巴胺水平，从而提高专注力、提升精力，并能增强耐力；L-酪氨酸、镁[42]、姜黄素[43]、L-茶氨酸[44] 和小檗碱[45]；等等。

促进 5-羟色胺分泌

有一些促进 5-羟色胺分泌的营养素，对执着型大脑尤其重要。如植物乳杆菌 PS128[46] 一类的益生菌；L-色氨酸、5-羟基色氨酸、镁、维生素 D、维生素 B_6、维生素 B_{12}、甲基叶酸盐这样的营养素；藏红花、圣约翰草和姜黄素之类的药草；等等。

促进催产素分泌

有一些促进催产素分泌的营养素，对敏感型大脑尤其重要。机体分泌催产素需要维生素 C；[47] 催产素有效地发挥作用则需要镁；罗伊氏乳杆菌这种益生菌能够提高催产素及睾酮的水平；[48] 鼠尾草、洋茴香和葫芦巴能提高孕妇体内的催产素水平；[49] 即使是小剂量的"睡眠激素"褪黑素，人体摄入后一小时内催产素的分泌也会增加。[50]

促进内啡肽分泌

有一些促进内啡肽分泌的营养素，对敏感型大脑尤其重要。氨基酸L-苯丙氨酸有阻断降解内啡肽的酶的作用，从而提升内啡肽水平；[51] 圣约翰草[52]、嗜酸乳杆菌[53]、褪黑素也对敏感型大脑有助益。[54]

促进GABA分泌

有一些促进GABA分泌的营养素，对谨慎型大脑尤其重要。口服GABA、镁、维生素B_6、L-茶氨酸、牛磺酸和益生菌（特别是鼠李糖乳杆菌、副干酪乳杆菌、短乳杆菌和乳酸乳球菌）能够帮助人体维持健康的GABA水平；蜜蜂花（Lemon balm）、西番莲和缬草也能帮人体维持GABA水平。

抑制皮质醇分泌

抑制皮质醇分泌的营养素，对谨慎型大脑尤其重要。一些药草（南非醉茄和红景天）和营养素（茶氨酸、EPA联合DHA）能够降低这种应激激素的水平。

研究证实能增进幸福感的营养食品

一些营养食品对于提升积极情绪具有整体功效，下面介绍6种营养食品。

藏红花：对所有类型的大脑都有益

在所有能增强幸福感的补充剂中，我最喜欢的是藏红花。中东地区将藏红花用作"幸福香料"，至少有2 600年的历史。公元前668—公元前633年的一篇亚述文献推荐将藏红花用作药，而藏红花的药用历史可以追溯到公元前17世纪。在地中海的锡拉岛上的青铜时期壁画中，人们用充满崇敬的笔触描绘了藏红花。[55] 藏红花香料是通过用手采摘藏红花花朵中心细细的雌蕊柱头（见图9-1）并进行干燥后制成的。

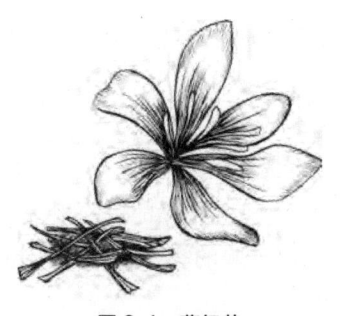

图 9-1 藏红花

现代科学已经证实了藏红花的诸多传统用途。随机对照试验已经证实藏红花对大脑[56]、眼睛[57]、循环系统[58]、肺[59]、关节[60]、生殖系统[61]，以及身体的抗氧化防御功能[62]都有益处。但藏红花公认的用途是提升积极情绪。[63]

藏红花是一种极好的积极情绪提升剂和抗抑郁药，许多双盲实验和安慰剂对照的临床试验都证实了这一点。事实上，一些研究已将藏红花与氟西汀（百忧解）、丙咪嗪等抗抑郁药进行了比较。藏红花具有氟西汀的疗效[64]，并能部分恢复氟西汀所损害的性功能。[65]藏红花被证实也具有丙咪嗪的疗效。[66]

科学证据表明，藏红花对多种损害幸福感的问题都有疗效，比如，减轻焦虑；[67]改善老年人的记忆力和其他认知功能；[68]改善儿童注意力和行为问题。[69]

藏红花是如何产生令人惊叹的对大脑的益处尚不清楚，不过藏红花具有相当强大的抗氧化能力，这源自藏红花素、藏红花酸、苦藏花素和藏红花醛，以及黄酮类化合物如槲皮素和山柰酚这些成分。在动物研究中，这些成分有助于解释藏红花为何能保护大脑免受毒性损害。

姜黄素：对所有类型的大脑都有益

姜黄根（实际上是根茎或地下茎）与藏红花一样被认为具有药用价值至少有2 600年的历史，也许可能长达4 000年之久。[70]传统上，人们认为姜黄根也能促进积极的情绪，甚至在印度的一些婚礼上它会被用作仪式性的皮肤装饰。姜黄根中最有效的成分是姜黄色素，商业市场上称之为姜黄素。这类优良的抗氧化剂能促进健康的炎症愈合反应。[71] 通过技术手段，我们可以获得姜黄素提取物。[72]

有研究表明，服用姜黄素提取物的被试，消极的情绪变少，机敏性更高，身体疲劳感更少。[73] 虽然关于姜黄素与情绪的试验相比关于藏红花与情绪的试验要少，但一项纳入 6 项随机对照试验的荟萃分析（meta-analysis）得出结论，姜黄素能改善情绪、缓解焦虑。[74]

锌：对所有类型的大脑都有益

身体需要锌来产生能量，制造 DNA、蛋白质和抗氧化酶，并制造新的细胞。免疫功能、健康的生长发育也少不了锌。体内锌水平低预示着会有情绪问题。[75]

几项试验的结果表明，无论是对健康的人、超重的人，还是对有情绪问题的被试来说，锌都能够改善其情绪。[76] 锌从根本上参与调节 5-羟色胺受体和多巴胺受体。[77]

美国疾病预防控制中心报告称，11%～20% 的美国人在日常饮食中未能获得足够的锌。老年人、孕妇、哺乳期妇女、素食者、镰状细胞贫血患者和酗酒者更容易缺锌。[78] 由于身体对植物性锌的吸收率低于对其他来源的锌的吸收率，素食者比非素食者所需要的锌要高出约 50%。

镁：对谨慎型大脑尤其有益

这种重要的营养素能以很多种方式维持和守护身体健康。缺乏镁会导致易激惹、疲劳、意识模糊、焦虑和紧张，这在拥有谨慎型大脑的人中很常见。

超过 50% 的美国人未能从饮食中获得足够的镁。镁补充剂还可以用于治疗那些体内镁水平较低的抑郁症患者。[79]

S-腺苷甲硫氨酸：对敏感型大脑尤其有益

S-腺苷甲硫氨酸（SAMe）对于几种神经递质（包括5-羟色胺、多巴胺、肾上腺素）的产生是必需的，它有助于维持大脑的正常功能。通常，大脑能用甲硫氨酸这种氨基酸制造其所需的SAMe。悲伤或抑郁是拥有敏感型大脑的人的弱点，它们会引起甲硫氨酸合成SAMe减少。

许多研究表明，SAMe有助于提升积极情绪。[80]对拥有敏感型大脑的人来说，补充SAMe通常是一个很好的选择。研究还发现，SAMe能抑制食欲，减轻关节炎症及疼痛。[81]我经常用它治疗有情绪问题和关节疼痛的患者。

圣约翰草：对执着型大脑尤其有益

圣约翰草是一种生长在北美洲、欧洲、亚洲（印度和中国①）亚热带地区的植物，几个世纪以来被用于治疗情绪障碍和抑郁症。[82]

圣约翰草中具有生物活性的成分是金丝桃素，金丝桃素被认为能提高各种神经递质（包括5-羟色胺、多巴胺、GABA、谷氨酸等与幸福感有关的化学物质）的可利用率。圣约翰草的作用类似于常用的处方抗抑郁药，包括百忧解、帕罗西汀和左洛复。这些药物和这种药草都能维持5-羟色胺的高水平，5-羟色胺有提升积极情绪的作用。

压力会消耗5-羟色胺。圣约翰草对于提升5-羟色胺的水平来说可能是最有效的补充剂。我看到我的许多患者服用圣约翰草后病情有了显著改善，治疗前后的SPECT影像证明了它的疗效。

在许多患者中，圣约翰草使过度活跃的前扣带回活跃度减弱，前扣带回过度活跃会导致你在事情不如所愿时变得固执僵化和焦虑不安，这在拥有执着型大脑的人中很常见。这种补充剂也能减少情绪波动。

---

① 在中国叫贯叶金丝桃或贯叶连翘。——编者注

可惜的是，圣约翰草也会导致前额叶活跃度减弱。我们的一个患者说："我更快乐了，可是我更邋遢了。"另外，圣约翰草会抑制其他药物的药效。

《美国精神病学杂志》称："营养食品是值得临床考虑的低成本选择。"[83] 我同意。表 9-1 列出了能够滋养 5 种主要类型大脑的营养食品，方便读者快速参考。若你拥有混合型大脑，可做一做大脑健康评估测试，然后查看评估结果中提供的建议。

表 9-1　针对不同大脑类型的令人快乐的营养素

大脑类型	针对特定大脑类型	适合所有大脑类型
平衡型	—	复合维生素/矿物质、ω-3 脂肪酸、益生菌、维生素 D、藏红花、锌、姜黄素
冲动型	L-酪氨酸、红景天、人参、绿茶提取物	
执着型	5-羟基色氨酸、圣约翰草、维生素 B_6、维生素 B_{12}、甲基叶酸盐	
敏感型	SAMe、DL-苯丙氨酸、维生素 C、镁	
谨慎型	GABA、镁、维生素 B_6、L-茶氨酸、缬草	

第 10 章
令你更快乐的食物

一个人如果吃不好，就无法好好思考、好好去爱、好好休息。

——文学批评家弗吉尼娅·伍尔夫（Virginia Woolf）

吃垃圾食品不是对自己的奖励，而是对自己的惩罚。

——喜剧演员德鲁·凯里（Drew Carey）

超级碗（Super Bowl）橄榄球赛日是美国最盛大的饮食日之一。据估计，美国人会在这一天消耗 13.3 亿只鸡翅、1 100 万份达美乐比萨和价值 2.27 亿美元的炸薯片。[1] 摄入大量食物会使你提不起劲来，并会导致抑郁和肥胖，我觉得这天应该被称为"超胖碗"橄榄球赛日。这也是我对橄榄球抱有喜爱与排斥这种矛盾态度的原因之一。

我是洛杉矶公羊队的超级球迷，初中时玩腰旗橄榄球（flag football），高中时玩擒抱式橄榄球（tackle football），大学和读医学院时参加校内橄榄球赛。我跟许多年轻人一样很喜欢观看橄榄球比赛。但当我在 30 多岁开始观察大脑影像并看到橄榄球运动对球员造成的伤害后，我对橄榄球有种异样的感觉。我不太想再看橄榄球比赛了，因为我知道这项运动可能会毁坏球员们的大脑，继而给他们的家庭带来情绪压力和痛苦。我扫描并治疗过 300 多名美国国家橄榄球联盟的球员，并与球员的妻子和孩子就他们所体验到的压力进行过许多次长时间的讨论。我不会鼓励我的孙辈打橄榄球，我告诉这些现役球员："如果你要做一份伤害大脑的工作，你必须把其余所有事情都做对。你得持续修复你的大脑。"如果你决定进行一项会损伤大脑的运动，汤姆·布雷迪（Tom Brady）就是一个令人难以置信的例子。

2021年2月7日，我观看了堪萨斯城酋长队对决坦帕湾海盗队的超级碗橄榄球赛。这场比赛号称是赛场上最强四分卫帕特里克·马霍姆斯（Patrick Mahomes）对阵史上最强四分卫汤姆·布雷迪的赛事。43岁的布雷迪明显比25岁的马霍姆斯技高一筹，最终海盗队以比分31比9的优势获胜。对于打橄榄球而言，43岁是一个被认为太大的年龄，不过我知道布雷迪的秘密。布雷迪在他的书《TB12训练法》（The TB12 Method）中解释说，在大多数日子里，他会在早上5点半左右起床，先喝下500毫升电解质水，然后喝一杯有坚果的香蕉蓝莓果昔。晨练后，他会猛喝更多的电解质水和一杯蛋白质奶昔，以加快锻炼后肌肉的恢复。他的早餐是鸡蛋和鳄梨，午餐通常是鱼搭配蔬菜或坚果沙拉。这位橄榄球传奇人物的零食一般是鳄梨沙拉、鹰嘴豆泥或什锦果仁。他的晚餐是鸡肉和很多蔬菜。到一天结束的时候，他相当于喝了25杯水，以保持身体和大脑的润滑性。在比赛日，他会吃杏仁酱和果酱三明治，这是为比赛中要做的爆发动作快速补充能量。[2]

对大多数人来说，乍看之下这似乎是一种限制性饮食，甚至是一种悲哀的饮食。有些人说这样吃会疯的，他的一位队友说永远不会吃"布雷迪的鸟食"。他们不知道，布雷迪获得成功和幸福最重要的策略之一就是他所吃的食物，尤其是对一个从事接触性运动的人来说，众所周知，这种接触性运动可能导致脑震荡，从而引起认知问题和心理问题并毁掉幸福。他吃他所喜爱并能回馈他的食物，不是为了片刻的愉悦，而是为了长期的健康和成功，为了持久的幸福。他尽自己最大的能力使大脑、身体和情绪保持在最佳状态。

这个例子表明，即使你曾做过对大脑有害的事，比如你有颅脑损伤，或者有吸烟、晚睡等坏习惯，吃得好对于提高幸福感大有帮助。

对布雷迪来说，鱼、蔬菜和蓝莓能使他快乐。那么你呢？什么食物能令你快乐？拿出一张纸，迅速记下你脑海中最先想到的20种食物。我让一些患者做了这个练习，他们在快乐清单上列出了一些最常见的食物，其中包括2015年的一份哈里斯民意调查（Harris Poll）中提到的食物。[3]民意调查人员请2 000多名成年人说出他们最喜爱的慰藉食物，当我们感到沮丧、消沉、焦虑、紧张或抑郁时，这类食物往往会让我们感觉好一些，最受喜爱的慰藉食物是比萨!

哈里斯民意调查显示能立刻令人开心的11大慰藉食物包括：比萨、巧克力、冰激凌、通心粉、奶酪、炸薯条、汉堡包、牛排、爆米花、意大利面、墨西哥食物。

你的慰藉食物清单可能与上面这份清单类似，也可能还包括面包、奶酪、曲奇饼干、甜甜圈、糖果等食物，或者葡萄酒、汽水、咖啡等能提升积极情绪的饮料。然而，这些所谓的快乐食物可能会带给你短暂的快乐，而从长远来看它们更有可能加重紧张、焦虑、抑郁等情绪问题。我必须告诉患者，这些快乐食物实际上是悲伤食物，它们会使快乐渐渐消失。

我要强调的7个幸福秘诀之一就是享受真正的快乐食物和饮料，它们会使你感觉更好，带给你长期的幸福。我在之前的书中写过关于有益大脑健康饮食的基本原则，但在本书中，我将向你介绍一些特定的食物，有科学证据表明它们能提升积极情绪、补充能量、缓解焦虑紧张，这些都是幸福的必要要素。我还会提供一份你要少吃或不吃的悲伤食物清单，这些食物会导致情绪低落、精力不足，并增加紧张感。

下面讲到的普遍原则适用于所有大脑类型，但我也会为5种基本大脑类型的每一种分别给出有针对性的饮食建议。并不是所有食物都适合所有大脑类型。就拿电视台烹饪节目主持人蕾切尔·雷（Rachael Ray）来说，她做了我们的大脑健康评估测试，发现自己拥有执着型大脑。在采取一种高蛋白、低碳水化合物饮食后，她明显没有过去那么焦虑了。她以前所采取的饮食计划不适合她的大脑类型，而选择适合自己大脑类型的食物是她通往幸福的关键之一。

选择能带来当下快乐和长久幸福的食物

真正的快乐食物是那些让你在当下感到快乐，并且从长远来看能促进好心情、提升精力、增进身体健康的食物。这一简单的饮食策略对获得幸福来说是最关键的。想想我前面提到的慰藉食物，它们可能立刻令人感到开心，之后却会使你丧失满足感。通常，这些劣质食物非常美味，并会触发大脑的"极乐点"（bliss point），释放一些与幸福感有关的神经递质，如多巴胺，导致你对它们上瘾。

标准美国饮食（Standard American Diet，可恰当地简称为 SAD）含有诸多不健康成分和人工化学物质，会损害身心健康及幸福感。越来越多的研究表明，标准美国饮食会增加患抑郁症、焦虑症、ADHD 和痴呆的风险，还会增加患糖尿病、高血压、心脏病和癌症的风险。[4] 作为一名在 30 多年里接触了成千上万名患者的精神科医生，我可以告诉你，患上这些疾病中的任何一种都会使你丧失生活乐趣。

快乐食物应该是指能带来当下快乐和长久幸福的食物，如有机水果和蔬菜（尤其是浆果和绿叶蔬菜）、鱼类和肉类、坚果、健康食用油、鸡蛋、无糖蛋白粉、黑巧克力、未经加工的食品、血糖生成指数低的食物、高纤维食物。

我称悲伤食物为"大规模杀伤性武器"，因为它们正在毁掉美国人的健康，并且其饮食模式被传播到世界各地。这些食物虽然带给你当下片刻的快乐，但长期则会让你感到糟糕、疲劳、焦虑或紧张，这些食物如高度加工的食品、喷洒过农药的食物、血糖升成指数高的食物、低纤维食物、类食物物质、添加了人工色素和甜味剂的食品、激素含量很高的食物、被抗生素污染过的食物、贮存在塑料容器中的食物。

让计算热量带给你幸福而不是抑郁

下面的文字出自亚蒙诊所的一位患者。

今天早上，我在星巴克和一位朋友见面，我能听到塔娜在我脑海中说："不要摄入太多热量。"也听到我的大脑说："我喜欢不代表我一定要喝。"

所以我并没有放纵。我做得不错！相反，我回到家，午餐喝了一杯果昔。我觉得心情很好！

我改变了对肥胖的人的看法。以前我谴责他们，可是现在我知道他们被食物控制了。

计算热量！你摄入的热量要么让你心情愉悦，要么使你沮丧抑郁。超大分量的饮食会导致身体变胖，而肥胖与抑郁、低自尊、外貌焦虑以及一些精神疾病（如 ADHD、双相障碍、惊恐障碍和成瘾性疾病）存在很强的关联性。[5] 在女性群体中，身体质量指数增高与负面想法的增强相关。[6] 2021 年的一项脑成像研究表明，随着体重增加，流向大脑的血流量会减少。[7] 正如你在关于 BRIGHT MINDS 的那章中了解到的，低血流量与抑郁症等能偷走你快乐的问题相关。

越来越多的科学证据证实了热量与幸福感之间的关联。《美国医学会内科医学期刊》（JAMA Internal Medicine）上刊发的一项研究显示，限制热量的摄入甚至能使婚姻变得更幸福。[8] 这项研究的被试有 218 名体重正常的成年人。其中一组被试要将他们的热量摄入量减少 25%，而另一组被试则可以随心所欲地吃。两年的试验期结束时，被试完成了一系列关于情绪、生活质量、睡眠和性活动的自我报告。结果表明，减少热量摄入量的那一组被试在各方面都得到了改善，他们的情绪显著提升，同时睡眠持续时间延长，性关系满意度都明显提高。限制热量摄入组平均减重超过 7.2 千克。而那些随心所欲进食的人没有获得这些益处。

限制热量的摄入具有抗抑郁的作用。科学家们指出，限制热量的摄入能够减少精神疾病（如抑郁症、神经退行性疾病等）的风险因素。[9] 人们减少热量的摄入量还能延长寿命、提高记忆力、提升生活质量。

减少热量的摄入量如何作用于大脑，让人变得幸福？研究者们仍在探究其中的具体机制，他们发现答案可能在于：增加脑血流量能提升积极情绪，促进负责情绪和记忆的海马中干细胞（新细胞）的产生，提高脑源性神经营养因子（brain-derived neurotrophic factor，BDNF）水平，从而增强学习能力、促进自噬作用、消除大脑中积聚的毒性废物。

快乐的热量：你能找到的最优质并且具备合适热量的食物。

悲伤的热量：低质量、高热量的食物，它会增加你出现抑郁、焦虑和其他心理健康问题的风险。

摄入水分让你更快乐

大脑大约 80% 的部分由水组成，它需要足够的水分来使你达到最佳状态。哪怕是轻微的脱水都会导致你情绪紊乱，让你感到更加抑郁、焦虑、紧张、愤怒或充满敌意，除此之外，还会让你虚弱无力，增加疼痛感，损害注意力。[10]

《英国营养学杂志》（British Journal of Nutrition）上刊发了一项关于脱水与情绪的研究，让 20 名健康女性 24 小时不喝液体。[11] 这种有意造成的脱水导致了被试们乏力、意识错乱、警觉性降低，并且有更为严重的焦虑倾向。诸多研究表明，脱水会严重影响情绪。[12]

在科学实验之外，造成脱水的原因有许多，比如剧烈运动（在跑步机上跑 30 或 40 分钟就会耗尽你体内储备的水分）、酷热、缺乏水分摄入、摄入过多咖啡因或酒精、高钠饮食、服用利尿剂等。为了保持体内适当的水分，一个人每天应喝 8～10 杯水。狂饮并不是确保大脑保持润滑性的唯一方法。吃蔬菜、水果等富含水分的食物同样有助于满足身体对水分的需求。

快乐液体：水、原味苏打水、用水果切片调味的水、用甜叶（sweet leaf）中提取的甜菊糖苷调味的水、椰子汁、草药茶、绿茶、红茶（少量饮用），以及富含水分的蔬菜和水果（如黄瓜、生菜、芹菜、萝卜、节瓜、西红柿、甜椒、草莓、甜瓜、树莓和蓝莓）。

悲伤液体：酒精、咖啡因含量高的饮料（咖啡、能量饮料、甜汽水）、高钠食物。

利用优质蛋白质增加使人快乐的神经递质

如果你想变得更快乐，你的饮食中应有蛋白质。除了水，蛋白质是你体内含量最丰富的物质，它在身体的细胞、组织和器官的健康生长和功能运转中发挥着重要作用。可能会让你感到惊讶的是，蛋白质也能极大地影响幸福感。蛋白质对情绪的影响包括：有助于避免会导致焦虑和抑郁的血糖失衡；避免你对会让你不快乐的食物产生渴望；作为构成许多与幸福感有关的神经递质的要素。

当血糖水平飙升和暴跌时，你的情绪也会如过山车般起伏，这会导致情绪低落和易激惹。你可以每餐摄入少量蛋白质来稳定血糖，使情绪保持稳定。在亚蒙诊所，我们认为蛋白质是一种药，应该在每顿餐食和吃零食时摄入少量的蛋白质，起码每隔4～5小时摄入一次，帮助平衡血糖水平。

通过摄入蛋白质来平衡血糖水平也有助于遏制与抑郁相关的渴望。任何成为食欲的奴隶的人都知道，无论是对冰激凌、甜甜圈还是炸薯片的强烈渴望，都会导致紧张、焦虑和易怒。对强烈的食欲说再见有助于你迎接更好的心情。

蛋白质含有人体所需要却无法自己产生的重要的氨基酸。这些氨基酸被称为必需氨基酸，并且它们是包括5-羟色胺和多巴胺在内的神经递质的前提，即合成某种终产物所必需的化合物，这些神经递质对于情绪及情绪健康发挥着重要作用。例如，身体合成5-羟色胺需要一种叫作色氨酸的蛋白质。5-羟色胺对所有大脑类型都很重要，但对拥有执着型大脑的人尤其有益。在膳食蛋白质中发现的一种叫作酪氨酸的氨基酸对于合成多巴胺来说是必不可少的。你可能还记得，拥有冲动型大脑的人其体内的多巴胺水平通常较低，因此对这种类型的人而言，通过膳食获取足够的蛋白质就更为重要。

为了让使人快乐的神经递质的水平在你体内达到最佳，你需要给你的身体和大脑提供20种必需氨基酸。要知道，植物性食物（如坚果、籽类、豆类、一些谷物，以及蔬菜）虽然通常含有蛋白质，但除非将它们恰当地组合搭配，否则它们无法提供你所需的全部20种必需氨基酸。只有动物来源的食物（如鱼、家禽和大多数肉类）含有全部20种氨基酸。[13]

请注意，摄入少量优质蛋白质对幸福感是至关重要的，而摄入大量蛋白质却会导致不快乐。这是因为过度摄入蛋白质会增加身体负担、增加体内炎症反应，继而导致抑郁和焦虑。我所说的优质蛋白质指的是什么呢？如果是植物性蛋白，优质蛋白质就是指不含农药的蛋白质；如果是动物性蛋白，优质蛋白质就是指来源于自由放养并且不含激素和抗生素的食草动物的蛋白质。

在果昔中加入蛋白粉也能增加蛋白质的摄入量，要寻找不含糖但含有纤维素、支链氨基酸和消化酶的植物性蛋白粉。我喜欢用一杯蛋白质果昔开始新的一天。

亚蒙博士的幸福配方

塔娜的"快乐果昔"，开启崭新的一天

每天早上，我都会给我妻子塔娜制作被她称为"快乐果昔"的饮料，以此开始新的一天。我先在搅拌器里装入一些水和冰，然后加入BrainMD研制的巧克力味优质植物性蛋白粉。我再加入一勺益生元粉，它对肠道健康非常有益。记住，良好的肠道健康与快乐紧密相关，而肠道不健康则与抑郁相关。接着，我撒上一勺富含抗氧化剂的蔬菜干和水果干。正如你将在本章中读到的，你所吃的每一份蔬菜和水果都

会提高你的幸福感，所以这是一项令人非常快乐的早晨例行操作。

我还喜欢加一勺能增强免疫力、提高认知能力的蘑菇粉。当我确信自己能更好地抵抗病毒时，我感到更快乐、更有安全感了。我还会加入一勺制成粉状的复合维生素，这之后，我会加入大约一杯冰冻的有机混合浆果，这也能带来快乐。最后，我会加入几滴巧克力味的甜菊糖苷，这是一种不会影响血糖水平的天然甜味剂。这个早餐饮料好喝极了，有点像巧克力和美味的浆果的精华，且因为添加了所有这些"好心情助推器"，它配得上"快乐果昔"的称号。

如果你想以好心情开始新的一天并且一整天都保持积极乐观的心态，我强烈推荐它。

快乐蛋白质：优质动物性蛋白（鱼肉、羊肉、火鸡肉、鸡肉、牛肉、猪肉）、豆类和其他蔬菜、生坚果、高蛋白蔬菜（西蓝花、菠菜）、优质蛋白粉（无糖的植物性蛋白）。

悲伤蛋白质：含有农药、激素或抗生素的质量低劣的蛋白质；摄入过量的蛋白质会引发炎症。

摄入健康的脂肪令大脑保持愉快

虽然大脑的 80% 由水组成，但大脑 60% 的固体重量来自脂肪。数十年来，医学界将膳食脂肪妖魔化了，吹捧低脂饮食是保持健康的主要策略。可是他们错了。就大脑健康和幸福感而言，脂肪并不是敌人。事实上，膳食脂肪对保证最佳的大脑功能和积极情绪是至关重要的。

《精神病学与神经科学杂志》（*Journal of Psychiatry and Neuroscience*）上刊发的一项令人信服的研究表明，胆固醇水平低可能会因饮食中避开脂肪摄入所引起，这与重度抑郁症、自杀想法及自杀行为的风险增加相关。确切地说，在这项研究中，胆固醇水平最低的人有自杀倾向的风险增高了 112%。[14] 从更积极的方面看，某些脂肪能够帮助抵御抑郁症，减轻心境障碍相关症状的产生，如 ω-3 脂肪酸。[15] 阅读关于 ω-3 脂肪酸的研究，你会发现这些脂肪能促进积极情绪的产生并稳定情绪。这会使你变得更快乐。

但提醒一下，并不是所有的膳食脂肪都是一样的。我总是告诉我的患者要避免摄入反式脂肪，因为它与抑郁症状相关。商店里卖的现成烘焙食品、微波炉爆米花、冷冻比萨等食物有时含有这种脂肪。对于所有饱受情绪问题折磨的患者，我还建议不要摄入 ω-6 脂肪酸含量较高的脂肪，例如精炼植物油中的脂肪，因为它也与炎症和抑郁相关。

快乐脂肪：含有健康脂肪的食物，比如鳄梨、坚果（研究表明核桃与抑郁症状减轻相关[16]）、籽类、可持续养殖的无污染的鱼类以及食用油（鳄梨油、椰子油、亚麻籽油、澳洲坚果油、橄榄油、芝麻油和核桃油）。

悲伤脂肪：植物油（加拿大菜籽油、玉米油、红花油、大豆油），来源于工业化养殖动物的脂肪及乳制品，加工肉类以及反式脂肪（任何氢化脂肪）。

选择能持久提升积极情绪的碳水化合物

一说起碳水化合物，你可能立刻想到的是面包、炸薯条或曲奇饼干。它们属于"带来片刻快乐却无法持久"的一类食物。事实上，像椒盐卷饼、薄脆饼干和甜甜圈这样的精制碳水化合物都与抑郁相关。看一篇刊发于《美国临床营养学杂志》（American Journal of Clinical Nutrition）的论文就知道了[17]，研究者们对近 7 万名没有既往抑郁症及其他精神疾病病史或药物滥用史的女性的数据进行了分析。在 3 年的时间里，他们发现吃高血糖指数食物，即富含精制碳水化合物的女性患抑郁症的风险增加。这些是令人不快乐的碳水化合物。

现在我想向你介绍能提升积极情绪的碳水化合物。先介绍新鲜的蔬菜和水果。请注意，我把蔬菜放在首位。这是因为蔬菜含糖量较低、营养水平更高，我建议蔬菜和水果的摄入比例是 2∶1。英国华威大学的一项研究发现，蔬菜和水果的摄入量与你的幸福感呈线性相关。你每吃一份蔬菜或水果（每天最多吃 8 份），你就会变得更快乐，而且快乐几乎是瞬间产生的。处方抗抑郁药起效都没有这么快！[18] 请把食品店的农产品区视为"快乐之地"。

为何农产品对情绪如此有益呢？研究表明，蔬菜和水果能促进 GABA、多巴胺和 5-羟色胺等神经递质的产生。[19] 吃一些能促进这些与幸福感有关的神经递质产生的食物，有助于情绪变得积极。五彩缤纷的蔬菜和水果也能提供许多有益于大脑整体健康的营养素、维生素和矿物质，而大脑越健康，心情也会越好。

其他令人快乐的碳水化合物包括高纤维食物，如豆类和不含麸质的全谷物（如藜麦）。这些碳水化合物对血糖水平和整体身体健康都有积极的影响。它们也有益于心理健康。加拿大多伦多大学一项有趣的研究发现，膳食摄入中包括至少 2～3 种纤维素来源的老年人患 PTSD 的风险会显著降低。[20]

快乐碳水：颜色鲜艳、低血糖指数、高膳食纤维的蔬菜、水果和豆类，它们有助于神经递质保持健康水平。

悲伤碳水：高血糖指数、低膳食纤维的食物，如面包、意大利面食、土豆、米饭和糖，这些食物容易使你出现情绪障碍，表现出焦虑、易怒和紧张。

在你的香料柜里寻找快乐

你想变得更快乐吗？那么烹饪时加入芳香美味的草本调料和香料吧。你香料柜里的某些东西具有天然的抗抑郁特性。以下是几种我个人所喜爱并能回馈我的"积极情绪提升剂"。

藏红花。藏红花芳香美味，被认为是世界上最昂贵的香料。多项研究[21]表明，藏红花提取物对治疗重度抑郁症与抗抑郁同样有效。

姜黄粉。 咖喱中含有姜黄粉，它能触发 5- 羟色胺的释放，这是与幸福感有关的神经递质之一。姜黄粉在我心中有着特殊的地位，因为它还含有一种化合物，此化合物能够减少与阿尔茨海默病相关的大脑斑块的形成。[22]

肉桂。 这一秋季最受欢迎的香料富含抗氧化剂，已被证明有助于提高注意力并调节血糖，从而对情绪有益。此外，它还是一种天然的催欲素，能改善你的爱情生活，这绝对能令你变得更快乐。

迷迭香。 这种芳香草的提取物已被证明具有抗抑郁作用[23]，这可能有助于缓解身体疲劳和精神疲劳。

> 亚蒙博士的
> 幸福配方

塔娜的肉桂拿铁咖啡

我喜欢为塔娜做无比美味的肉桂拿铁咖啡。这是她发明的调制方法，但她发誓说我调制得更好。我先加入含一半咖啡因的咖啡，这种咖啡能增加一点幸福感并且不会造成脱水。然后我会加有机、无糖的热香草味杏仁奶。接着，我加入一点甜菊糖苷（有时是香草味，有时是巧克力味或榛子味），最后再加一点点赤藓糖醇（一种天然甜味剂）和少许肉桂，这有助于提升积极情绪。我把它们都放在搅拌器里，这样制作成的泡沫咖啡就像你最喜欢的咖啡馆卖的卡布奇诺咖啡一样。它闻起来醉人，尝起来棒极了。我觉得这是最完美的提神方式。我做的拿铁咖啡的热量值约为 30 千卡，而你在咖啡店买到的拿铁咖啡的热量值都在 600 千卡以上。当你能喝到同等美味却热量更低的东西时，谁还需要那些高热量的食物呢？

快乐香料： 各种草本调料和香料。

悲伤香料： 会"劫持"你大脑、损害幸福感的人工色素和人工调味剂。

选择有助于提升亲密关系的食物

性爱会让人快乐。与生命中的挚爱亲热是人生最大的乐趣之一。性生活的一些好处包括增进大脑健康、提高免疫力和促进整体健康。在情感上,性生活有助于在忠诚的伴侣关系中加深信任感并激发更浓的爱意。它还能提高我们处理情感冲突的能力。拥有更愉快的亲密关系会使你变得更幸福。

以下是6种能够促进性生活美满和提高幸福感的食物。

水果。 石榴、浆果、西瓜、苹果、柑橘、樱桃和深色葡萄都能促进血液循环,对健康的性功能来说很必要。

牡蛎。 牡蛎富含锌,锌是维持健康的睾酮水平所必需的元素。

蔬菜。 菠菜、西洋菜、芥菜叶、芝麻菜、羽衣甘蓝、甜菜、生菜、芜菁和胡萝卜等富含硝酸盐,可以促进血液循环。

可可含量占70%或更高的黑巧克力。 它含有苯乙胺和酪氨酸,这两种化合物与5-羟色胺和多巴胺水平增高相关,5-羟色胺和多巴胺是令人快乐的激素,具有提升积极情绪的作用。一定要吃上一小块,以维持最强烈的欲望。

富含ω-3脂肪酸的鲑鱼和其他多脂鱼类。 ω-3脂肪酸能促进血液流动,并且也是维生素D很好的来源,这对维持最佳的睾酮水平至关重要。

生姜、人参和大蒜等。 这些都能促进血液流动并提高性欲,可以用来增添性生活的乐趣。

30天幸福挑战参与者感言

这个挑战改变了我的思维,激励我合理饮食。我的血糖和健康指数现在都很正常,而以前我几乎到了糖尿病的边缘。我的体重减轻了9千克且会保持下去。太棒了!合理饮食对一个健康、快乐的大脑而言是绝对必要的!

——KY

"清洁饮食"让你的身体愉悦

当你的身体和器官遭受农药和食品添加剂的攻击时,它们就不能以最佳状态发挥各自的功能。这些食物中的"破坏者"会破坏你的好心情,引起抑郁、焦虑和疲劳感。为了避开这些罪魁祸首,请养成阅读食品标签的习惯。我知道这可能有点像尝试学习一门外语,食品行业的高管们会故意让它变得更难,但这值得去做!如果一张标签上列出的某种成分你不会发音,那这很可能就不是令人快乐的食物。

尽可能地吃有机食物。我知道,有机食物比较昂贵。如果你想考虑预算,那么可以看一看美国环境工作组列出的农药含量最高的食物清单。这些食物通常值得额外花钱购买有机的。

"清洁饮食"不仅仅是要当心制造商和农产品行业向食物中加入的农药和化学品,还意味着要了解一些食物可能含有能侵袭我们身体和大脑的毒素。例如,某些种类的鱼体内的汞含量很高,而接触重金属被证实与抑郁、焦虑和其他疾病相关。[24] 一般来说,鱼越大,其体内的汞含量就越高,因此尽量选择吃较小的鱼类。

用1个月的食物排除疗法抵御抑郁

科学家们越来越普遍地意识到,食物过敏会导致抑郁。在亚蒙诊所看诊的许多患者都有未被查出、不易察觉的食物过敏,这些过敏会导致抑郁、焦虑、双相障碍、疲劳、"脑雾"、思维迟缓、易怒、躁动、攻击性、ADHD、痴呆,以及其他许多导致不快乐的问题。这些过敏之所以难以识别,是因为它们通常不会引起即时的过敏反应。在多数情况下,你可能需要好几天才会出现症状。到那时,你恐怕无法想到,你3天前所吃的看似"健康"的沙拉里的玉米与你此刻的抑郁情绪有关。

在亚蒙诊所,我们对患者——尤其是对用传统疗法治疗无效的人,使用的最有效的策略之一就是食物排除疗法。这包括 1 个月不吃这些常见的易过敏食物：糖、人工甜味剂、麸质、大豆、玉米、乳制品和食品添加剂。结果表明，以下这些日常食物会使你丧失生活的热情。

糖。诡计多端的食品制造商试图让你相信甜食能带来幸福，可是它实际上是"破坏心情的杀手"。所有形式的糖，甚至是蜂蜜或枫糖，都会导致血糖水平先飙升然后急剧下降。这会对情绪产生负面影响，加剧焦虑、易怒情绪和紧张感，使你感到精疲力竭，并产生对糖的强烈渴望。含糖量过高的饮食也会引发炎症，而炎症与抑郁及其他导致不快乐的问题相关。

人工甜味剂。你认为人工甜味剂能让你立刻感到快乐且没有糖的坏处？错了！阿斯巴甜与抑郁、焦虑、易怒情绪、失眠以及其他许多神经生理问题相关。[25] 包括阿斯巴甜、糖精和三氯蔗糖人工甜味剂也会导致高胰岛素水平，而高胰岛素水平与阿尔茨海默病、各种身体疾病以及抑郁症的风险增高相关。

麸质。当我刚开始与患者谈论麸质容易引起过敏，以及它如何对情绪和整体幸福感产生负面影响时，他们当中绝大部分人之前从未听说过这个词。如今，"无麸质"已经成为一个处处可见的营销热词。即便如此，面包、谷类食物、即食麦片、玉米饼和意大利面食中依然含有麸质，麸质还被加入烤肉酱、酱油、沙拉调味料、汤、加工肉制品和蔬菜汉堡包等食品中。这对占美国总人口 1% 的乳糜泻（一种自身免疫性疾病，因摄入麸质而导致小肠受损害）患者以及约占美国人口 6%（近 2 000 万）的麸质过敏人群来说是个坏消息。[26] 麸质过敏及乳糜泻与幸福感有什么关系呢？研究表明，它们与抑郁症、焦虑症、情绪障碍、ADHD和其他导致不快乐的问题相关。[27] 好消息是，人们发现无麸质饮食能够减轻抑郁症、ADHD 等疾病的症状。事实上，有篇关于 1 139 名被试麸质与情绪症状的研究的综述表明，从饮食中消除麸质能使抑郁症状显著缓解。[28] 研究者们表示，无麸质饮食可能是治疗情绪障碍的一种有效策略。

大豆。去超市，你会发现货架上摆满了大豆做的食品，比如牛奶替代品、豆腐、印尼豆豉和盐水毛豆。但从大豆中提取的蛋白质也存在于其他许多食品中，如罐装汤、金枪鱼罐头、烘焙食品、谷类食品、加工肉制品、蛋白棒、能量零食、酱汁，甚至婴儿配方奶。这是成问题的，因为大豆中含有的某些成分会导致你"半杯满"的人生观变成"半杯空"。大豆中含有一些损害幸福感的化合物，包括大量能引起炎症的 ω-6 脂肪酸和凝集素。凝集素是一种糖结合蛋白质，也是对健康有害的。正如你已经了解到的，炎症与抑郁相关。

玉米。 注意，玉米不是蔬菜，而是一种谷物。玉米的脂肪酸组成在所有谷物中是最糟糕的，它的 ω-6 脂肪酸含量高，ω-3 脂肪酸含量极低。这使得它成为一种会引发炎症、导致坏情绪产生的悲伤食物。

乳制品。 摄入乳制品与情绪问题是否有关联，科学界尚未有定论。[29] 然而，在我的临床实践中，我见过很多患者在食用乳制品后他们的抑郁和焦虑症状会恶化，而当他们将乳制品从饮食中剔除后症状会有所改善。此外，大多数奶牛都是用激素和抗生素饲养的。

食品添加剂和着色剂。 人工着色剂、防腐剂、调味剂及其他添加剂都与情绪障碍和其他疾病相关。你可能没有意识到这些罪魁祸首可能正在损害你的幸福，因为这些成分隐藏在很多常见食品中。在美国的食品供应中，有超过 10 000 种食品添加剂被允许使用。[30] 根据公共利益科学中心 2010 年的一篇文章，我们对人工食品色素的摄入量增加了 5 倍。[31] 如果你想要变得更快乐，暂时从饮食中剔除这些成分是值得的。理由如下：对味精的研究表明，味精会引发抑郁、焦虑等问题。[32] 关于红色素 40 号（Red Dye 40）的有害性的证据更令人担忧。[33] 来看看罗伯特的例子吧。罗伯特是来亚蒙诊所就诊的一名 15 岁少年，他的父母带他来就诊是因为他反复出现对抗性行为和挑衅行为。他经常无缘无故地变得恼火和愤怒。他是一个不快乐的少年。随着进一步的调查，很明显他这种攻击性倾向是在食用红色食物或喝红色饮料后出现的。我们怀疑他的情绪不稳定和不良行为可能与红色素 40 号有关。红色素 40 号是食品着色剂中最常见的一种，且与脾气爆发和其他问题相关。在摄入红色素 40 号之后，罗伯特的大脑 SPECT 影像显示整个大脑过度活跃（见图 10-1）。将红色素 40 号从他的饮食中去除后，罗伯特的行为和情绪症状有了显著改善。

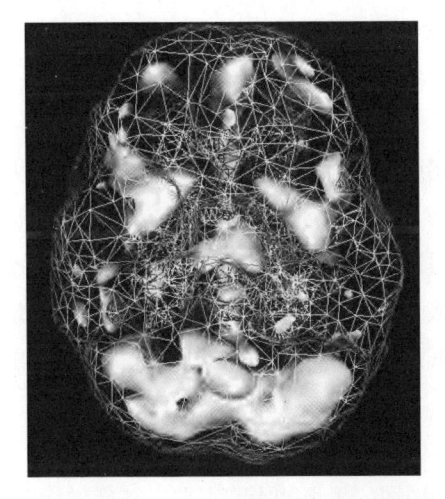

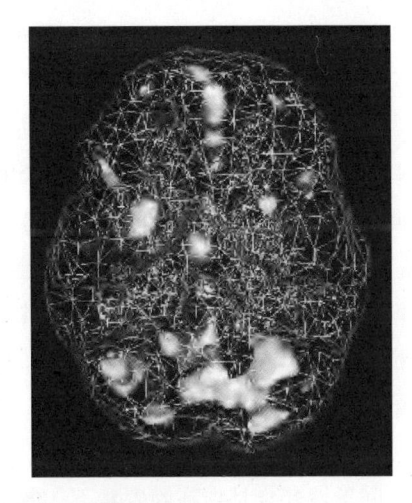

图 10-1 罗伯特的大脑 SPECT 影像激活图

注：左图是饮食中含有红色素时的影像，右图是饮食中去除红色素时的影像。

持续 1 个月不吃这些食物，然后留意自己感觉如何。你是否感觉更愉快了？更平静了？不那么紧张了？情绪更稳定了？精力更充沛了？更机敏了？如果有这些变化，那么很可能这些食物中的几种给你带来了麻烦。

要想找出哪种食物是罪魁祸首，每隔三四天把其中一种食物重新添加到你的饮食中。每天至少吃两三次重新添加的食物，持续 3 天并留意你是否有任何身体或心理上的反应。身体反应可能包括头痛、其他疼痛、瘀血、皮肤变化，以及消化功能或肠道功能的变化。心理反应可能包括抑郁、焦虑、愤怒、"脑雾"、容易遗忘、疲劳感。

如果你在摄入某种食物后立即能察觉到出了问题，你就应该立刻停止食用这种食物。如果你在接下来的几天里察觉到了身体或心理上的反应，那么尝试在 90 天内不吃这种食物，让你的免疫系统平静下来、让肠道有机会愈合。你可能永远都不想再吃那种食物了。

当我们的患者遵循食物排除疗法时，他们身上通常会发生显著变化。除了人工甜味剂、添加剂和着色剂，你不必永远戒掉所有这些食物，除非你对它们过敏。

通过间歇性禁食打破"享乐适应"

在第4章中，我介绍了"享乐适应"的概念。"享乐适应"指的是当某个东西刺激了大脑的愉快中枢，随后会产生耐受性，驱使你需要越来越多的刺激以获得同样的感觉。这个"东西"可以是食物。例如，如果你在晚餐后吃了一勺冰激凌，那么你可能逐渐需要吃两勺才能获得同等的满足感；然后你会想要加上奶油软糖来使你的愉快中枢保持在极乐点；接着你会开始在冰激凌上撒上一些布朗尼蛋糕碎屑……这种需求是无止境的，尤其是对体内多巴胺水平较低、拥有冲动型大脑的人来说。

间歇性禁食是指在晚餐和下一餐之间至少12小时不吃东西，这样做能够阻断享乐适应。一段时间的禁食会降低与食物相关的享乐阈值。你不再需要越来越多的食物，你大脑的愉快中枢会被重新调整到一个更低的设定值。因此，你可能只吃几口冰激凌，或只吃一口对大脑健康更有益的甜点，就会感到更开心。禁食12~16小时后，你可能会对之前觉得不太好吃的食物充满感恩之心。

除打破享乐适应外，间歇性禁食还能提升积极情绪。《营养、健康与衰老杂志》(*Journal of Nutrition, Health and Aging*)上刊发的一项研究表明，禁食和限制热量摄入能够显著缓解愤怒、紧张、困惑和其他情绪障碍的症状，并能提升精力。[34]

与食物建立一种更快乐的关系

这是我最喜欢的重新思考与食物关系的感谢信之一。

> 这个周末是我有史以来第一次去"开市客"超市[①]。
> 到处都是死亡的诱惑，每个角落都是。
> 我任由亚蒙博士的声音在我脑海深处回响。

[①] Costco，美国最大的连锁会员制仓储式超市。——译者注

因此我从这一切面前径直走过！只买了我需要的有机食品就离开了，这能说明很多问题，因为那会儿快到午餐时间了，所有的东西闻起来都很香！

谢谢你教给我做出正确选择的方法。

人与食物之间具有一种关系。你可曾经历过一段糟糕的关系？我经历过好几次，那种关系令人痛苦。太多人与食物之间有糟糕的关系，他们喜欢吃高热量、能导致肥胖、促进糖尿病发生和促进炎症反应的食物。请你明智一点吧，开始一种新的饮食习惯，只爱能回馈你的食物。

如果你有一匹价值百万美元的赛马，你会给它喂垃圾食品吗？除非你是个白痴。你一定会提供优质的营养来保护你投资的赛马。难道你自己不值得更好的食物吗？

我们都是习惯性的生物。努力改变自己的习惯，让它对你有益而非有害。例如，学会一次性做决定，而不是做30次决定。想想你每次去墨西哥餐厅，侍者都给你端来一篮炸薯片。如果你很饿，而那些炸薯片就放在桌子上，你头脑中可能会发生一场争论，一个任性的声音会嘲笑你，说："吃吧，只吃一片炸薯片，没那么糟糕。"与此同时，你的前额叶将不得不踩下刹车，告诉你："别吃。如果你吃了一片，那么你就会吃掉整篮炸薯片。"哪一方通常会胜出呢？为了避免这种情况，你只需要简单地告诉侍者："不要炸薯片，谢谢。"这样，你可以更容易避开诱惑。看看将此观念付诸行动的一位患者向我讲述的例子吧。

我说了一次"不"，而不是30次。我和妻子邀请朋友们过来参加户外烧烤活动。我妻子马上说要提供热狗、汉堡包、小圆面包、炸薯片等食物。我坚持认为我们的户外烧烤活动应该提供优质的食物。如果她不同意，那就不举办户外烧烤了。对我来说，拒绝一次比拒绝30次好。

最终经过充分讨论后，我们举办了这次户外烧烤活动，提供了合适的食物。没人抱怨我们没有提供垃圾食品。

这里有一个好方法，让你与食物建立一种更幸福的关系。回过头来看看本章开始时我让你创建的慰藉食物清单。现在，按照我刚刚与你分享的原则，删掉你所喜爱却无法回馈你的食物。把删去的食物换成有益于大脑健康、能增进幸福感的食物。让你的饮食以这些食物为主，你会长久地保持更积极乐观的心态。

> **亚蒙博士的幸福配方**

世界上最有益于大脑健康的巧克力热饮

我喜欢喝巧克力热饮，但这种甜饮料的传统配方并不能回馈我。典型的巧克力热饮充满了糖、有害的脂肪和劣质巧克力，这真糟糕！我决定改进调制方法，快速调制出一种有益于大脑健康的巧克力热饮，尝起来和你在商店买的一样好喝，甚至更好喝。它还能让人心情愉悦。

我是这样调制的：我使用不含糖的有机生可可粉。真正的可可粉是一种超级食品，一种强大的抗氧化剂，也是一种天然的好心情助推器。我将大约1茶匙的可可粉加入大约450克的无糖有机香草味的温热杏仁奶中。然后，我加入几滴巧克力味的甜菊糖苷，并充分搅拌。接着，最关键的一步是添加只含1克糖的杏仁奶生奶油。这个巧克力热饮好喝极了，晚上睡觉前喝它让我心情愉快。以这样的方式结束一天是多么幸福啊！

根据你的大脑类型选择食物

吃适合你大脑类型的食物，会让你比以往任何时候都感觉更好，能帮助你优化大脑，令你变得更快乐。以下是5种不同大脑类型适合的饮食清单，如果你拥有混合型大脑，那么你可以根据特征最突出的大脑类型选择食物。

平衡型大脑的饮食清单

适合平衡型大脑的饮食类型是均衡饮食。平衡型大脑的快乐食物有以下几类。

水果和蔬菜：每天吃 8 份水果和蔬菜，如西红柿、甜菜和绿叶蔬菜等。

优质蛋白质：鱼、海鲜、火鸡肉、鸡肉、牛肉、羊肉、猪肉。

富含黄酮类化合物的食物：蓝莓、草莓、树莓、可可粉。

富含 ω-3 脂肪酸的食物：亚麻籽、核桃、鲑鱼、沙丁鱼、牛肉、虾、核桃油、奇亚籽、鳄梨、鳄梨油。

富含益生菌的食物：腌渍蔬菜、朝鲜泡菜、德国酸菜、无糖酸乳酒、味噌汤、酸黄瓜、螺旋藻、小球藻、低糖红茶菌茶。

平衡型大脑的悲伤食物有糖、人工甜味剂、高血糖指数碳水化合物、引起过敏反应的食物、酒精、过量的咖啡因。

冲动型大脑的饮食清单

适合冲动型大脑的饮食类型是高蛋白、低碳水化合物饮食，如生酮饮食或原始人饮食法[①]。冲动型大脑的快乐食物有以下几类。

能够提升专注力与动力的富含多巴胺的食物：姜黄粉、绿茶、小扁豆、鱼、羊肉、鸡肉、火鸡肉、牛肉、鸡蛋、坚果、籽类、高蛋白蔬菜（如西蓝花和菠菜）、蛋白粉。

富含酪氨酸的食物：杏仁、香蕉、鳄梨、鸡蛋、豆类、鱼、鸡肉和黑巧克力。

富含黄酮类化合物的食物：蓝莓、草莓、树莓、可可粉。

富含 ω-3 脂肪酸的食物：亚麻籽、核桃、鲑鱼、沙丁鱼、牛肉、虾、核桃

---

① Paleo diet，一种提倡以食用优质蛋白为主，大量食用新鲜蔬菜和水果的饮食方法。——编者注

油、奇亚籽、鳄梨、鳄梨油。

富含益生菌的食物：腌渍蔬菜、朝鲜泡菜、德国酸菜、无糖酸乳酒、味噌汤、酸黄瓜、螺旋藻、小球藻、低糖红茶菌茶。

富含益生元的食物：甜菜、绿叶蔬菜。

冲动型大脑的悲伤食物有：糖、人工甜味剂、高血糖指数碳水化合物。

执着型大脑的饮食清单

适合执着型大脑的饮食类型是复合糖类含量高、低蛋白质的饮食。执着型大脑的快乐食物有以下几类。

水果和蔬菜：每天吃 8 份水果和蔬菜，玛卡（一种原产于秘鲁的块根植物）。

富含 5- 羟色胺的食物：将含有色氨酸的食物（鸡蛋、火鸡肉、海鲜、鹰嘴豆、坚果、籽类）与健康的碳水化合物（如红薯和藜麦）结合食用，驱动胰岛素进入大脑。

富含 ω-3 脂肪酸的食物：亚麻籽、核桃、鲑鱼、沙丁鱼、牛肉、虾、核桃油、奇亚籽、鳄梨、鳄梨油。

富含益生菌的食物：腌渍蔬菜、朝鲜泡菜、德国酸菜、酸乳酒、味噌汤、酸黄瓜、螺旋藻、小球藻、红茶菌茶。

富含益生元的食物：蒲公英叶、洋车前、洋蓟、芦笋、豆类、卷心菜、生大蒜、洋葱、韭葱和块根植物（胡萝卜、豆薯、甜菜、芜菁等）。

执着型大脑的悲伤食物有过量的蛋白质、高血糖指数碳水化合物、酒精。

敏感型大脑的饮食清单

适合敏感型大脑的饮食类型是均衡饮食。敏感型大脑的快乐食物有以下几类。

能激发内啡肽释放的食物：辛辣食物（墨西哥辣椒、哈瓦那小辣椒、红辣椒等）和黑巧克力。

水果和蔬菜：每天吃 8 份水果和蔬菜，玛卡。

富含 5- 羟色胺的食物：将含有色氨酸的食物（鸡蛋、火鸡肉、海鲜、鹰嘴豆、坚果、籽类）与健康的碳水化合物（如红薯和藜麦）结合食用，驱使胰岛素进入大脑。

富含 ω-3 脂肪酸的食物：亚麻籽、核桃、鲑鱼、沙丁鱼、牛肉、虾、核桃油、奇亚籽、鳄梨、鳄梨油。

富含益生菌的食物：腌渍蔬菜、朝鲜泡菜、德国酸菜、酸乳酒、味噌汤、酸黄瓜、螺旋藻、小球藻、红茶菌茶。

富含益生元的食物：蒲公英叶、洋车前、洋蓟、芦笋、豆类、卷心菜、生大蒜、洋葱、韭葱和块根植物（胡萝卜、豆薯、甜菜、芜菁等）。

敏感型大脑的悲伤食物有简单的碳水化合物（如面包、米饭、意大利面食和土豆），它们会增加炎症反应，增加抑郁和悲观情绪的风险。

谨慎型大脑的饮食清单

适合谨慎型大脑的饮食类型是均衡饮食。谨慎型大脑的快乐食物有以下几类。

富含 GABA 的食物：绿茶、红茶、乌龙茶、小扁豆、浆果、草饲牛肉、野生鱼类、海藻、诺丽果、土豆、西红柿。

富含维生素 B₆ 的食物：菠菜、大蒜、西蓝花、抱子甘蓝、香蕉。

富含镁的食物：南瓜子、葵花子、杏仁、菠菜、瑞士甜菜、芝麻、甜菜叶、密生西葫芦、藜麦、黑豆、腰果。

富含 ω-3 脂肪酸的食物：亚麻籽、核桃、鲑鱼、沙丁鱼、牛肉、虾、核桃油、奇亚籽、鳄梨、鳄梨油。

富含益生菌的食物：腌渍蔬菜、朝鲜泡菜、德国酸菜、酸乳酒、味噌汤、酸黄瓜、螺旋藻、小球藻、红茶菌茶。

L-茶氨酸：绿茶。

谨慎型大脑的悲伤食物有酒精、咖啡因、糖。

找到你喜爱并能回馈你的食物

9 岁的祖德是我的一个小患者，他有严重的焦虑和抑郁，运动和发声时会抽搐。我第一次见到他的时候，他无法安静地坐着，动不动就哭哭啼啼，头部抽动的次数多得我都数不过来。他做出奇怪的鬼脸，发出咯咯声，还会在不恰当的时候吹口哨。我看得出他很痛苦，并诊断他患有抽动秽语综合征。祖德没有朋友，其他孩子每天都取笑他。我先给他推荐的是食物排除疗法。他的父母原以为我会开药，我也愿意开药，不过我还是说服他们先进行 1 个月的食物排除疗法。另外，我还添加了低剂量的 GABA 和镁辅助治疗，以帮助缓解他的焦虑和抽动症状。1 个月后他们再来时，祖德的抽动症状缓解了 90%。除了祖德，大家都很开心。祖德告诉我，他不喜欢他父母让他吃的任何食物。

"所有食物都不喜欢？就没有一样喜欢的食物吗？"我问。

他有点对抗情绪，这在抽动秽语综合征患儿中很常见，他回答说："没有，我都不喜欢。"

"那从现在到下次见面的这段时间里，你的任务就是找到 20 种你喜爱并能回馈你的食物。我不确定你是否能做到。"我加了最后这句话，是想将他的对抗性行为反过来为我所用。

他的母亲和我商量了一个计划，她会带他去一家卖健康食物的食品店购物，将每个货架都看一遍，看看他是否能找到 20 种他所喜爱并能回馈他的食物。

几周后我再见到祖德时，他脸上绽放出灿烂的笑容，他给我看一张列有 43 种他所喜爱并能回馈他的食物的清单。如今他很幸福，在学校茁壮成长，有了朋友，抽动也完全消失了。对了，他的清单上已经有近 200 种食物了。

适合你的食物能令你十分快乐，而不适合你的食物则会偷走你的快乐。以下仅是部分能给你带来快乐的食物清单，你可以从中选择喜欢的吃。

饮料：水、椰子汁、苏打水（可加入少量巧克力味或橘子味的甜菊糖苷）、无糖风味水、水果茶（加入浆果、一小枝薄荷或柠檬片、橘瓣、桃子片、甜瓜片的苏打水）、蔬菜汁、草药茶、加红辣椒粉以促进新陈代谢的水、未加糖的杏仁奶、甜菜汁（能增加血流量）、樱桃汁（有助于睡眠）。

坚果和籽类：杏仁酱、杏仁粉、生杏仁、巴西坚果、生可可豆、腰果、腰果酱、奇亚籽、椰子、亚麻籽粗粉、亚麻籽、火麻籽、开心果、南瓜子、藜麦、芝麻、核桃。

豆类（少量食用）：黑豆、鹰嘴豆、嫩豌豆、鹰嘴豆泥、芸豆、小扁豆、菜豆、斑豆。

水果（低糖、高纤维的）：巴西莓、苹果、杏子、鳄梨、哈密瓜、樱桃、越橘、无花果、枸杞、菇娘果、葡萄柚、葡萄（红提和青提）、蜜瓜、猕猴桃、金橘、柠檬、荔枝、山竹、油桃、橄榄、橙子、百香果、桃子、梨、李子、石榴、南瓜、树莓、草莓、柑橘、西红柿。

蔬菜：洋蓟、芝麻菜、芦笋、甜椒、甜菜、西蓝花、抱子甘蓝、牛油生菜、冬南瓜、卷心菜、胡萝卜、花菜、芹菜、芹菜根、羽衣甘蓝、黄瓜、大蒜、四季豆、辣根、豆薯、甘蓝菜、芥菜叶、秋葵、洋葱、欧芹、欧洲防风、红叶或绿叶生菜、长叶莴苣、香葱、海藻、菠菜、螺旋藻、西葫芦、红薯、瑞士甜菜、芜菁、西洋菜、麦草汁、节瓜。

富含益生元的食物：洋蓟、芦笋、豆类、卷心菜、奇亚籽、蒲公英叶、生大蒜、韭葱、洋葱、洋车前、块根植物（红薯、山药、南瓜、豆薯、甜菜根、胡萝卜、芜菁等）。

富含益生菌的食物：腌渍蔬菜（不用醋泡）、小球藻、酸乳酒、朝鲜泡菜、红茶菌茶、味噌汤、酸黄瓜、德国酸菜、螺旋藻。

蘑菇：黑松露、白桦茸、鸡油菌、舞茸、平菇、牛肝菌、灵芝、香菇、白玉菇、白蘑菇。

食用油：鳄梨油、椰子油、澳洲坚果油、橄榄油。

肉蛋：红点鲑、鸡肉或火鸡肉、鸡蛋、帝王蟹、羊肉（富含 ω−3 脂肪酸）、虹鳟、野生捕捞的鲑鱼、野生沙丁鱼、扇贝、虾。

有益于大脑健康的药草和香料：罗勒、黑胡椒、红辣椒粉、肉桂、丁香、姜黄素、大蒜、姜、墨角兰、薄荷、肉豆蔻、牛至、欧芹、胡椒薄荷、迷迭香、藏红花、鼠尾草、百里香、姜黄粉。

其他：魔芋面条（由野生山药的根制作，可代替意大利面）。

第 11 章

将幸福感锚定在神经系统

> 你怎么想，你就会怎么感受；你怎么感受，你就会怎么做；你怎么做，你就会得到相应的结果。
>
> ——演说家约瑟夫·麦克伦登三世（Joseph McClendon Ⅲ）

我们以抄写下面这句话的方式来开始这一章，然后把它贴在你每天都能看到的地方：你关注什么，决定了你感受什么。

如果你关注失去的东西，你就会感到悲伤。
如果你关注你所恐惧的东西，你就会感到害怕。
如果你关注别人的轻视，你就会觉得自己很渺小。
如果你关注那些伤害你的人，你就会感到愤怒。
如果你关注值得感恩之事，你就会心存感激。
如果你关注那些爱你的人，你就会感到被爱。
如果你关注那些你所爱的人，你就会充满爱意。
如果你关注你感到愉快的时刻，你就会充满快乐。

这就是为何幸福的秘诀之一是运用自己的思想来帮助你而不是伤害你。可惜，许多人更关注自己所忧虑和恐惧之事，这让他们感到痛苦。消极的想法会提高皮质醇水平,这会让你感到焦虑和抑郁。积极的想法会促进多巴胺和5-羟色胺的释放,这会让你心情舒畅很多。当你让大脑变得健康后,你就必须训练大脑保持愉快。要做到这一点,可以遵循一些具体的有科学依据的方法。

20年前,美国有线新闻电视网(CNN)邀请我参加一个关于大脑的网络聊天室讨论会。[1](如果你还记得在智能手机、应用程序、短信、社交媒体出现之前聊天室是什么样的,那你也暴露年龄了。)当晚聊天室的参与者所提出的问题五花八门,但有两个问题让我印象深刻。

聊天室参与者:幸福的衡量标准是什么?我什么时候才知道自己已经足够幸福?

亚蒙博士:噢,这得由你自己来决定。我想有些人如果今天吃顿饭就会很开心,而有些人只有当找到完美的伴侣之后才会感到幸福。这真的取决于你自己以及你个人对幸福的定义。对我来说,幸福就是做我所喜欢的事,我很幸福,因为我在工作中做我喜欢的事,并且我身边都是我爱的人,他们也爱我。

聊天室参与者:那些在生活中拥有一切却仍然因为这件或那件事从来都不开心的人是为什么呢?这是因为他们抱有的态度不对还是因为大脑存在某种生理缺陷?

亚蒙博士:可能两种原因都存在。除非你去探究,否则很难知道,我也总是和我的同事谈到这个问题。如果你在生活中拥有一切却依然不快乐,这可能是源于你的态度,也可能是源于你的大脑。比如,你可能遗传了一个过度活跃的边缘系统,这并不是你的错。这种情况下改变你的态度是没有用的,可能你需要服用药物来解决。

上面我最后一段话的意思是,受意志驱使的行为(你的态度)和受大脑驱使的行为是有区别的,受大脑驱使的行为不受你的意志控制。那天晚上CNN讨论会的题目是"幸福与良好的大脑功能",[2]这表明,人们对幸福的追求是永恒的,并且理解、治愈和优化大脑的渴望是永远不会熄灭的。关于后者,正确地重塑大脑不仅仅在于提醒自己多想想快乐的事。我建议你采取一种"正确思考"的思维模式,以一种积极乐观、充满自信的态度来保持正确的快乐心态。然而,这并不容易做到，因为从史前时期开始，大脑的默认设置就是以消极的方式进行思考。

当我们的祖先在前农业社会艰难生存时，他们每天清晨走出洞穴或原始居所迎接危险，就像游客们跌跌撞撞地走进侏罗纪公园一样。他们早期进化的大脑习惯了焦虑和恐惧，这能保护他们不受恶劣天气和想要吞食他们的野兽的伤害。

我们不能责怪我们的祖先一生总在转动头部，因为他们料不准什么时候会有一头狮子、一只老虎或一头熊猛然扑向他们。由于我们的祖先们满脑子想的都是如何在遭遇野兽、大群的劫掠者、蔓延的瘟疫或作物歉收时能存活下来，他们的大脑因此陷入消极的状态。他们会自发地关注可能遭遇的麻烦以及后续的灾难性后果，而不是关注自己可以做些什么来改善人生命运。

今天，你仍然需要关注即将遭遇的事情，因为这是你保护自己和生存下来的方式，然而我的经验是，大多数人过度思虑未来会让自己陷入痛苦。几千年后，我们对身心之间的联系有了更多的了解，这可以总结为：你的每一种想法、感受、信念和态度都会引发身体反应，并会对你的生理功能和你的幸福感产生积极或消极的影响。正如你所料，消极、愤怒和敌对仇视的想法是最糟糕的。

消化道与大脑之间也存在一种相互联系：胃病可能导致焦虑，而焦虑也可能导致胃病。如果你曾体验过"令人断肠的痛苦"、紧张得直恶心或者在大考前感觉要呕吐，那么你就能明白由大脑产生的愤怒、焦虑、悲伤、紧张等情绪会诱发消化道症状，并令人笑容全无。正如《患者，治愈你自己》(Patient Heal Thyself)和《造物主的饮食》(The Maker's Diet)的作者乔丹·鲁宾（Jordan Rubin）所写的那样："如果你好好照顾你的消化道，它就会好好照顾你。"[3]

好好照顾消化道要从好好照顾大脑开始做起，因为大脑中种种烦恼、愤怒或暴怒的想法会像暴风雨前的乌云一样聚集起来，并让你的交感神经系统紧张亢进。这必然会导致肌肉紧张、血压升高、手心出汗、手脚冰凉、心律不齐、思维混乱，以及消化道和免疫系统的问题。我们的研究表明，消极的想法会扰乱前额叶的功能，让前额叶活跃度减弱，会扰乱颞叶的功能影响你的学习能力，还会干扰小脑导致动作协调能力下降。

相反，积极、愉快和满怀希望的想法会引发副交感神经反应，你会观察到放松下来的肌肉、较低的血压、健康的心律、温暖的手脚、更清晰的思维、功能良好的前额叶、更平静的边缘脑。这些都是快乐满足之人具有的特征。

学会引导自己的思维是获得幸福的一个关键秘诀。虽然我说出"请积极乐观地考虑问题"这个建议并向你致以最好的祝愿很轻松，但我们过于聪明、活跃的头脑无法长久保持乐观的状态，因为下一个负面的事件或悲观的想法很快就会来临。而且，持有非理性的积极想法可能会产生适得其反的效果，就像给消极想法提供了庇护所一样糟糕。

关键是要"掳获每一个想法"，[4] 掳获你的思想意味着掌控你对自己和生活的看法。你可以通过以下方法来做到这一点：

- 对自己的想法负责。
- 努力约束自己的思想，思想是行为的根源。
- 仔细思考你遭遇的问题，而不是急于回应它们。
- 选择把自己的思想专注在真实和崇高的事情上。

举个例子，一些失业的人会告诉他们的朋友："我再也找不到工作了。""我毫无价值。""我本应该花更多时间努力工作的。"然而，当你转换思维方式想到事情好的一面时，即使是遭遇诸如被解雇这样的具有挑战性的困境，你也能理性思考，为潜在的积极进展或好事情的发生预留机会。如果你被解雇了，你可以有以下一些更乐观的想法。"我不知道我是否还能找到工作，但我会尽我所能找到我喜欢的工作。""我被解雇了并不意味着我就是一个没有价值的员工。公司亏损了才不得不裁员。这不是针对个人的。""当然，我本可以每天多工作几个小时，但加班并不能保住我的工作。"

谈到将消极思维转换为更积极的思维，我推荐4个简单的可以在日常生活中运用的策略，引导你的思维去寻找事情好的一面。这4个策略分别是：玩"快乐游戏"、给你的大脑起个名字、中断无谓的不快乐时刻、将快乐"锚定"在日常活动地点。

玩"快乐游戏"

我刚上小学的时候，华特迪士尼工作室发行了一部改编自畅销小说的故事片《波利安娜》(*Pollyanna*)，该小说讲述的是一个失去传教士双亲的孤女被送到她富有、苛刻、未婚的波利姨妈身边，和姨妈一起生活在虚构的佛蒙特州贝尔丁斯威尔镇的故事。14岁的英国女演员海莉·米尔斯（Hayley Mills）饰演主角，她有一头可爱的金色卷发和扁圆的小鼻子。

《波利安娜》是我从小到大最喜欢的迪士尼电影之一。当波利安娜有次在圣诞节收到了邮寄来的一副T字形拐杖而不是她想要的玩偶后（显然，这在1913年是一个不容易补救的差错），她告诉她的朋友们，这是她已故的父亲想出的"快乐游戏"。这件事有什么值得她高兴的呢？噢，波利安娜说她很感恩自己用不着拐杖。

和波利姨妈住在一起后，波利安娜有一天因为晚餐迟到而被罚在厨房里和女仆一起吃面包、喝牛奶。没问题，面包和牛奶成了她最喜爱的食物。老姑娘波利姨妈把她安排在阁楼上一间没有挂画、地毯和镜子的卧室里居住时，波利安娜看向窗外，觉得如果墙上挂着画她就不会注意到窗外美丽的柳树了。

波利安娜很快认识了一位爱发牢骚的老守财奴、一位自怨自艾的患者、一位疑心病患者、一位隐居者和一位宣讲地狱磨难的牧师。他们有一个共同特点——总是满腹牢骚。然而，波利安娜践行了她身为传教士的父母教给她的道理：不管处境多么糟糕或暗淡，都要去关注生活中的美好之处，发现值得高兴的事情。

一个周日的下午，波利安娜在波利姨妈的维多利亚时代宅邸后院中闲逛，听见家里的厨子蒂莉、女仆安姬和南希以及花匠托马斯先生的说话声，他们正一边剥豌豆为周日的晚餐做准备，一边抱怨当天早上福特牧师言辞激烈的布道。

南希说："我讨厌周日。哦，我就是讨厌周日。"波利安娜则从积极的角度来反驳她，指出他们可以在周日吃烤鸡。南希闷闷不乐地问波利安娜是否又要开始"怎样都快乐"这一套。安姬插嘴询问"怎样都快乐"这一套是怎么一回事。

波利安娜解释说，这只是她从父亲那里学来的一个游戏。其他人继续发牢骚，诉说他们讨厌周日的理由，但波利安娜坚持认为，这时候他们需要玩"快乐游戏"。安姬挑战她说："好吧，自作聪明的小姐。周日有什么好的呢？"波利安娜想了一会儿，然后回答说："嗯，总有一些值得高兴的事情。你感到快乐是因为……因为在整整 6 天之后，下一个周日才会到来。"[5]

大家笑着把波利安娜送走了，她渐渐地用她的"快乐游戏"和乐观态度改变了整个社区。

《韦氏词典》将"Pollyanna"定义为"十分乐观并倾向于凡事都能看到好的一面的人"。然而，现在我们对波利安娜的看法发生了天翻地覆的变化。"Pollyanna"已成为一个几乎带有贬义的名称，用来形容那些天真乐观、故意无视不愉快的真相、可悲地脱离严峻残酷的生活现实的人。

虽然《波利安娜》在第一次世界大战的黑暗日子里成了很受欢迎的畅销书，但《波利安娜》的作者埃莉诺·H. 波特（Eleanor H. Porter）在一个世纪前甚至因为波利安娜"不谙世故的名声"而遭到了评论家和读者的强烈批评。"你知道，我一直因为波利安娜的故事书而饱受折磨，"1920 年她去世前在一次访谈中说，"我经常被误解。人们认为波利安娜总是叽叽喳喳地说一切都让她感到快乐。我从来不认为我们应该否认不幸、痛苦和邪恶；我只是觉得，'愉快地迎接未知'要好得多。"[6]

波利安娜的人生哲学是在任何情况下都能发现值得高兴的事，这是一种度过人生的最佳方式。如果存在一个玩"快乐游戏"的好时机，那么眼下无疑就是。而无论你身处何种处境或遭遇何种挫折，我都希望你能问自己这样一个问题：有什么是值得我高兴的？

对于获得幸福感，重要的是拥有一个健康的大脑并训练它发现值得快乐的事而不是不断地想令人感到悲伤、焦虑或恐惧的事情。波利安娜所做的是采取一个核心的幸福原则：让你的大脑去发现生活中好的一面，而不是挑出不好的一面。

给你的大脑起个名字

另一个你可以操练的练习由我的一位朋友、《解放的思想》(*A Liberated Mind*) 一书的作者史蒂文·C. 海斯（Steven C. Hayes）博士提出，他说我们大多数人都忍受着脑海中挥之不去的心理活动、来自过去的批评以及来自领导和权威人物的命令。史蒂文说，我们可以决定不让它们定义我们，通过培养"心理灵活性"能够使我们避免完全相信脑中的想法述说的东西，或者能够防止它们过度影响我们的行动和选择。[7]

史蒂文举例说，在他写书期间，他的大脑深处出现过各种嘈杂的想法：

该起床了。不，没到时间，才6点。才睡了7小时。我需要8小时的睡眠，这是目标。我感觉自己胖了。噢，生日蛋糕，呀……在我儿子生日那天我得吃蛋糕。也许吧，但不会吃太大一块。我敢肯定我已经89千克了。倒霉……等到万圣节的糖果和火鸡日之后，我就会超过90千克，但也许不是，也许是88千克，也许我应该进行更多的锻炼。任何事情都应该做得"更多"。我必须专注。我有一个章节要写。我进度落后了……我又胖了。注意到这些声音并让其消失可能是这一章不错的开头。还是继续睡吧。但也许这行得通。维克好心地提出这个建议。她早就起床了。也许她感冒了。也许我应该起床去看看她是否还好。现在才6:15。我需要8小时的睡眠。现在很快就到7点半了。不过还是没有满8小时。[8]

史蒂文称这些不需要的想法是侵入性的，它们以各种形式出现，在任由它们萦绕不散的人身上激起羞耻、恐惧和厌恶的感觉。当你坐在你的伴侣或亲密的朋友身旁时，一个攻击性想法可能出现，你会冒出用你的牛排餐刀捅人的一闪念。你并不是真的考虑行凶，但出于某种原因，这一病态的想法突然进入你的脑海。史蒂文说，这些攻击性想法虽然经常令人不安，但完全是正常和常见的。根据研究者亚当·拉多姆斯基（Adam Radomsky）所说，在一项针对来自 13 个国家的 700 多名大学生的研究中，94% 的学生都报告说在近 3 个月里出现过攻击性想法。[9]

我们可以训练自己忽略那些占据大脑空间的攻击性和不愉快的想法。在我和塔娜主持、史蒂文作为嘉宾参与的一期《大脑勇士》播客节目中，史蒂文介绍了一个有用的策略，我将这一策略用在我的许多患者身上。这个策略叫作"给你的大脑起个名字"，其包括给你内在的声音起一个与你自己不同的名字。如果你的大脑有了一个不同的名字，那么它就不同于"你"了。

多年的研究表明，"保持距离的自我对话"有助于人们与攻击性想法保持一定的心理距离，使他们具有更好的情绪调节能力、自我控制力，且变得更明智。[10] 人们能够更好地处理消极情绪和紧张局势，即使他们以前很难管理好自己的感觉或行为。

人类具有自我反思的能力，这有助于我们规划未来、解决复杂问题，可是当我们察觉到糟糕的事情正在发生时，自我反思就会陷入消极悲观、穷思竭虑或执念的黑暗中。通过给我们的大脑起一个名字，或者用第三人称与自己对话，能够让我们与脑海中消极的声音保持距离，从而给人更多的现实感并带来光明，也能对大脑产生积极的影响。当研究者们使用影像学检查来评估与自我保持距离的技巧对大脑的功效时，他们发现这些技术能使大脑中的情绪中枢平静下来，增强自我控制力。[11]

30 天幸福挑战参与者感言

我大脑的名字是米基，当它试图让我以为垃圾食品是快乐食物时，我对它大声嚷嚷是一件很有趣的事。

——ME

史蒂文为另一个自我取名为乔治。当史蒂文察觉到他的大脑开始喋喋不休时，他会做出回应："谢谢你的想法，乔治。你考虑得真周到。"他并不是想对自己的大脑不屑一顾，他完全是真诚的。当他发现自己产生了一种强迫性想法时，比如，"今天我的书怎么会在亚马逊上得到一星评价？"他会对自己说"我意识到，我过于关注亚马逊上的那些差评"，以此消除该想法。这会在他与令人沮丧的时刻之间留出一些间隔，让消极想法失去部分攻击力量。你也可以这样做，告诉你的大脑你已经听到了这个攻击性想法并且现在你决定让它消失。

当我听史蒂文谈论乔治时，我心想，我该给我大脑中那个产生不愉快想法的部分取什么名字呢？我的大脑毫不犹豫地提供了一个答案，是我前面写过的：赫米！还记得我16岁时给我的宠物浣熊取的名字吗？

当时我父母让我开车去圣费尔南多谷当地的宠物店给我们的狗买一个新的颈圈。当我在宠物店里看来看去的时候，我感到有什么东西从我的腿背侧向上爬。我停下脚步，只见一只小浣熊爬上我的身体，爬到我的肩膀上，把我的头发弄乱了。它是我见过的最可爱的动物，这意味着我得把它买下来。

当看到我将一只关在笼子里的宠物浣熊带回家，我父母十分恼火。我很快就爱上了它，决定给它起名叫赫米。当时我还不知道赫米是雌性浣熊，就用那一年我最喜欢的一部电影《1942年的夏天》（*Summer of '42*）里的一个男性角色给它起了个名字。

赫米有趣、聪明、狡猾，和我的大脑很相像。当电话铃响起时，它会把电话听筒从听筒架上敲下来，对着它发出浣熊的叫声；它会反复冲抽水马桶，只为了看水打旋儿。有一天，它在我母亲的卫生间里扯卫生纸进行捣乱，原因我记得是那一天当我父亲下班回家时，我母亲对他说："路易，浣熊和我，两个只能留一个！"他毫不客气地回答："那你自己得当心了。"我父亲是那种不喜欢别人告诉他该如何做事的人。赫米一直在给他们的婚姻制造麻烦，它的恶作剧层出不穷。

它喜欢在我姐姐蕾妮的卧室里看鱼缸里游来游去的孔雀鱼和金鱼。一天，我撞见赫米踮着脚用一只爪子在鱼缸里玩鱼。我把它赶出了房间。几天后，我听见蕾妮发出一声可怕的尖叫，她走进自己的房间却发现鱼缸里一条鱼也没有了。当我找到赫米时,她脸上露出满足而得意的笑。我感觉赫米的好日子快到头了。还有一次,我上班快迟到了,匆忙穿上一双运动鞋,吧唧一声!我的鼻子证实了我最担心的事:我踩进一只满是浣熊粪便的鞋子里面。之后某一天,赫米和我的女朋友第一次见面。当我女朋友让赫米坐在她腿上时,赫米竟在她腿上排便,这是赫米以前从未做过的事。我想大概是它不想有别人抢走我的爱吧。

所以,当我想要给大脑中那个捣蛋和制造麻烦的部分起名字的时候,赫米这个名字似乎再合适不过了。赫米就像我的大脑一样,总是在说话。你听过浣熊说话吗?浣熊是聒噪的动物,能发出200多种声音,包括呼噜声、吱吱声、咆哮声、嘶嘶声、吼叫声、呜咽声,甚至尖叫声。浣熊幼崽经常喵喵叫、号叫、呜呜叫,[12]这些声音就像我大脑中的声音一样。你的大脑声音是什么样的呢?

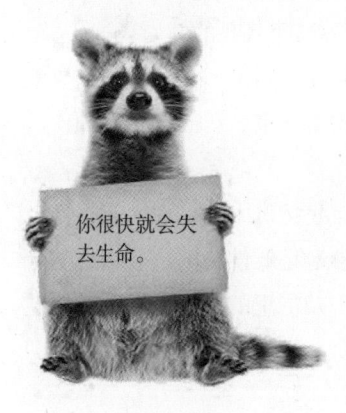

这些日子,我的大脑(赫米)会随机地大声说出我的失败、恐惧和挫败感。它告诉我,我将失去对我来说重要的人或东西。它有时表现得很好,但如果不加以约束,它就会用各种问题来吓唬或恐吓我。

当赫米制造麻烦时,我会在对这些想法做出评定之后象征性地把它关进笼子里,如果这些想法是不理性或无益的,我就会迅速地去除这些想法,这就是我应该做的事。然后我继续度过我的一天。不要让这些消极想法继续留存,不要浸泡在恐惧、担忧、惊慌和焦虑不安的情绪汁液中。

考虑给你的大脑起个名字吧。我的患者给大脑起的名字包括出自《小美人鱼》(The Little Mermaid)的反派角色乌苏拉、出自历史频道连续剧《维京传奇》(Vikings)的盾女拉葛莎,以及女演员、喜剧演员梅莉萨·麦卡锡(Melissa McCarthy),因为你不能把她饰演的角色太当真。我治疗过的一名美国国家冰球联盟的运动员给他的大脑取名为约翰尼,因为这是他的冰上劲敌的名字,他知道他绝不允许自己被约翰尼打败。

我的一位女同事给她的大脑取名叫丽塔。她这样解释:"我把我的大脑唤作丽塔。我读小学的时候,丽塔是我记忆中第一个比我优秀、让我忌妒、激起我的好胜心的女孩,只是因为我缺乏安全感。她每天都会吃膨化食品。在她的午餐盒里总有很多膨化食品,而我妈妈不允许我吃膨化食品,在我成长过程中我们从不吃不健康的食物。我特别馋、特别想吃那些膨化食品。总之,这就是起因。现在,当我感到缺乏自信心、沮丧或绝望时,猜猜我不自觉地想吃并且一直吃到感觉自己就像垃圾一样的是什么?是膨化食品!我要告诉丽塔,让它走开。"

守住你的底线,不要让那些消极想法寄居在你的大脑中。告诉你的赫米,你要找她或他的盆子!

中断无谓的不快乐时刻

这个策略是我从我的朋友约瑟夫·麦克伦登三世那里学来的。他在十几岁的时候曾跌入人生谷底,之后不知怎的改变了自己的心态,成了神经心理学博士、畅销书作家、令人着迷的演说家,他经常在托尼·罗宾斯(Tony Robbins)的培训会上授课。约瑟夫说,当无谓的不快乐的时刻到来时,他会采用一种简单的 4 步法让自己重回正轨。

第一步:有意地感到难过。花几秒的时间去难过悲伤,陷入黑暗情绪,让坏情绪淹没自己。这听起来有点疯狂不是吗?但这几秒可以赋予你力量,因为如果你知道如何让自己感觉糟糕,你也可以决定中断这种感觉。

第二步:中断这种模式。如果糟糕的感觉是无谓或无益的(通常就是如此),那么就将它中断。我说无谓是因为有些糟糕的感觉是必要的。对我来说,这种感觉出现在我祖父和我父亲去世的时候以及当我无意中说了伤害我妻子的话的时候。我需要

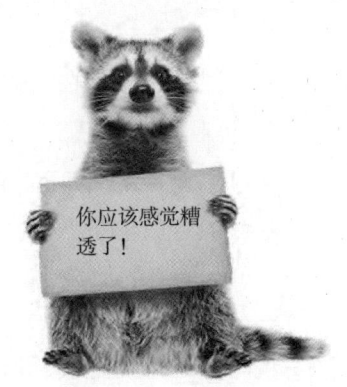

在这些时刻感到难过,不让自己有这样的感觉则是不恰当的。然而,大多数我感觉糟糕的时刻是无谓的,需要被中断和替代,比如我在网上被攻击的时刻。

在练习了让自己感觉糟糕之后,说一声"停",并且站起来,做 3 次深呼吸。通过这种方式,你创造了一个空间,在其中将形成一个空洞。不过,要注意的是,空洞总是会被填满,所以如果你允许,你的大脑将被默认设置为消极模式;相反,你应该建立更积极、对自己更有益的思维模式。

对于我的许多患者,我让他们在手腕上套一个橡皮筋,就像我最喜欢的湖人队球员威尔特·张伯伦(Wilt Chamberlain)所做的那样[13]。当他们感觉糟糕时,我建议他们站起来,说"停",拉开橡皮筋弹自己的手腕,然后做几次深呼吸练习。站起来的身体动作、将注意力转移到身体上以及有意专注于呼吸能够中断坏心情模式。

第三步:有意地专注于快乐的回忆。用快乐的回忆填补那个空洞,这样你就能有意地让自己快乐起来。记住,你关注什么,决定了你感受什么。我让我所有的患者写下 10 ~ 20 个他们人生中最快乐的记忆。下面列出了我想起的一些最快乐的记忆。专注于其中一个美好的回忆,直到你真的感到开心快乐。用你所有的感官来重温这段记忆:重现当时的画面,回想当时的声音,感受各种感觉,闻一闻、尝一尝空气中有什么。这样做几分钟,直到你能深入你灵魂深处的记忆。

拿我自己来举例,我会用来替代糟糕想法的生物圈幸福时刻有以下一些:

- 60 岁的时候,在国家电视台节目上腰部负重 11 千克做 12 个引体向上。
- 达到健康的体重。
- 吃我所喜爱并能回馈我的美味食物。
- 抚摸我的宠物阿斯兰和米索。
- 打乒乓球的水平很高。

我会用来替代糟糕想法的心理圈幸福时刻有以下一些:

- 我 4 岁时和祖父一起在厨灶前做奶油软糖。
- 成为大学毕业典礼上的演讲者。
- 40 年后做母校的毕业典礼演讲嘉宾。
- 在达拉斯市的美国航空中心向 2.6 万人发表了 90 分钟的演讲，感觉听众们喜欢我说的每一句话。
- 在马萨诸塞州的未来医生大会上，向 7 500 名高中生发表演讲。
- 《幸福脑》连续 40 周跻身《纽约时报》畅销书榜。
- 《发现杂志》(Discover Magazine) 将我的研究列为最佳神经科学故事和 2015 年百佳科学故事之一。
- 参加 CNN 的"关爱大脑周"节目。

我会用来替代糟糕想法的社会圈幸福时刻有以下一些：

- 与塔娜结婚。
- 每天在她身边醒来，进入一天的常规生活。
- 成为祖父，拥有许多美好的回忆，尤其是给黑雯读书，她很像她的妈妈，现在 3 岁了。
- 收到一件意想不到的礼物，那是一张毯子，毯子上面的图案是塔娜、孩子们和孙辈们。
- 见证我喜爱的球队（湖人队和道奇队）在 2020 年秋季的几周内相继赢得世界冠军。
- 我的二女儿凯特琳 7 岁时，我观看她表演《风中奇缘》(Pocahontas) 的剧情。
- 我的大女儿布里安娜被爱丁堡大学兽医学院录取。

我会用来替代糟糕想法的精神圈幸福时刻有以下一些：

- 专注于我的人生目标。
- 听到患者们说我们的工作改变了他们的生活。
- 努力去改变精神医学的实践方式。

第四步：表扬。最后，通过表扬自己能够中断无谓的不快乐时刻，将好心情固定在你的神经系统中。约瑟夫·麦克伦登三世喜欢握紧拳头，微笑着说："太棒了！"我喜欢举起双臂，就像科比·布赖恩特（Kobe Bryant）在比赛尾声投进一个3分球为湖人队赢得比赛时举起双臂那样。自我表扬对于把新习惯保持下来至关重要。

如果你感觉糟糕，那么就完成这简单的4个步骤，开始掌控自己的幸福。

约瑟夫非常积极地处理无谓的不快乐时刻，他采用智能手机上的定时器定时，这样手机铃声会在整点响起，提醒他是时候短暂地"拜访"糟糕的感觉了。

"你不想深陷于坏情绪的泥潭中，"他告诉我，"你只需要感受它几秒，然后就站起来，面带微笑，抛掉不愉快的情绪，并表扬自己。这样做10次，那种消极情绪真的就很难再出现了。"

站起来这个动作比你想象得更重要。当你站起身来的时候，你就在大脑中制造了一个盲点。这就像当你坐在客厅的沙发上，你想要读放在厨房台面上的地方报纸，你站起来，向厨房走去，进了厨房后马上问自己："我要找什么来着？"这个过程就是，你中断了坐在沙发上这种模式并制造了一个盲点。这一原理也可以用于你心情糟糕时：站起来，给大脑制造一个盲点，用积极情绪替代消极情绪，表扬自己，然后继续往前走。

当你的身体往前移动时，你的大脑就会"打开"，允许你把其他的东西放进来，比如积极情绪，你可以将它"锚定"在你的大脑中。

我在这一章的开头引用了约瑟夫的话。这句话很有感染力，我想让你再读一遍：

你怎么想，你就会怎么感受；你怎么感受，你就会怎么做；你怎么做，你就会得到相应的结果。

换句话说，思想塑造了感受，比如快乐或愤怒。我们的感受塑造了我们的行为，而我们的行为决定了我们在人际关系、工作、经济和健康方面是否成功或失败。首先你要让大脑保持健康，然后要建立对你有益而非有害的思维模式。

当然，偶尔觉得不快乐也没有关系。全世界的赫米们必然需要发表意见的机会。但现在，你知道了你所需要的用快乐的回忆取代消极、糟糕的想法的方法。

将快乐"锚定"在日常活动地点

最后一个方法是我教我的患者使用的一个练习：在你的大脑中把你最快乐的记忆和你熟悉的特定地方联系在一起，比如你家里的房间或物品，这样你就能够很容易回忆起它们。这个方法基于古希腊人所熟知的一种技巧。据说一次宴会屋顶坍塌导致屋内的人全部遇难，而希腊诗人西摩尼得斯（Simonides）[14]因提前离开而幸存下来。尽管许多尸体无法辨认，西摩尼得斯还是根据他们所坐的位置认出了他们。这种技巧的实际运用需要你把想记住的东西放置在一个特定的位置上，然后通过在脑海中回想那个位置，你就会想起那个物品或那件事。

例如，在背诵一篇条理清晰、提纲挈领的演讲稿时，选择那些主要思想或重要的细分部分，并以某种方式把它们与你家里的不同房间联系在一起。当你发表演讲时，想象自己从一个房间走到另一个房间，找到你按次序建立的联系。

为了使这个方法达到成效，可以使用以下两个小技巧：

1. 以动态的方式记忆。你的大脑并非以静态照片的方式思考，因此动态性越强，你在一个场景中能够纳入的细节就越多。
2. 让形象尽可能奇形怪状并不成比例。当你回忆房间里奇怪或不同寻常的东西时，你会更容易回想起细节。

你的记忆能力只会受到你能想到的地点的数量的限制。我想象的是走进我家前门，然后是客厅，然后是家庭活动室、厨房、客房，等等。你可以毫不费力地把数以百计的东西和大多数房屋的内部联系起来。这就是为何许多"记忆运动员"能变得如此擅长记忆一大堆东西。他们使用的就是这种"下锚"技巧。

这是我想让你尝试做的练习：写下 10 ~ 20 个你生命中最美好的记忆，然后把它们"锚定"在你家里的特定地方，这样做的过程中要运用你所有的感官。每当你感到难过沮丧的时候，想象自己在家中穿行，重温最快乐的回忆。只要稍加练习，你就能训练你的大脑几乎是在一瞬之间愉快起来。

我来向你展示我是如何用一些美好的记忆做到这一点的。我会在脑海中调出以下场景。

当我从前门出发，我会回忆婚礼后我抱着塔娜跨过门槛，她恳求我不要让她摔在地上。她有充分的理由担心：结婚前一晚我们练习婚礼舞蹈时，我没有站稳，差点让她摔到地上。我们到现在还在笑这件事。记住，你要让记忆尽可能地清晰生动。

当我来到厨房旁边的家庭活动室，我看到我的二女儿凯特琳在她 7 岁时，站在电视机前扮演《风中奇缘》中的角色。她不仅喜欢表演，而且喜欢站在电视机前，挡住我们的视线，这对她来说从来都不是问题。

当我走进厨房，厨房里闻起来香极了。我母亲正在做晚餐，并且想听我讲讲这一天过得怎么样。她向来如此，我知道她还健在是我的福气。

当我站在厨灶前，我看见小时候的自己站在凳子上，紧挨着正在做奶油软糖的祖父。他是一位专业的糖果制作师，也是我成长过程中最好的朋友。不过现在我们正在做一种不含糖的版本，这样我就能让他更久地留在我身边。

当我走上楼，我看见小女儿克洛伊的房间，想象着播放湖人队比赛时她穿着那件带斑马帽的毛衣，坐在我的肩膀上，那时她亲吻我的光头，第一次告诉我她爱我。

你能将什么样的快乐记忆锚定下来？只要稍加练习，这个方法就能让你随时随地感觉十分愉快。做这个练习的人告诉我他们很喜欢这个方法，尤其是当他们与他人分享自己的回忆时。

第 12 章

训练积极的思维习惯

当你感恩美好的事物时，美好的事物便会增值。

——心理学家塔尔·本-沙哈尔（Tal Ben-Shahar）

我永远不会忘记 2020 年 5 月 5 日，一个周二的早晨。我在浴室里刷牙，准备好后我要开车送我 90 岁的父亲路易斯·亚蒙（Louis Amen）去看医生。2 月初，我父亲发生了一次胃肠道出血，失血很多。我们带他去医院，医生们找不到出血的原因。负责他病情的医疗团队本应该给他输血，但因为他们认为他的贫血不太严重，所以尽管他的身体依然很虚弱，一周后他们就让他出院了。当时，我注意到他还出现了新的咳嗽症状。

3 月中旬，他的咳嗽越来越严重。这时正值疫情期间，我父母的核酸检测结果都呈阳性。急救医生迅速把他们送至医院，医务人员将我父母安排在一个房间里，我们被禁止去看望他们。

我的父母接受了治疗。我母亲参加了一项临床试验，她被安排随机入组，试验中的一组患者接受羟氯喹和阿奇霉素治疗，另一组接受瑞德西韦治疗。当母亲在电话里告诉我们她必须签一份保证在治疗期间不怀孕的协议时，我和塔娜都同她一起大笑。也许母亲俏皮的幽默感是她迅速康复的原因之一。5 天后，他们都出院了，还成为当地的名人，《奥兰治县纪事报》(*Orange County Register*) 把他们的例子作为老年人战胜病毒的成功故事登在了头版。

然而我父亲康复得却很缓慢。他再也没能恢复体力和活力，每天要睡上 16 小时。医生给他做了胸部 X 线片检查，并给他开了抗生素，可是他显然恢复不到原来的状态了。

5 月 5 日那天，我正准备出门时，我母亲拨通我的手机。她惊慌失措。

"他的呼吸停止了！"她叫道。

"别挂电话。我来拨 911！"我回答说。

我向当地急救中心描述了情况，给了他们我父母的地址，就跳进车里，一边开着免提听母亲的声音，一边驱车赶往我父母家。

"路易，起来，"我听见她对父亲说，"路易，醒醒。"

我家到我父母家的路程超过 6 千米，这是我开车开得最快的一次。急救医生刚把车开进我父母家的私人车道，我就赶到了。我冲进家庭活动室，看见父亲仰面躺着，他的喉咙里插着一根插管。

"他没有心跳了，"一位救护员告诉我，"你们要我们进行抢救吗？"

我一点也没有犹豫。"当然。"我说，满心期望急救医生们能把父亲抢救过来。

与此同时，母亲心神不宁。"他本来好好的，今天过得也很好。我去换衣服，等我回来时，他已经没有呼吸了。"

"这中间有多久？"我问母亲。

母亲摇了摇头。她不知道。

急救医生们对父亲进行了心肺复苏却没有成功，这时纽波特比奇警察局的一名警官走进屋子。我认出他是戴维·达林（David Darling）警官，纽波特比奇警察局的一名资深警察。我每个月自愿去警察总局举行 2 小时关于大脑健康的讲座，这期间见过他以及许多优秀的警察。我希望我们的警察都拥有健康的大脑，因为他们长期从事这种压力很大的职业。我的朋友、纽波特比奇警察局局长乔恩·刘易斯（Jon Lewis）和我有着同样的愿景。

达林警官把我母亲和我拉到一边。他用充满同情的声音说："我很抱歉告诉你们，当有人在家中去世时，我们必须进行调查。"

我母亲瞪大了眼睛，说道："你怀疑是我杀了他吗？因为我对他不忠？"我母亲知道自己这样说很荒唐，她的表情暴露了这一点。我们都知道，警方在新冠疫情期间对一位 90 岁老人在家中停止呼吸的情况展开调查是荒谬的，但这就是规定。

"亚蒙太太，我们只好遵循程序办事了。"

这就是这个可怕的、令人震惊的、非常糟糕的一天的开始，这一天稀里糊涂地过去了。尽管我们处于加利福尼亚州严格的封锁令之下，但在 90 分钟内，30 多个人来到我父母家，安慰我们这一家人，其中几乎包括我所有的表兄弟姐妹以及他们的伴侣或恋人。

联系好殡仪馆，然后看着父亲的遗体被推走，我失魂落魄地度过了漫长的一天，那天晚上我冲了个澡，准备上床睡觉。

在过去的三四年里，我养成了一种习惯，那就是睡前先做一次祈祷，然后问自己："今天哪些事情进展顺利？"这是我结束一天的方式，而我开始一天的方式是，每天早晨当我的脚一落地，我就对自己说："今天会是很棒的一天。"我采取这两个相互联系的积极偏差训练，是为了养成关注好的方面的积极的思维模

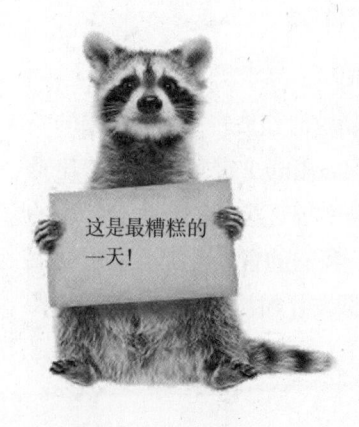

式。我想要在每天早上把精力集中在为何今天会是美好的一天上，然后晚上头沾上枕头时回想有哪些事情进展顺利。训练我的大脑去关注一天中发生的好事情有点像制作我自己的精彩集锦。这是我的习惯、仪式，是每天例行之事。

那天晚上该睡觉的时候，我做了个祈祷，然后我想：今天哪些事情进展顺利？突然间，我的大脑不赞成了。赫米说："你当真要在今晚，在38年来你生命中最糟糕的一天这样做吗？自1982年祖父去世后最糟糕的一天！如果你爱你的父亲，这不是很不尊重他吗？"

然而，因为这是我的习惯，我想起了达林警官和我母亲之间的谈话。我的嘴角泛起微笑，因为甚至在悲剧发生时我的母亲都没有失去她的幽默感。然后我想到这一天我收到了来自我朋友们和父亲的朋友们的许多条短信。我父亲和我都被爱着。在我迷迷糊糊睡着前，我想起家庭活动室只有我和塔娜两人坐在父亲身边，和父亲道别。就在殡仪馆的工作人员把他带走之前，我握着他的手，注意到它们是多么柔软。即使发生了悲剧，那天晚上我还是睡得很好，因为多年来我一直在训练自己的思维模式。

几天后，我们决定将父亲火化。有人去殡仪馆取回了他的衣服、结婚戒指和文件。在我父母家，我和母亲一起看文件时，偶然发现了一张被随意插进这一叠文件中的照片，照片上我父亲躺在殡仪馆里，一张被单一直盖到他的肩膀上。看见去世的父亲的照片让我在这一天剩下的时间里都很痛苦。我就是无法将那个画面从脑海中抹去。

然后我想起了我教给患者的一种技巧，这种技巧叫作"安全抚摸"（havening）。我回想起照片上父亲在殡仪馆里的画面，感到痛苦不安，然后我把我的双手分别放在对侧的肩膀上，并轻柔地从肩膀抚摸到肘部，重复这个动作，连续做 30 秒。我感觉平静多了，就像洗刷掉了不安的感觉。

然后我问自己："你感觉如何？"

我很快地回答："我感觉好多了。"

我将这个技巧又重复了 5 次，每次 30 秒。当我结束时，困扰我的照片已经变成了我可以欣赏的照片，因为这是我拥有的父亲的最后一张照片，他安息了。

这次经历再次提醒我思维模式的重要性。我可以用一些问题来折磨自己，比如"是哪个糊涂虫把我去世的父亲的照片放进那叠文件里的"，或者把我的悲伤转化为积极的情绪，而我就是这样做的。

在一个充斥着消极的世界里，进行积极偏差训练是很有益的。

亚蒙博士的幸福配方

给你快乐的"安全抚摸"

21 世纪初，拥有有机化学博士学位的内科医生罗纳德·鲁登（Ronald Ruden）发明了"安全抚摸"技巧，这是一种用触摸来改变大脑中与情绪痛苦相关的神经通路的疗愈技巧。鲁登医生提出一种理论，说某些抚摸技巧能促进大脑中 5- 羟色胺的产生，让人放松下来并从令人苦恼的人生经历中摆脱出来。"安全抚摸"的应用包括以下抚摸技巧：缓慢地揉搓掌心，就像在洗手一样；给自己一个拥抱，这个方法需要你将手掌放在对侧的肩膀上，从肩膀沿着手臂向下抚摸到肘部；"洗脸"，指尖向上，将指尖放在前额上并刚好低于发际线，然后让你的双手覆盖面部并向下抚摸到下颌。

从神经科学的角度来看，当你脑中浮现出一个紧张的想法或想起过去的创伤时,"安全抚摸"是一种刺激大脑两个半球的方式,对疗愈至关重要。

歌手贾斯廷·比伯(Justin Bieber)在 YouTube 上发布过一段视频,视频展示了他在使用这种抚摸技巧,为"安全抚摸"做了一次宣传。当贾斯廷弓身坐着按摩自己的太阳穴时,他的妻子海莉在镜头前解释:"当你开始感到非常焦虑或只是想保持镇静时,这种技巧本质上是一种自我抚慰……这就像当你还是个孩子的时候,你妈妈揉着你的背哄你入睡,那是世界上最美妙的感觉。这有点像那种方式,除了你是自己抚慰自己。"[1]

鲁登医生报告说,他的研究证实,"安全抚摸"会引起高振幅的神经振荡,这被称为 δ 波,它是我们在熟睡时会出现的脑电波。[2] δ 波能使大脑中与产生充满情感的记忆和创伤有关的区域平静下来。其中一个大脑区域是杏仁核,杏仁核在记录我们体验过的情绪方面发挥着重要作用。

当涉及创伤经历时,杏仁核以不同方式对相关情绪进行编码,这被神经科学家称为"强化"(potentiated)。这意味着创伤和情绪会根植在你的大脑中,且像强力胶一样牢牢附着。"安全抚摸"有助于使你大脑中的"胶水"失去黏性。

激发积极的力量

对自己说"今天会是很棒的一天"以及运用"安全抚摸"技巧是积极偏差训练的一些例子,积极偏差训练能够帮助消除或抽走糟糕的时刻和糟糕的记忆中包含的负能量。

"积极心理学之父"马丁·塞利格曼(Martin Seligman)[①]博士在这方面影响了我。25 年前,当他当选为美国心理学会主席时,他召集了十几位顶级心理学家,请他们帮助他制订一项计划,将心理学学科从治疗心理疾病转向促进人类

[①] 美国心理学会前主席,积极心理学创建人,美国心理学会终身成就奖获得者。其积极心理学著作《真实的幸福》《活出乐观的自己》《认识自己,接纳自己》《教出乐观的孩子》被译为多种语言,畅销全球。这 4 本书的中文简体字版已由湛庐引进,浙江教育出版社等机构出版。——编者注

繁荣发展。很久以来，心理学只在疾病模式下发挥作用，用于治疗那些有心理问题和精神病理问题的人。心理学家急于修复患者的精神健康损害，从未想到过要开发能让人们变得更快乐的积极的干预措施。这就是塞利格曼博士与米哈里·希斯赞特米哈伊（Mihaly Csikszentmihalyi）[①]博士以及其他顶级心理学家合作的动力，他们将这一计划称为"积极心理学"，该计划将干预的重点从"问题"转移到"解决方法"上来。他们认定积极心理学有5个关键内容：

1. 积极心理学能帮助我们乐观地看待人生。
2. 积极心理学让我们珍惜当下。
3. 积极心理学让我们接受过去并与过去和解。
4. 积极心理学帮助我们变得更加心存感恩和宽容。
5. 积极心理学帮我们超越生活中一时的快乐和痛苦，把目光放远。[3]

塞利格曼博士在1998年美国心理学会年会上介绍了"积极心理学"这一概念。他传达的信息是：心理学领域需要克服自身的短视，将范围从治疗心理疾病扩大到促进心理健康。然后，塞利格曼博士敞开心扉，在满屋子的同事面前讲述了这个故事：

> 去年夏天，我和差1个月就6岁的女儿妮基一起在花园里除杂草。我得告诉你们我是一个非常认真的园丁，在那个下午，我非常专注地除着杂草，而妮基玩得很开心，杂草在空中飞舞，尘土飞扬。
> 现在，我得提一嘴，尽管我的工作都是关于积极心理的，但我总是像笼罩在家中的一大片雨云。尽管我和孩子们一起做事情，也尽管我有5个孩子，他们的年龄从5岁到29岁不等，但我真的不太擅长和孩子们相处。所以，那天下午，我跪在花园里，对着妮基叫嚷。
> 妮基脸上露出严肃的神情，她径直向我走来。"爸爸，"她说，"我想和你谈谈。"这是她所说的话，"从3岁到5岁，我常常哭哭啼啼。但

---

① 被马丁·塞利格曼评价为"世界上伟大的积极心理学研究者"。他访谈了包括14位诺贝尔奖得主在内的91名创新者，分析他们在创新过程中的"心流"体验，总结出创造力是如何产生的，并由此写出了经典著作《创造务：心流与创新心理学》。该书的中文简体字版已由湛庐引进，浙江人民出版社于2015年出版。——编者注

在我满 5 岁的那天，我决定不再哭哭啼啼了。从我满 5 岁那天起，我一次也没哭闹。"

然后妮基直视我的眼睛，说："爸爸，如果我能不再哭哭啼啼，那么你也能不再做一个坏脾气的人。"[4]

当时的房间里爆发出一阵笑声。这真是童言有道啊，对吧？

在塞利格曼博士的带头下，积极心理学在 21 世纪开始改变了心理学的面貌。过去，科学家和心理学家都说幸福感太主观、太宽泛、与文化太相关，无法严谨地去探究，但正如本书前面讨论过的那样，神经科学家们发现，一个人的乐观态度约有 40% 是由基因构成决定的，剩下的 60% 则高度依赖于一个人的经历、情绪和思考。

他们的研究还表明，幸福感可以通过以下方式获得：

- 社会感知：意识到触觉、嗅觉、味觉、听觉和视觉等身体感知。
- 人际交往：语言和非语言形式的社交互动。
- 感恩练习：表达和展示发自内心的感恩。
- 认知改造：改变你的思维方式。

这些因素综合起来可归入被称为积极心理干预（positive psychology interventions，PPIs）的实用技巧中。[5] 这些科学方法和策略能提高幸福感、提升健康并改善情绪。

积极偏差训练：提高幸福感的 9 个步骤

塞利格曼博士和希斯赞特米哈伊博士发现，无论一个人的精神状态或环境如何，积极心理干预都能使生活变得更加美好。现在让我们把积极心理干预细化成 9 个可操作的步骤，我将这 9 个步骤教给我的患者以帮助他们克服消极情绪、变得更快乐。

步骤1：每天早晨说"今天会是很棒的一天"

就像我说过的，你关注什么决定了你感受什么。如果你想变得更快乐，请这样开始新的一天：将你的注意力引向能令你兴奋的事情、你所喜欢的事情、你想要的东西、你的愿望以及能令你快乐的事情，而不是关注消极面。我建议一家人一起做这个练习，当父母叫醒孩子的时候，或者一家人坐在早餐桌前时就可以做这个练习。我太喜欢这个练习了，我把它列为我待办事项清单上的第一条，每天我都会查看清单，以免我忘了说这句话。

我知道"今天会是很棒的一天"这句话听起来也许有些盲目乐观，特别是在新冠病毒感染疫情期间，成千上万的人因感染新冠病毒而离世，餐馆老板们被迫停业。我为那些遭受不幸的家庭感到悲伤，可是消极心态对谁都没有好处。我们在亚蒙诊所有很多工作要做，我们要帮助成千上万焦虑感激增、抑郁以及有自杀念头的人。

人们更容易把注意力放在消极面上，而通过说"今天会是很棒的一天"，我保护了自己的心灵，并让大脑关注积极面而非消极面。在新冠病毒感染疫情期间，这对我的帮助很大，我在社交媒体上完成了数百次在线聊天，以鼓励我们的患者和粉丝。

我推荐这一练习的另一个原因是，它能在日常生活的土壤中播下乐观主义的种子。快乐的人凡事看到好的一面，而非不好的一面。我最喜欢的一句话是："悲观主义者在每个机会中看到的是困难；乐观主义者在每个困难里看到的是机会。"

乐观主义者和悲观主义者处理问题的方式截然不同。乐观主义者通常以积极乐观的态度处理问题，而悲观主义者则觉得天会塌下来。乐观主义者知道事情并不总是如人所愿，所以当他们

> **30 天幸福挑战 参与者感言**
>
> 非常感谢您发起的 30 天挑战活动。您提供了这么多关于改变思维方式的见解和建议。仅仅是说"今天会是很棒的一天"就改变了我的思维模式，我每天都会说这句话。
>
> ——SD

第 12 章 训练积极的思维习惯

被生活击倒时,他们会重新爬起来再努力尝试一次。心态乐观能提高免疫力,有助于预防慢性疾病,也能让你更好地应对坏消息,比如我父亲去世的消息。

步骤2:记录你所经历的幸福时刻

正如我在前几章中所分享的,不一定是在"重大时刻"或"辉煌时刻"才会产生幸福感。闪现于微瞬间的幸福感实际上可能比生日、毕业典礼或一次派对等重要的里程碑更有价值。

通过养成每天寻找和发现那些幸福时刻的习惯,你就对大脑进行了训练,你的思维会形成积极偏差。坚持写日记,或者使用手机的笔记功能记录一天当中的这些时刻;然后,在一天结束时查看你的记录,确保你没有漏掉能给你带来快乐的小事情。当你真正留意这些微小时刻时,这会对你体内与幸福感和乐观态度有关的化学物质产生很大影响。下面我会分享我的患者们留意到的4个幸福圈的微瞬间的一些例子。

给人们带来快乐的生物圈的幸福微瞬间有以下一些:

- 睡醒后感觉精力充沛。
- 看见我宝宝的笑容。
- 发现树叶变了颜色。
- 最喜爱的歌曲从收音机里传出。
- 在游泳池里嬉水的时刻。
- 开始做饭时闻到香味。
- 音乐会开始时现场音乐响起。
- 假期开始,走下登机口时。
- 在暴风雨中撑着一把伞。
- 品尝第一口健康甜点。

给人们带来快乐的心理圈的幸福微瞬间有以下一些：

- 完成一个拼图游戏。
- 调频道收看我最爱的电视剧。
- 把我的想法写在日记里，立刻感觉心情好了许多。
- 演奏我最喜欢的乐曲。
- 追溯祖辈们的故事。
- 给我年幼的孩子读书。
- 听值得一听的播客节目。
- 听一本很棒的有声书。
- 尝试使用一个新的软件程序。

给人们带来快乐的社会圈的幸福微瞬间有以下一些：

- 点击"购买"按钮，买好下次去度假的飞机票。
- 当我抚摸我的狗时，它的那双眼睛看着我。
- 发现有一只猫头鹰在我家院子里。
- 我的爱人伸出手来握住我的手。
- 听见别人的笑声。
- 从老板那里获得一份"好工作"。
- 意外收到老朋友的一条短信。
- 来到网球场，见到我的朋友们。
- 在晚宴上就座。
- 开车到一个风景优美的地方，观看日落。

给人们带来快乐的精神圈的幸福微瞬间有以下一些：

- 关爱地球，让资源回收再利用。
- 冥想时忘记了时间。

- 做有意义的工作。
- 帮助一位朋友走出悲痛。
- 参加一个男性或女性的会议。
- 寻找灵感。

步骤3：尽量经常表达感恩和感激之情

《毫无歉意的你》(*Unapologetically You*)一书的作者、行为科学家史蒂夫·马拉博利（Steve Maraboli）在2020年发表了一篇感恩日记，题为《如果你想要找到幸福，先找到感恩》(*If You Want to Find Happiness, Find Gratitude*)。[6] 何不这样做呢？当我们表达感激之情时，我们会产生积极的情绪体验，我们所感激的人也会如此。

常怀感恩之心有助于增进幸福感、促进健康、改善相貌、促进人际关系和谐。向他人表示感激能在人与人之间架起桥梁。每天写下3件让你心存感激的事情，并尝试向一个人表达感激之情。这个简单的练习可以在短短几周内显著提高你的幸福值。

塞利格曼博士提出了一种能增进幸福感的方法，这个方法叫作"感恩之旅"。他描述这个方法如下。

闭上你的眼睛。回想一位仍然健在的人，多年前他做过什么或说过什么改变了你的人生。想想你从未好好感谢过的人；你能在下周就面对面见到的人。想到这张脸了吗？

心怀感恩会让你的生活变得更快乐、更令人满意。当我们心存感激时，我们会从对积极事件的愉快回忆中获益。而且，当我们向他人表达感激之情时，我们与他们之间的关系也会加深。不过有时我们说"谢谢你"说得太随意或太迅速，几乎不具任何意义。在这个练习中，你将有机会体验到以一种深思熟虑、有意义的方式表达感激之情是怎样一番滋味。

你的任务是给这个人写一封感谢信，并亲自送过去。这封信应该充满细节，大约 300 字：具体说明他为你做了什么并如何影响了你的人生。让他明白你现在正在做什么，并告诉他你经常想起他曾经做过的事。尽情发挥！一旦你写好了这封感谢信，就给对方打电话，告诉他你想去拜访他，不过你要对见面的目的含糊其词。如果你能给他带来意外惊喜，这个练习就会更有趣。当你见到他时，要从容地读你写的信。[7]

塞利格曼博士说，若是你能亲自读这封感谢信，就需要做好心理准备：这会激起你们的泪花。当一封感谢信被朗读时，谁都会流泪。对参与了感谢信活动的人，塞利格曼博士分别在他们写信一周、一个月和三个月后对其进行了测试评估，结果发现他们都变得更快乐了，出现抑郁的概率也更低。

步骤 4：与他人共情

当我们试图理解他人的观点时，我们也能更好地理解他人的感受。自爱冥想和正念修习是两种能培养共情力以及增进对自己、对他人的积极情感体验的练习。有效的沟通和更强的理解力有助于我们与他人之间建立意义更为深远的联系。

这些日子，许多人都有过或者正在经历艰难时期。有没有某个人需要你打个电话过去，或者进行视频聊天来问问他或她过得怎么样？有没有某个你认识的人需要找个人说说话？

研究表明，行善会让人幸福。我们都听过"随缘行善"这个词，这是指人们无私地帮助或鼓励一位陌生人，不为什么，只是为了让别人展露笑容。下面是一些表达善意的方式的例子：

- 当你看见有人向你走来时，向对方微笑。
- 扶着门，让别人先穿过门，自己不必急匆匆。
- 做一个好的倾听者。
- 询问为你服务的人，他这一天过得怎么样，并认真倾听。
- 给一位朋友送上鲜花。

- 给一位朋友发送一幅有趣的漫画或一个笑话。
- 花时间陪宠物玩耍。

利他行为已被证明能提高施与者和受惠者的幸福感。然而，由澳大利亚国立大学心理健康研究中心的蒂莫西·D.温莎（Timothy D. Windsor）博士主持的一项研究表明，那些志愿服务时长太短的人与志愿服务时长过长的人所反馈的幸福值一样低。那些花适量的时间做志愿服务的人对生活的满意度最高。[8]

照这个思路，我用一个首字母缩略词来形容我为亚蒙诊所和BrainMD雇用的工作人员的特点，这个缩略词源自我最喜欢的洛杉矶湖人队球员之一肯塔维奥斯·考德威尔-波普（Kentavious Caldwell-Pope），他打篮球时满溢着富有感染力的能量和热情。某次我观看湖人队的一场比赛，比赛中肯塔维奥斯发挥出色，似乎很享受比赛的乐趣，看完比赛回家的路上，我心想我需要的正是像他那样的团队成员，他的人格魅力可以概括为KCP：善良（kind）、有能力（competent）、有热情（passionate）。这三点确实帮助形成了亚蒙诊所的团队文化。我们重视这3种品质：善良、有能力、对脑健康领域的工作抱有热情。

步骤5：关注自己的长处和成就

积极心理干预带来的一个重要益处是让人凡事关注积极面而不是消极面。我曾接诊过一位唱片销量超过4亿张的唱片艺人。当时她正在经历一段抑郁期，她关注的都是生活中糟糕的事情，包括40年前一家摇滚乐刊物上刊登的一篇批评她音乐风格的文章。尽管她富有、有名气，可是她无法掌控自己的大脑。我为她布置的家庭作业就是回家后把自己的成就和长处一一列出来。这份清单让我们俩都笑了，写清单是帮助她疗愈的一部分。

关注自己的长处而非短处极其重要。塞利格曼博士参加的一项研究表明，基于个体优势的干预在实施一个月后就能提高幸福感、减轻抑郁症状。然而重要的是，这个人要切实地将自己认定的优势发挥出来，仅仅止于谈论并不能产生同样的好处。[9]

你所擅长的 5 件事是什么？如果你不确定，那么你的朋友们说你做得很好的 5 件事是什么？

当你写下一些自己的长处后，想一想如何在日常生活中发挥这些长处。例如，也许你在双语环境中长大，精通两种语言。你能在你的职业生涯中更好地运用这项技能吗？若你具有计算机专业技能、烹饪能力或领导团队的能力，也是一样的。你的个人技能会成为你的标志性优势。

关于关注自己的长处，重要的一点是要抱有合理的期望和志向。有趣的是，从很小的时候，我们就听到这样的神话：我们可以成为任何我们想成为的人，甚至是美国总统。我们带着对灿烂前程的崇高期望和希望步入成年期，但如果你摒弃或减少了任何不切实际的期望，你的幸福值就会有所提高。很有可能你不会有完美的事业、完美的伴侣或者完美的孩子。事实上，追求完美只会导致不快乐，因为你总是会失望的。请依据你所处的现状设定合理的期望，并且通过优势潜能评估了解到自己的优势后，发挥自己的优势来实现这些期望。

同样地，关注自己所取得的成就。你取得了哪些成就？当我问一个患者这个问题时，他却回答说："我无法维持一段关系。"他结过 11 次婚。通过积极偏差训练，我们重新审视他面临的状况，让他认识到，他非常擅长开始一段关系并让女人爱上他。我们进一步研究如何让这段关系持续下去。我们关注他做得好的一面，然后将重点放在那些可以改进的方面。

你有什么成就？将你所取得的成就写下来，看一看。我将我参加过或主持过的很棒的活动记录下来，保存在我的手机里，每当我心情不好时我就会看一看。

步骤6：训练自己活在当下

我们都听过像"活在当下"或"过好生命中的每一天"这样的陈词滥调，然而研究表明，快乐的人比不快乐的人更能充分地享受当下。哈佛大学的两位研究者对这一概念进行了检验，他们开发了一款手机应用软件，用来分析人们每一分钟的思想、感受和行动。[10] 他们发现，人们往往对未发生的事情与当下正在发生的事情想得一样多，而这通常会让他们不快乐。相反，快乐的人关注眼前事，不会沉浸于过去的伤痛中，不会因悔恨而烦恼，也不会满脑子想着未来可能会发生的事。他们关注当下，这意味着他们注意并留心眼下正在发生的事情。

关注当下对健康和幸福至关重要。这会使你扎根于当下，确保你与周围的世界保持联系。这并不意味着你要清空头脑中所有的想法，而是指你要将注意力放在你正在做的事情、你眼前的人以及你正在体验的感受上。

曾经有段时间我因为失去了一个对我来说很重要的人而处于悲痛中，这种痛苦导致我搜寻过去的记忆，心里充满了悔恨和焦虑，并感到胸口疼痛。我的胃肠道也不舒服，整个人痛苦万分。这时我碰巧读到埃克哈特·托利（Eckhart Tolle）所著的《当下的力量》（*The Power of Now*）。我从《当下的力量》这本书中学到的最重要的一个观念是，我的思想导致我遭受痛苦，因为我允许重复循环的想法消耗我的生命能量。如果我不能从思想上为未来可能发生的事情做好准备，那么我就会迷失在过去。然而我越是活在当下，就越能摆脱过去的情感痛苦和对未来的忧虑。

即使在艰难时期，"活在当下"的思维也很重要。当我们想要摆脱或逃避痛苦时，我们必须直面痛苦。在我的书《你的大脑一直在倾听》（*Your Brain Is Always Listening*）中，我写到了让悲伤淹没自己、在遭遇失去的时刻任泪水流淌的重要性。[11] 当我们承认并直面痛苦时，痛苦就会开始消散。通过活在当下并意识到自己置身何处，我们更容易感到快乐和安全，并能更好地应对痛苦、减轻压力对健康的影响，还能更好地处理具有挑战性的情绪。[12]

这是我做过的一件事，以帮助自己把注意力放在当下。一连好几次，每次我坐进车里后，在启动引擎前，我都会感受一下方向盘。我会紧握住方向盘，注意我的手的位置和方向盘边缘的压模材料。在开车前花上20～30秒的时间这样做，这是一种"放慢生活节奏"的练习，能让我把自己"锚定"在当下。通过观察自己的手和自己的呼吸，我全身心聚焦在当下。

在匆忙的生活中，谁不需要提醒自己紧握住方向盘或者闻闻玫瑰花香呢？当我们选择细细感受我们周围的世界，比如闻一闻刚从烘干机里拿出来的干净衣服的怡人的气味，或慢慢品尝食物的丰富味道，我们就刷新了自己的感官体验。

活在当下意味着不要对未来感到忧虑，忧虑未来会使你每天甚至周日都快乐不起来。忧虑可能是许多人的第二天性，可是我们中的大多数人都没有意识到自己总是在忧心忡忡。研究表明，快乐的人比不快乐的人更少感到忧虑。[13]

步骤7：消除消极思想，保持积极乐观

尽管我们想要积极乐观地思考，我们的大脑却喜欢在消极的领地安营扎寨，我称它为"荒地"。在我行医的早期，我治疗过很多发牢骚诉说内心深处黑暗而消极的想法的患者，他们就像开启了自动驾驶模式一般，自动地倾吐他们的消极想法。

当我回到家，看见厨房里蚂蚁成灾时，我想起了这些自发产生的消极想法。这些小生物从电灯插座和地板与墙壁之间的缝隙里爬出来，爬得到处都是。食品储藏室里也有蚂蚁，它们正往麦片盒里钻。"亚蒙家的食物很好"这个消息已经在一个相当大的蚁群里传开了。

我曾经依靠一种叫作"记忆术"的方法顺利完成了医学院的学业。这种记忆技巧是一种在大脑中保存和检索特定事实或大量信息的方法。帮助记忆的东西可以是一个简单的语句，比如"1492年哥伦布航行在蓝色的大海上"，也可以是一个首字母缩略词，即用你想记住的每个单词的首字母组成一个新词。因此，我在心里反复琢磨着"自发的消极想法"（automatic negative thoughts）这个概念，然后我想到了一个完美的首字母缩略词，那就是ANT！这个词不仅符合当天我回到家看到蚂蚁成灾的情境，而且我清楚我的患者们的大脑里消极的想法也泛滥成灾。

对此做了一些思考之后，我将喜欢侵扰大脑的消极想法分为如下9种类型，这些消极想法就像厨房里出现的蚂蚁一样。

类型 1：全有或全无的"蚂蚁"。这些"蚂蚁"在你的大脑里四处爬行，当你认为一切都非常完美或一切都完蛋了的时候，它们随时准备扑上来。对于全有或全无的"蚂蚁"来说，没有处于中间的灰色地带。它们让你看待事情要么全好要么全坏，而通常是觉得全坏。它们体现在频率副词的使用上，如"总是"和"永远不"：我总是把事情搞砸……我永远都减不了肥……我无法约束自己……我永远都做不到戒掉巧克力。在新冠疫情期间，我接诊过很多具有"全有或全无"自发消极想法的患者。他们百分之百确信我们都会感染上病毒并死去。脑中存在全有或全无的"蚂蚁"最常见的大脑类型是冲动型和执着型。

类型 2：比别人差的"蚂蚁"。具有这类自发消极想法的人不断地拿自己与别人比较，并认为自己很失败。比别人差的"蚂蚁"喜欢伤害你的自尊心，它们总是提醒你，你没有并且永远也不会达到别人的标准，这会让你觉得自己不如朋友们和与你熟识的人。脑中充满比别人差的"蚂蚁"的人确信自己永远无法把事情做好或成为一个优秀的人。他们给自己施加不切实际的期望以及压力，却没有意识到他们的朋友也有与他们一样的问题和不安全感。脑中存在比别人差的"蚂蚁"最常见的大脑类型是敏感型和谨慎型。

类型 3：关注消极面的"蚂蚁"。这些"蚂蚁"在任何情况下都能特意看到不好的那一面。它们的眼睛喜欢盯着错误和问题，会告诉你你再也找不到工作了，或者永远无法搬出父母的地下室。这类想法会让你觉得无法掌控自己的行动或行为。例如，脑中爬满关注消极面的"蚂蚁"的人相信新冠疫情将他们的梦想和雄心付之一炬。他们是那种如果得知自己获得一笔意外的遗产时，会抱怨必须要缴纳税费的人。脑中存在关注消极面的"蚂蚁"最常见的大脑类型是敏感型。

类型 4：内疚型"蚂蚁"。这类"蚂蚁"总是使用"应该""必须""应当"或"不得不"这些词。脑中有这些"蚂蚁"的人会因自己从来没有达到标

> **30 天幸福挑战参与者感言**
>
> 因为我不快乐，我倾向于凡事先看到消极面而不是积极面。过去的这一周，我试着从相反的角度看待事情。现在这对我来说是一种挑战，不过我希望这很快成为我的第二天性。
>
> ——AC

准、从没有在关键时刻成功过或者年轻时放荡不羁而感到极度内疚。他们对自己的过去感到内疚，很容易想起自己的疏忽、错误的决定和说过的蠢话。他们会反复回想从父母和权威人士那里听到的一长串缺点。脑中有内疚型"蚂蚁"最常见的大脑类型是敏感型和谨慎型。

类型 5：标签型"蚂蚁"。 当你称自己是失败者或者告诉你的孩子他是一个难管教的顽劣小孩时，你的大脑里就有一只标签型"蚂蚁"。用贬义词给自己或他人贴上标签造成的问题是，你把他们归为一个群体而无法将他们视为活生生的人。而且，标签有可能成为自证预言。脑中有标签型"蚂蚁"最常见的大脑类型是所有大脑类型。

类型 6：预测型"蚂蚁"。 这是一种"红色""蚂蚁"，是非常有害的"蚂蚁"。这些"蚂蚁"在任何情况下都做出最坏的预测，从而让情况变得更糟糕。这些"蚂蚁"聚集在一起，就摇身变成了"四眼天鸡"①。当意想不到的事情发生时，预测型"蚂蚁"喜欢做出可怕的预测：你胸前的痣是黑色素瘤，或者汽车引擎发出的古怪声音意味着需要进行彻底更换。脑中有预测型"蚂蚁"最常见的大脑类型是敏感型和谨慎型。

类型 7：会读心术的"蚂蚁"。 脑中有这些"红色""蚂蚁"的人确信自己能够洞察别人的想法，并完全清楚那个人对他们的评价，比如认为他们是多么愚蠢。但就像你无法洞察别人的想法一样，别人也无法洞察你的想法。脑中有会读心术的"蚂蚁"最常见的大脑类型是所有大脑类型。

类型 8："要是……我就会更快乐"型"蚂蚁"。 这些"蚂蚁"喜欢否定过去、期冀未来。他们往往会沉湎于悔恨之中，一再用"要是……"作为自己没有过上想要的生活的借口。要是有更多的钱就好了……要是再瘦一点就好了……要是没嫁给这个懒汉就好了……生活在过去之中就是在原地打转，因为你无法做任何事情来改变已经发生了的事情。如果你认为当有"新"的事情发生时你会变得更快乐，比如获得晋升、搬进更大的房子或结婚，这只会阻碍你寻找现在就快乐起来

---

① 美国动画电影《四眼天鸡》中的主角，是一只胆小的小鸡，它被一颗橡果意外砸中，就恐慌地认为天要塌了。——译者注

的方法。脑中有"要是……我就会更快乐"型"蚂蚁"最常见的大脑类型是所有大脑类型。

类型 9：责怪型"蚂蚁"。近年来，一种"受害者心态"开始弥漫，并成为一种真实存在的现象。拥有"受害者心态"意味着你把困难或挫折归咎于身边的人或环境。一些人紧紧抓住这些"蚂蚁"，因为他们喜欢别人为他们感到难过或作为受害者而受到关注。在所有类型的"蚂蚁"中，这种"蚂蚁"也是最有害的，因为责怪别人往往导致你对自己的人生不承担任何责任或只承担很小的责任。既然你认为自己是别人错误行为的受害者，那么你会觉得无力改变自己的行为。脑中有责怪型"蚂蚁"的最常见的大脑类型是所有大脑类型。

大多数人并不知道，积极想法和消极想法会导致大脑释放不同的化学物质。每当你产生一个愉快的想法、一个好主意或一种爱的感觉时，你的大脑就会释放与幸福感有关的化学物质，如多巴胺、5-羟色胺、内啡肽，这些化学物质能使身体放松下来。每当你产生一个消极的想法时，大脑就会释放一些化学物质或者大脑中某些化学物质的水平会降低，导致你感到生气、悲伤或极度焦虑。应激激素皮质醇（危险分子）和肾上腺素的释放，以及让人感觉良好的神经递质（多巴胺和 5-羟色胺）的消耗，会改变身体的化学组成和大脑关注的焦点。这会导致你感到不幸福。

当消极想法缠住你时，你很难登上幸福的阶梯。当然，人生充满了难题、伤心事和失望。在你的私生活和工作上都会发生糟糕的事情，比如关系破裂，朋友和家人去世。因失去而悲伤很重要，比如我为失去父亲而悲伤，当你给自己时间和空间去这样做时，你能够更好地处理悲伤情绪。要意识到，你可能需要几周或几个月的时间才能恢复往日的快乐。

你能控制的是你如何应对自己遭遇的坏事情。质疑自己的想法，建立更积极乐观的态度。

> 亚蒙博士的
> 幸福配方

消除消极想法的方法

思想有着十分强大的力量，会引起身体反应、情感反应和身体内的化学反应，不过事实是，你不必相信自己的每一个想法，尤其是消极的想法。

这些年来，我经常说我们应该将这个观念教给每个小孩子，我在我的畅销书《长鼻子队长和超能力问题》(Captain Snout and the Super Power Questions)中就是这么做的。长鼻子队长鼓励孩子们采用更积极乐观的态度过上一种更快乐、更健康的生活。"不要让蚂蚁们偷走你的幸福！"这是长鼻子队长在这本有趣且鼓舞人心的书中响亮而清楚地说出来的话，这本书讲述了怎样不受消极思维的影响而积极乐观地生活。长鼻子队长说我们可以采用他的超能力来克服困难，也变得英勇无畏！长鼻子队长教孩子们这样做：通过对自己的想法提出疑问来消除消极的想法；采取积极的态度，提高整体幸福感；克服自发的消极想法。

你应该在生活中同这些"蚂蚁"较量的另一个理由是，如果你沉浸在消极的想法中，你的记忆力就会下降，随着你年龄的增长尤为如此。这是我根据英国伦敦大学学院 2020 年的一项研究得出的一个结论，该研究表明，"重复性消极思维"与认知功能衰退之间存在相关性。研究者发现，展示出更高水平重复性消极思维模式的人，其认知能力，包括记忆能力和思维能力，出现了更明显、更易察觉到的下降。"我们的思维会对我们的身体健康产生生物学上的影响，这种影响可能是正面的，也可能是负面的，"该研究的合著者盖尔·切特拉特（Gael Chételat）博士说，"关爱自己的心理健康……不仅对短期的健康状况和幸福很重要，还能决定你是否最终有患上痴呆的风险。"这与我多年来一直在说的观点一致。[14]

在应对"蚂蚁"和消极思维时，有效的进攻就是最好的防御。这就是为何让你的思维形成积极偏差能够对大脑关注消极面的倾向产生抵消作用。

每当你感到悲伤、愤怒、紧张或失去控制时，将你的想法写下来，问问自己这是不是真的。想要杀死"蚂蚁"，就将你的消极想法写下来，判断它们是哪一类"蚂蚁"，并通过询问自己 5 个问题来质疑它们，这 5 个问题是我从我的朋友、作家拜伦·凯蒂（Byron Katie）那里学来的：[15]

1. 这是真的吗？
2. 这是百分之百绝对真实的吗？
3. 当你相信这个想法时，你有什么感觉？
4. 如果你没有这样的想法，你会感觉怎样？
5. 换成一种与之截然相反的想法，问自己这个相反的想法是不是真的，有没有证据证明这是真的。

举一个例子，"蚂蚁"是没有人喜欢我。"蚂蚁"类型是全有或全无的"蚂蚁"。我会询问自己 5 个问题，并且做出如下思考：

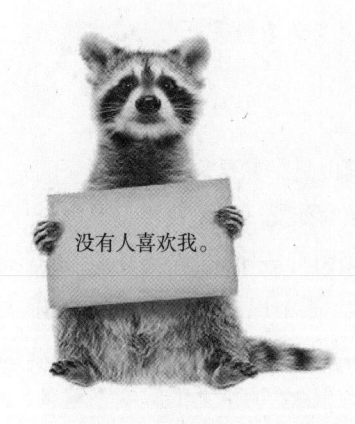

1. 这是真的吗？是的。
2. 这是百分之百绝对真实的吗？嗯，也许我母亲喜欢我。
3. 当你相信这个想法时，你有什么感觉？难过，害怕我将孤独地度过余生，没有朋友，也没有爱人。
4. 如果你没有这样的想法，你会感觉怎样？会更快乐，并会更开放地与人交往、与他人建立良好关系。我会更自信，自我感觉会更好。
5. 换成一种与之截然相反的想法，问自己这个相反的想法是不是真的。有些人喜欢我。有没有证据证明这是真的？我的同事邀请我和他们共进午餐。如果他们想要我离远点，他们是不会这么做的。当我遛狗的时候，我的邻居停下来和我说话。他本可以不打招呼就从我身边走过去，可是他主动开始了交谈。

仔细想一想这个新想法：有些人喜欢我。

某次我与一个患者交谈时,她说:"你知道,我们探讨了要杀死'蚂蚁'并重塑思维模式。有时我问自己,'等等,我怎么知道那个小小的声音不是我应该去倾听的直觉的声音?'你知道那个'听从直觉'理论吗?"

我回答她:"这个问题问得很好,什么时候该听从大脑的声音呢?可以问问自己,你的想法对你有益还是有害。它们会帮助你实现身为母亲、妻子、朋友、女商人的目标,还是在伤害你?你的想法带给你的是快乐、平静和安全感,还是悲伤、悔恨和沮丧?保留那些对你有益的想法,质疑那些让你痛苦的想法。"

步骤8:找到生活中的乐趣,多笑笑

想给你的生活注入一点正能量吗?那么多笑笑。每当你笑时,你的大脑就会释放与幸福感有关的化学物质,如多巴胺、催产素和内啡肽,同时应激激素皮质醇的水平会降低。开怀大笑就像是一种药,能改变大脑中的化学物质,让你感觉更快乐,并且这几乎是瞬间发生的。

然而,当今时代笑声非常稀缺,尤其是随着年纪越来越大,我们变得不爱笑。《认真对待幽默》(Humor, Seriously)一书的两位作者珍妮弗·阿克(Jennifer Aaker)和娜奥米·巴格多纳斯(Naomi Bagdonas)声称:"集体丧失幽默感是困扰着各国国民和组织机构的严重问题。"她们指出,一项涉及166个国家中140万人的盖洛普民意调查显示,我们每天大笑或微笑的频率在23岁左右开始急剧下降。[16] 这就解释了为何成年人每天平均笑4.2次,这与儿童的咯咯笑、轻声笑和一阵阵大笑相比微乎其微。儿童每天平均笑300次。

那么,笑是什么?它又是如何发生的呢?笑能表达情感,如高兴、喜悦,或者表达轻蔑,如讥笑,亦或者是爆发性的笑声。

这个定义所缺少的是笑的起源,那就是大脑。我们知道左脑负责解释语言的意义,包括笑话。右脑负责识别是什么让笑话、观察结果或情境变得有趣。大脑前额叶负责情绪反应,可是不要忘了,当我们观看滑稽电影或电视情景喜剧时,基底神经节,也就是大脑中负责整合动作与情绪的区域会变得活跃。这些区域导致我们产生了笑的身体动作。

笑对身心健康非常有益。洛马林达大学（Loma Linda University）的一项关于笑的作用的研究表明，嬉笑和欢笑能导致身体的镇痛药内啡肽获得释放、血压开始降低。[17] 正如俗话所说的，笑是最好的良药，马克·吐温说过一句名言："幽默是人类最大的福祉。"

那么，怎样才能多笑笑呢？笑是会传染的，所以如果你能和朋友一起去电影院看喜剧片、去当地的喜剧俱乐部，或者去看一场现场演出的滑稽戏剧，那就去吧。如果人们在一起欢笑，彼此之间就会建立一种纽带，这会使你更有可能表达自己的真实感受，这对你的生活也有积极的影响。

在《认真对待幽默》一书中，阿克和巴格多纳斯写道，发挥幽默感逗别人笑同样也是有益的，会使我们显得更聪明，有助于加深人与人之间的关系，提高创造力，增强韧性。那么，如果你天生没有幽默感，你如何逗别人笑呢？你可以通过练习使用两个常见的幽默元素来让谈吐变得风趣：基于事实、出乎意料。

我经常在临床实践中以及我的书和公共电视节目中运用这两个幽默原则。这样做使我能够以一种有利于人们理解和记忆的方式传递复杂的信息。例如，以下是我在公共电视节目《改变你的大脑，治愈你的心灵》（Change Your Brain, Heal Your Mind）中说的话。

我告诉观众，这是我第 14 次做关于大脑的公共电视节目，无论我走到全国哪个地方，人们都告诉我，我的节目是如何改变了他们的生活。所以我举了以下几个例子：

最近一次散步时，我看见一对夫妇朝我跑来。那位妻子认出了我，说："嘿，您就是那位脑科医生。我们在这里跑步是因为你的缘故。我丈夫不听我的，可是他听你的！"

我还遇到过一位空姐，她告诉我，自从看了我的节目后，她把体重减掉了 14 千克，并且再也不抑郁了，因为她完全改变了饮食习惯，还让她的丈夫和孩子们与她一起散步。

我还遇到过一位斯坦福大学的教授，他告诉我，因为看了我的节目，他彻底戒酒了，现在他每天醒来时都感觉精神饱满。

不过我最喜欢的故事是关于一个87岁的老妇人的，她告诉我，她在看了我的节目后重新开始了约会，因为她意识到孤独对她的大脑没有好处。她笑着告诉我，她最近在网上遇到了一个很不错的80岁老头，他们正在享受一段极其愉快的时光。我不知是否可以把她称为"祖母级熟女"。

我说出"祖母级熟女"后，观众席爆发出一阵哄笑声。我说的话都是基于事实，不过我插进了一些出人意料的东西，让观众愣了一会儿才恍然大悟。通过逗他们笑，我自己的大脑释放出几种让人感觉良好的神经递质，这让我在同一时刻也感到很快乐。

步骤9：在一天结束的时候问自己："今天哪些事情进展顺利？"

我已经描述了我是如何在自己的生活中使用这个积极偏差训练的，特别是在我父亲去世的那天。你不必等到倒头睡下时才去问自己哪些事情进展顺利。这是一个很好的练习，任何家庭都可以在围坐在餐桌旁时做这个练习，亚蒙家就是这么做的。

吃晚餐时，我们会谈论有哪些事情进展顺利。我建议每个家庭都这样做。每天找固定的时间，展望这一天向着积极的方向发展，并通过回顾哪些事情进展顺利来给这一天画个圆满的句号。

每天我总能发现进展顺利的事情，你也可以，即使是在艰难时期。去发现当天所发生的好事情能训练你的大脑去发现类似于美国有线体育电视网播出的"每日集锦"一样的开心片段。不管这些片段是令人惊叹的、精彩的、一般的还是平淡无奇的，它们都属于你。想想发生在自己身上的好事会让你晚上的梦境更美好，这有助于让你睡得更香，心情更愉悦，精力更充沛，脸上充满笑容。当你带着好心情入睡，你睡醒时心情也会很好，并有充分的准备以积极的态度迎接新的一天。

> 亚蒙博士的
> 幸福配方

TLC 方法总会帮到你

为什么有些人能渡过最糟糕的困境，而另一些人却在其中挣扎？我无法告诉你，具体有多少患者曾经坐在我的诊所里或者通过视频聊天，向我诉说他们有多么绝望。研究者们发现，在艰难困苦的处境下，无法渡过难关的人通常会相信三点：这种处境是永久性的；这种处境是全世界范围的；他们无法控制这种局面。

当你感到紧张和焦虑时，除了使用积极心理干预或安全抚摸技巧，还可以尝试用另一种方法来转换思维方式，使你对未来充满希望。这种方法被称为 TLC：这种处境是暂时的（temporary）；这种处境只在局部（local）发生；你对局面有一定的控制力（control）。

你可以通过引导自己思考那些暂时的、发生于局部的、在你掌控之下的事情来练习 TLC，以提高自己的韧性，让自己能够应对生活中的任何重大问题。

第 13 章
如何营造幸福的关系

> 不礼貌的言行是愚蠢的。用不必要的、故意的不文明行为来与人结怨，就如同放火烧掉自己的房子一般疯狂。
>
> —— 哲学家叔本华

2021 年，我接到了劳拉·克利里的电话，她就是我在前面介绍过的那位喜剧演员。她和她的作曲家丈夫斯蒂芬·希尔顿，也是她的社交媒体合作伙伴，吵了一架。或者说，就像劳拉的帖子里说的那样，是"大吵了一架，一场可怕的争吵"，他们想要我为他们提供婚姻咨询。当时我并没有料到这对夫妇把我们几乎全部的对话发布到了社交媒体上，吸引了数百万浏览量，引发了数千条评论。我很高兴他们这么做了。在亚蒙诊所，我们看到人际关系出问题的人数急剧增加。我相信在美国还有数百万对夫妻需要接受关系疗法，我很高兴他们能有机会倾听我为劳拉和斯蒂芬提供的咨询并从中学习。

那么，到底是什么引发了他们剧烈的争吵呢？

一天晚上，斯蒂芬连跑带颠地冲进卧室，当时怀孕 7 个月的劳拉已经上床休息了，他兴奋地问了她一些与工作有关的事情。

这听起来是小事一桩，可是有时候，时机决定一切。这一次就是这样。劳拉是个早起的人，早早地上床休息，而斯蒂芬却是个夜猫子，晚上正是他感到精力最充沛、最有创造力，处于最佳工作状态的时候。

"本来你和我分享工作上的事是很棒的一件事，"在心理咨询期间，劳拉说，"可你是在晚上9点半来到床前问'我要怎么做呢'，然后激动万分地讲工作上的事情。我感觉很糟糕，因为我希望我也能一样地兴奋，但我做不到。所以我们就发生了愚蠢的争吵。"

对斯蒂芬来说，劳拉认为他的夜间兴奋会造成两人矛盾的想法使他感到意外。"在你说出来之前，我甚至没有意识到自己在这么做。"他说。

从根本上说，这是昼夜节律，即自然的睡眠觉醒周期不一致的情况，我治疗过的很多对夫妻都存在这种问题。我给患者们的建议是另外安排时间来讨论工作和其他重要的话题，这也是我给劳拉和斯蒂芬的建议。他们需要选择一个彼此都感觉有效率、有创造力的时间来进行这些对话。

"这是个好主意，"劳拉说，"因为晚上谈论这些让我感到焦虑不安，我就会睡不好觉。"

通过照顾到各自的昼夜节律，斯蒂芬就不会因为妻子对他的深夜头脑风暴似乎不感兴趣而感到沮丧，劳拉也能睡得更好，他们两人都会更快乐，夫妻关系也会更和谐。

正如他们的争吵所表明的，一段关系能够激发出我们最好的一面，也可能让我们陷入痛苦。积极的关系让我们感到被爱、安全和满足，而问题重重的关系则会带来焦虑、压力和不幸福。社会关系对你的整体满足感和幸福感有多重要呢？大量的研究指出，健康的人际关系是幸福生活最重要的因素。脑成像研究表明，增进人际关系的和谐能够改善抑郁症患者的大脑功能，[1] 优化大脑，提高幸福感。

我将提供一套基于脑科学的方案，帮助你与你生命中重要的人建立更幸福的关系。这些经过临床验证的策略以人际心理治疗为基础，人际心理治疗已被证明能够缓解抑郁、焦虑和紧张感，并能提高婚姻满意度。《美国精神病学杂志》上刊发的一项 Meta 分析① 纳入了涉及 11 434 名被试的 90 项关于人际心理治疗的研究，研究者发现人际心理治疗可有效预防抑郁症的新发与复发，此外还能缓解焦虑症和进食障碍的症状。² 人际心理治疗对其他能偷走你的幸福的心理健康问题也有一定疗效。

为了方便我的患者记住这些基本的人际关系准则，我创立了第 4 章中提到的 RELATING 策略。我在我写的书《快速改善心情并保持下去》(*Feel Better Fast and Make It Last*)中介绍了这些策略，³ 而下面，我会详细介绍针对不同的大脑类型该如何运用这些策略。在对数千对接受婚姻疗法的夫妻实施了大脑扫描后，已经非常清楚的一点是，大脑类型是导致一段关系融洽或破裂最容易被忽略的原因之一。例如，拥有平衡型大脑的人通常能很好地贯彻执行这些策略。拥有其他大脑类型的人在执行某些策略时会面临更多挑战。了解你和你所爱之人的大脑类型有助于你辨明方向，抵达一段更幸福的关系，并且，这对于一对夫妻接受婚姻疗法后成功修复关系和执行 RELATING 策略至关重要。

R 代表负责

在短片《为什么要快乐》中⁴，丹尼斯·普拉格认为保持快乐是我们的责任，因为这能增进人际关系的和谐，使我们所爱之人的生活变得更美好。

> 在任何时候，无论你感到多么不快乐，你都可以，也必须对如何表现做出决定。我们可能无法自由地控制自己是感到悲伤还是快乐，可是我们能够自由地控制我们是否向别人展露愉快的表情……
> 无论我们感受如何，我们都有能力控制自己该怎么表现。我可以证明这一点。想象一下，某个人正在向伴侣表达痛苦的情绪，这时有陌生人来到了门口。你注意到这个人会多么友好地对待陌生人吗？他如何能

---

① 针对同一科学问题的研究结果进行对比和综合的一种统计学方法，常用于系统综述中的定量合并分析。——编者注

够在一瞬间从向伴侣发泄糟糕的情绪转变为礼貌对待站在门口的陌生人？显然，我们可以控制自己的情绪。

正如我告诉劳拉和斯蒂芬的那样，当你认可为了你生命中的其他人保持快乐是你的道德义务时，你就会更积极主动地去经营自己的人际关系，使关系变得更牢固。在人际关系中承担责任并不意味着揽下所有的过错，或者假装一切都很美好。这是指你对关系中发生的任何事情做出反应的能力，以及你主动负责地为任何存在的问题寻找积极的解决方案的能力。以下是承担责任该有的样子：

我希望能找到解决我们所面临的这个问题的办法，这样我们就不会陷入一种消极的模式。

我能学会表达不同意见的更好方法，而不是让意见不一升级为伤感情的争吵。

我有责任在小问题变成大问题之前以一种明智的方式将其解决。

该为我的情绪和态度负责的是我自己，而不是我的伴侣。

为关系负责有助于你避免做出推卸责任的行为，许多向我寻求咨询的夫妻都有互相指责、埋怨的问题。他们扮演无助的受害者，这导致他们在生活中丧失了培育爱的力量。例如，当一个人将自己的幸福置于伴侣的掌控中时，就会加剧自己的痛苦、焦虑、抑郁、怨恨、无助和绝望。根据婚姻治疗研究者约翰·戈特曼（John Gottman）[①]博士的说法，指责对婚姻关系非常有害，指责与蔑视、批评、防御和阻碍对方发表意见等都属于预示离婚的最具破坏性的因素。[5]

要将这个观念付诸行动，请拿出一张纸，然后回答以下 3 个问题，这样你就能够在最亲密的关系中开始承担更多的责任：

[①] 美国华盛顿大学心理学名誉教授、西雅图人际关系研究所所长，从事家庭关系方面的研究长达 50 多年，是世界知名的婚恋关系、人际关系研究专家，被誉为"婚姻教皇"。著有《幸福的婚姻》《幸福的家庭》《爱的沟通》《幸福婚姻的 10 大敌人》《爱的博弈》《当婚姻中有了孩子》等婚姻宝典。以上著作的中文简体字版已由湛庐引进，浙江科学技术出版社等机构出版。——编者注

1. 今天我能为改善关系做的小事是什么？
2. 我最后一次因为某件事责怪我的爱人、家人或朋友是什么时候呢？之所以产生那个问题，我有什么责任？我原本应该以何种不同的方式处理那种情况？
3. 今天我能做些什么来改善心情，以便对他人产生更积极的影响？

E 代表共情

我建议劳拉和斯蒂芬尊重彼此不同的昼夜节律，这是培养共情能力，即人类感受他人感受的能力的一个方法。如果斯蒂芬能够感受到劳拉的大脑晚间状态，明白她很累、需要休息，他就不会在那个时候期待她提出令人兴奋的主意了。

这个方法是根据大脑中的镜像神经元开发的，镜像神经元是由意大利的3位神经科学家在20世纪90年代末发现的。这些神经元帮助我们"读懂"他人的所思所想，并使我们倾向于模仿某些行为，比如我们看见别人打哈欠时也会打哈欠，或者当别人发笑时也跟着笑起来。

共情是建立幸福关系的秘诀之一。拥有敏感型大脑的人尤其善解人意，能够设身处地为他人着想。当你和一个拥有不同大脑类型的人谈恋爱时，共情能力就变得更为重要了。举个例子，假设你拥有冲动型大脑，喜欢凭一时心血来潮去冒险，而你的恋人拥有执着型大脑，喜欢按常规做事。当你在最后一分钟决定来一场周末旅行时，这可能会让你心爱的人感到苦恼。而如果每次你示意赶紧做某事时，对方都不让你这么做，这又会让你感到沮丧。培养共情能力有助于你解决这些差异问题。

你怎样才能激活这些镜像神经元，让自己更加感同身受地理解所爱之人呢？以下是一些方法。

方法1：了解你所爱之人的大脑类型。 鼓励你所爱的人参加大脑类型测试，这样你就更深入地了解他们的大脑是如何运转的。

方法 2：写下能让你所爱之人感到快乐的事情。他们是喜欢冲动行事、和朋友一起出去玩、按常规做事还是在家里享受浪漫的晚餐？经常看看你列的清单，提醒自己什么事情能给他们带来快乐。

方法 3：写下让你所爱之人感到不快乐的事情。是什么事情会让他们感到恼怒、紧张、难过或焦虑不安？当你能意识到是什么事引发了这些情绪反应，你就不会去做这些事了。

方法 4：努力从你伴侣的角度考虑问题。在你说某句话或做某件事之前，先从他们的角度考虑一下。如果你们发生争执，请听听他们的观点，并花点儿时间真正试着去理解他们心里在想什么。（参见下文关于倾听的内容。）

方法 5：模仿你的伴侣。观察他们的身体语言，并采取同样的姿势。他们是身体前倾、凝视着你的眼睛还是依偎着你？当你模仿他们的动作时，你就建立了一种彼此间的纽带。

L 代表倾听和良好的沟通技巧

良好的沟通对于幸福的关系起着至关重要的作用。反过来说，糟糕的沟通方式则会毁掉一段关系，哪怕两个人彼此相爱。作为一名精神科医生，我见过下列非常糟糕的倾听习惯，包括：专注于自己接下来想说什么，而不是倾听对方说话；打断对方的话；缺乏语言或表情的反馈；心不在焉；缺乏目光接触；做白日梦；催促正在说话的人；在对方还未说完时结束交谈。

每当我注意到我提供咨询的夫妻有这些问题时，我就鼓励他们积极倾听，这是婚姻咨询师们学到的一种促进交流的技巧。积极倾听有助于夫妻双方建立信任感和更为亲密的关系，使彼此感觉被对方关注和倾听，达到对彼此真正的理解。

以下是将积极倾听付诸实践的 7 个策略。

策略 1：给予反馈，表明你在倾听。比如微笑，默默地点头，身体前倾，或者说"我明白""我理解"或"没错"。

策略 2：留出沉默的时间。当对方停止说话时，不要立马说话，要有耐心保持沉默，让对方慢慢说。

策略 3：重复对方说过的话。比如说："为了确保我的理解无误，你是说……"或"所以你的意思是……？"

策略 4：保持中立，不带偏见。等到对方讲完再发表你的观点。

策略 5：请求对方阐明。比如，"请说得更明白些，你是这个意思吗？"

策略 6：问开放式问题。这样能让说话者充分阐明自己的想法。

策略 7：概括谈话内容。结束谈话时，对讨论过的内容做概括总结。

请记住，对拥有某些大脑类型的人来说，某些积极倾听策略实施起来可能更具挑战性。拥有冲动型大脑的人更容易分心，所以他们在谈话过程中可能会走神。拥有执着型大脑的人更容易评头论足或提反对意见，而不是让对方讲完自己的想法。拥有谨慎型大脑的人可能是讨好者、完美主义者，或者对批评过于敏感，他们会羞于请求对方阐明，因为他们不想显示出有些东西自己不明白。而那些拥有敏感型大脑的人可能会有社交退缩的情况，所以他们可能不会产生交流所需要的语言及非语言的反馈。

不管你拥有哪种大脑类型，你都要努力改进自己在倾听方面的缺点。你的人际关系会因此变得更美好。

A 代表自我坚定

自我坚定意味着用一种坚定而合理的方式表达自己的想法和感受，而不让自己受他人情绪的影响，也不会违心地说"好"。

以下是 5 条简单的原则，能够帮助你以合理的方式坚持自己的主张，并且也谈到了从中受益最多的大脑类型。

原则 1：不要因为别人的愤怒让你不安就让步。 这一点对拥有谨慎型大脑的人来说尤其重要。容易焦虑或紧张的人更有可能为了避免冲突而同意他人的观点。这种做法通常会产生适得其反的结果，因为这让别人明白了他们可以通过欺负你来达到自己的目的。当别人的愤怒让你不安时，不要立即回应他们的请求或要求。理想的做法是，等到他们平静下来并且你的焦虑也消退了时，再积极表达自己的意见。

原则 2：直言不讳，坚持你认为正确的事情。 拥有执着型大脑的人天生擅长这一点。他们有狂热的想法和坚强的意志。拥有其他大脑类型的人可能会因为害怕冒犯他人或担心自己的观点不被接受而在说话时犹豫不决，因此应该练习明确表态并分享自己的观点。你可能会惊讶地发现，当你说出自己的想法时，别人会更积极地回应你。

原则 3：保持自我控制。 生气、刻薄或粗暴无礼不是坚定自信的表现。拥有冲动型大脑的人对冲动的控制力较差，当他们想要表现得坚定自信时，他们可能会在愤怒中无意地脱口说出不假思索的话。如果你就是这样的，那么练习用一种更克制的方式坚持自己的主张。当你感到会对某人不受控制地说话时，在脑海中想象一个大大的"停止"标志牌，然后做几次深呼吸，吸气时数到 3 或 4，呼气时数到 6 至 8。

原则 4：如果可能的话，态度要坚定而友善。 自我坚定的关键在于态度坚定，但友善也在其中发挥着作用。拥有敏感型大脑的人态度很友善，可是有可能不够坚定。拥有谨慎型大脑的人也有可能难以保持坚定的态度，因为他们想避免冲突。当你立场坚定时，这会教会别人尊重你，也有助于你尊重自己。

原则5：只有在必要的时候才要坚定。 大多数日常交流都不需要坚定。执着的人倾向于在不重要的事情上一贯地坚持自己的主张，这让他们显得控制欲很强或容易与人对立。如果你拥有执着型大脑，那就练习别去在意那些并不重要的小事。拥有谨慎型大脑的人则处于另一种极端，他们难以坚持自己的主张，因为他们害怕这样做会导致自己不招人喜爱，或者因为他们不愿发生冲突。你应在必要的时候坚持自己的观点，比如当有人试图利用你的时候、当你在工作中提出应得的晋升机会的时候，或者当你需要与家人设定界限的时候。

T代表时间

劳拉和斯蒂芬在接受咨询时分享了另一个他们爆发争吵的情境。劳拉说她想休息几天，不在社交媒体上发布内容，而斯蒂芬却反对说："成功人士从不休息。"

在电话中，劳拉说："我只是不想在社交媒体上发布内容，不想工作，只想和家人在一起。我们为此大吵了一架。"斯蒂芬对她的请求的反应让她"觉得自己是个失败者，因为我想要过圣诞节、平安夜和新年假期"。

听到这对夫妇剖析这次争吵，真是很有意思：

> 斯蒂芬：嗯，我想我没说过这个话。我甚至都没有流露过这个意思。你就这么想当然了。
>
> 劳拉：你就是这个意思。我不发布内容就让你很生气。我不想发布内容，我只想休息一下。

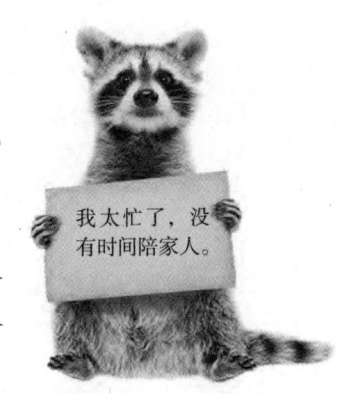

他们说到这里时我开始通过干预来引导他们。我先得让斯蒂芬意识到"成功人士从不休息"的想法是一种有害的想法，是一种全有或全无式的自发的消极想法。成功人士当然会休息，事实上，这一点很重要。我提醒他，为了拥有幸福的关系和幸福的家庭生活，他需要为此付出时间。我们不能把全部精力都投入工作中，因为这意味着我们把重要的关系忽视了。

我从我父亲身上看到了这点。他在生意上很成功，一直不停地工作。可是这意味着他没有时间陪我。所以在我成长的过程中，我们的关系并不好。直到他生命的最后几年，他才终于开始花时间和我相处，我们成了最好的朋友。

劳拉解释说，斯蒂芬最终改变了观点，同意应该休息几天，享受与家人在一起的时光。对劳拉来说，这正是她所需要的。"就从那几天开始，"她说，"我又觉得精神焕发、精力充沛了，并且十分快乐。"当你的伴侣感到快乐时，你也会更快乐。

为了拥有良好健康的关系，你必须付出我所说的"特殊时间"。新冠疫情期间，人们在家里与家人相处的时间更多了，可这不一定是高质量的珍贵时光。你们可能都在居家办公，或者辅助孩子进行在线学习，或者沉迷于刷剧，彼此之间没有真正深入的交流。你们需要做的是挤出时间来专心陪伴彼此。以下是一些建议，有助于你充分利用和所爱之人在一起的"特殊时间"：

- 定个约会时间。就像你在工作中安排会议时间一样，把约会时间记在日历上。这不仅能帮助你记住这个时间，还能增强约会在你心中的重要性。
- 出门。家里有太多使人分心的事：待洗的衣服、上网、需要修理的家具……走出家门有助于你们把注意力集中在彼此身上。
- 专注于当下。专注于此时此刻，而不是去想昨天发生的事情或担心未来可能发生的事情。
- 关掉手机。暂时不用电子设备，好让你们专注在彼此身上。
- 做你们都喜欢的事情。喜欢徒步旅行、打保龄球，还是打乒乓球（我个人的最爱）？在共同相处的时间里做点体育运动能够促进与幸福感有关的化学物质的释放，你们会更加享受在一起的时间。

- 腾出时间来浪漫一下（适用于有亲密关系的人）。亲密对于伴侣来说很重要，能引起几种让人快乐并促进感情联系的神经递质的释放。如果你的日程安排得很紧，那么为浪漫之事做好计划有助于维持牢固的亲密关系。

I 代表探究，以及纠正消极的想法

在第 12 章中，我讲述了质疑自己的想法并杀死侵扰你大脑、偷走你幸福的"蚂蚁"是何等重要。在行医的过程中，我遇到过许多夫妻，他们的脑中爬满"蚂蚁"，比如，全有或全无的"蚂蚁"：他从来不听我的。会读心术的"蚂蚁"：她一定很生我的气，因为她没有和我吻别。预测型"蚂蚁"：他就要离我而去了，因为我们吵了一架。

这些人常常完全沉浸于消极的思维模式中，以至于无意间就毁掉了自己的人际关系。每当你对关系抱有一种痛苦的想法时，把它写下来，问问自己这是不是真的。同样重要的是，每当你所爱之人说了一些话而你以消极的方式解读时，请他们解释自己真正的意思，很有可能他们根本不是那个意思。下次你对关系抱有痛苦的想法或者被爱人所说的话刺伤或激怒时，可以试试下面的方法：

- 把你的消极想法写下来。
- 问问自己这是不是真的。
- 询问爱人，请他或她解释所说的话是什么意思。积极倾听有助于避免沟通不良。
- 让对方知道你最初是如何理解他（她）的意思的。
- 共同寻找一个解决方案，以避免未来出现类似的理解错误。

> **30** 天幸福挑战
> 参与者感言
>
> 花时间陪伴他人、与他人共度时光能让我的自我感觉更好，这真是太神奇了。这可能是能做的有益于他人并让自己也快乐的最小的事！和他人分享快乐！
> ——A.M.

N 代表多关注他人身上你欣赏的优点

你可曾和不停地斗嘴、令人感到不舒服的情侣一起出去玩过？整个晚餐过程中，他们几乎在所有事情上相互指责，比如挑剔对方选择的主菜，分享故事时会翻白眼，对方"记错"某件事时会生气。看他们这样，真是难受。这些表现是不幸福关系的标志。

劳拉和斯蒂芬不属于这一类关系不幸福的夫妻，不过和大多数夫妻一样，他们偶尔也会互相批评。有时，这可能会引发一场激烈的争吵。在咨询期间，他们给我讲了另一件引起口角的事。当时斯蒂芬正在为他们 20 个月大的儿子阿尔菲做意大利面晚餐。通常是劳拉为阿尔菲做晚餐，她注意到斯蒂芬浇的酱汁量偏少，所以她加了一些酱汁。

斯蒂芬看见她做的事情后就生气了。"明明是我在做晚餐。"斯蒂芬解释说。回顾这件事时，劳拉能理解为何她的行为让她的丈夫很不高兴。"这让你觉得我认为你没有能力为他做好一顿晚餐，"她承认，"我这样做并非意味着我认为你不能胜任……"可是斯蒂芬就是这么解读的。归根到底，指出你的爱人做错了什么会挫伤对方的积极性，在你们之间制造裂痕。

正如我向劳拉和斯蒂芬解释的，即使你确实注意到你的爱人、家人或亲密朋友身上有某些你不喜欢的地方，你也不必说出来！我们都有一些古怪、疯狂、愚蠢的想法，我们不应该讲给任何人听。将这些想法大声说出来没有好处。当你有不友善或批评他人的想法时，通过询问"这合适吗？"过滤一下这些想法。我每周必须对我的患者说 5 次："没有人规定你必须将脑中所想的一切都说出来。对自己的想法进行审视，询问自己它是否有助于实现你为关系设定的目标。它能让你从这段关系中得到你想要的东西吗？假设你想要一种充满友善、关心、爱、支持和激情的关系，指出你所爱之人的缺点和短处对你实现这一目标

---

30 天幸福挑战 参与者感言

当这个世界可能会摧毁我的精神意志时，我掌握了新的方法。我的生活充满了快乐、幸福，我爱的人也爱我。我很感激您教会我如何保持快乐的心情、积极的心态和感恩之心。

——ML

没有帮助。"

如何才能获得一种更有爱的关系呢？几十年来，研究者们一直在寻找这个问题的答案。许多科学研究都指出，积极强化（positive reinforcement）是通向更幸福的婚姻的途径。通过对幸福的夫妻和不幸福的夫妻做的大量基础研究，科学家们发现，不幸福的夫妻更倾向于惩罚伴侣的坏行为而不是奖励对方表示爱的行为，他们会批评对方、打断对方的话、抱怨对方或不理睬对方。[6]这种忽视好的行为、惩罚坏行为的模式加剧了不和，造成了不幸福的婚姻，这种模式在任何亲密关系中都会产生同样的效果。

大量的研究表明，关注对方表示爱的行为并给予奖励会引发更积极的行为。[7]这被称为积极强化。几十年的科学研究证明，积极强化很有效。例如，那些对彼此做的正面评价的数量比负面评价的数量高出5倍的已婚夫妻，离婚的可能性显著降低。[8]积极强化也适用于工作关系，那些彼此之间做出正面评价的数量比负面评价的数量高出5倍的员工工作表现明显更出色。[9]在这项研究中，当正面评价与负面评价的比例超过9∶1时，反面会产生适得其反的效果。

当你开始使用这个策略时，不要期待有什么引起你关注的大动作，比如一束玫瑰、一件令人惊喜的礼物或一次浪漫的度假之旅。下面是一些对方表达爱意的微小时刻，看看你能发现吗？

- 他们为孩子做晚餐。
- 他们从食品店买回你最爱吃的食物。
- 他们给你加油鼓劲。
- 他们夸赞你的新发型。
- 他们穿上你作为生日礼物送给他们的衬衫。
- 他们为你做早餐果昔，好让你能多睡一会儿。
- 他们安排了一个家庭欢乐之夜，作为给你的一个惊喜。

G 代表宽恕和原谅

你是否心怀怨恨或不断提醒你的爱人或家人他们犯过的错误或过失？你是否一次又一次地重复同样的争论？这会毁掉你的人际关系，让你变得不幸福。科学家们发现，缺乏宽恕精神会增加精神压力，并对身心健康产生负面影响，这会使你失去快乐。[10]

对比起来，学会宽恕和原谅他人有助于让一段关系向好的方向发展，并且能很有效地治愈创伤。事实上，《幸福研究杂志》(Journal of Happiness Studies) 上刊发的研究成果表明，宽恕他人能让你立刻获得更深层次的快乐。[11] 其他研究也证实心怀宽恕能减少抑郁、焦虑和其他心理健康问题的发生，并能减少躯体疾病的发生、降低死亡率。[12]

每当我和我的患者谈论这个重要话题时，我都会将 REACH 宽恕法讲给他们听，这个方法是由弗吉尼亚联邦大学的心理学家埃弗里特·沃辛顿（Everett Worthington）发明的。[13] REACH 宽恕法的具体含义如下：

- 回忆伤害（recall the hurt）。不认为自己是受害者，也不心怀怨恨，试着这样去回忆伤害。
- 产生共情（empathize）。试着设身处地从伤害你的人的角度考虑问题。你能理解他们可能有怎样的感受吗？
- 利他的礼物（altruistic gift）。把你的宽恕作为礼物送给带给你痛苦的人。如果你很难做到这一点，想想那些宽恕了你、原谅了你所做之事的人，回想那些能让你感觉到开心。
- 承诺原谅对方（commit to the forgiveness）。与其简单地考虑原谅他人，不如更具体地把宽恕他人的决定以书面形式写下来或者公开声明原谅对方。
- 保持这颗宽恕之心（hold on to the forgiveness）。当你接触伤害你的人时，你可能会产生本能的反应，比如焦虑、愤怒或恐惧，并认为这标志着你撤回了宽恕。不是这样的。这仅仅是你的身体向你发出警告的方式。

请牢记以下建议，以帮助你将 REACH 宽恕法付诸实施。

建议一：了解你的大脑类型如何影响你宽恕的能力。拥有某些大脑类型的人很难做到宽恕他人，尤其是拥有执着型大脑的人倾向于固守过去的积怨。如果你是这类人，要承认你可能需要花更多的时间才能原谅那些伤害过你的人。容许自己按照自己的节奏来。

建议二：考虑到伤害你的人的大脑类型和大脑健康状况。他们的大脑功能是否存在异常，他们是否有心理健康问题，或者曾经患过脑震荡并给大脑留下了负面影响？当你努力去宽恕的时候，请考虑到这一点。

建议三：宽恕是一个过程。宽恕他人并不总是容易的事，也不是一步就能到位的事情。要做到宽恕某个人，你可能需要采取一些必要的步骤，而那些怨恨的感觉可能会时不时地重新袭来（拥有执着型大脑的人，我在对你们说）。每当你经历这种情绪糟糕的时刻时，好好分析一下。想想是什么触发了这些旧情绪。是昨晚睡得不好？喝酒了？没吃午餐？一项重要的工作要到最后期限了？生活中所有的起起落落都会影响到你保持宽恕之心的能力。

建议四：宽恕并不意味着你要和伤害过你的人重新建立联系。做出宽恕的行为是为了你自己。如果有人虐待过你，把他们留在你的生活中或重新邀请他们进入你的社交圈对你并不好。告诉他们，你原谅了他们，可是你不希望他们再出现在你的生活中了。

建议五：宽恕和原谅他人是力量的表现，而不是软弱的表现。宽恕和原谅他人并不意味着翻篇并让做出伤害性行为的人逃脱。

> 亚蒙博士的
> 幸福配方

驯服你的"精神恶龙"

在我的书《你的大脑一直在倾听》中，我向读者介绍了"来自过去的恶龙"的概念：这是一种内在的猛兽，它们会向你的情绪脑喷火，偷走你的幸福。[14] 如果不加以驯服，这些"恶龙"会恣意妄为，引发抑郁、焦虑和其他情绪问题。我们的脑中都有"恶龙",你有,你的爱人有,你的老板、同事、朋友、父母、兄弟姐妹和孩子都有。就连我也有。

你的大脑一直在倾听"来自过去的恶龙"的声音。但还不只这样,你的大脑也在倾听那些你生命中重要的人的言语和行为,而他们也倾听着他们自己脑中的"恶龙"的声音。这就是为何人际关系会变得纠葛复杂。

渐渐地,我识别出了13种"来自过去的恶龙"。

(1) 被抛弃的、隐形的或无足轻重的"恶龙":感到孤独、被忽视或觉得自己微不足道。

(2) 自惭形秽或有缺点的"恶龙":感觉自己不如别人。

(3) 焦虑的"恶龙":感到惴惴不安、被挫败。

(4) 受伤的"恶龙":因过去的伤害留下创伤。

(5) 觉得应该怎样和羞愧的"恶龙":深感内疚。

(6) 被宠坏的或享有权利的"恶龙":觉得自己比其他人特别。

(7) 有责任感的"恶龙":需要照顾他人。

(8) 愤怒的"恶龙":心怀伤痛和愤怒。

(9) 爱评判的"恶龙":由于过去受到的不公正而对他人持苛刻或批评的看法。

(10) 死亡的"恶龙":恐惧未来,觉得生活缺乏意义。

(11) 悲伤和经历了失去的"恶龙":有失落感并害怕失去。

(12) 绝望和无助的"恶龙":有深深的灰心绝望的感觉。

(13) 先辈遗传的"恶龙":受前辈们遗留问题的影响。

假设你和伴侣正在进行日常谈话,在你们都没有意识到的情况下,你说的话可能激怒了对方的"精神恶龙",突然之间,你伴侣的"恶龙"咆哮起来,向你的"恶龙"挑衅。然后你的"恶龙"也向对方咆哮,转瞬间,平静的交谈变成了争吵。除非你们都驯服了脑中的"恶龙",否则即使两个人都非常在乎对方,关系也会变得不幸福。而学会识别你脑中的"恶龙"是驯服它们的第一步。

第 14 章

世界各地的幸福真谛

世界比你想象的更小，而世上的人比你想象的更美好。

——导演伯特拉姆·范芒斯特（Bertram Van Munster）

你有没有在迪士尼游乐园玩过"小小世界"？"小小世界"至今仍是迪士尼最受欢迎的项目之一，也是我的最爱之一。在我的孩子们小的时候，我和他们每个人都一起愉快地体验过驾船的乐趣，后来我也陪孙辈们玩过。我最近一次玩"小小世界"项目是在新冠疫情暴发前，当时我在陪外孙女黑雯玩。黑雯是一个活泼、外向的小女孩，性格就像她的妈妈。在 10 分钟的游船之旅中，黑雯又惊奇又欢喜，她四处张望，指着那些看起来很开心的唱歌娃娃。

我还记得我第一次乘坐这种游船进行游览的场景，那年我 12 岁，它当时被宣传为"有史以来最快乐的航行"。游船蜿蜒而行，缓慢地驶过五彩缤纷的音频电子动画娃娃，它们穿着世界各地不同国家的代表性民族服装，用高亢的童声一起唱着同一首歌。

在游船之旅快到终点时，他们用不同的语言欢唱那首容易上口却单调乏味的歌曲，营造一种全球和谐的愿景。你知道我在说哪首歌，"大家常欢笑，眼泪不会掉……这是一个小小世界"。

现在我都无法将这首歌从脑海中抹去！也许你也在咬牙切齿，因为《小小世界》(It's a Small World)这首歌现在就在你的脑中回旋。并不只你一个人是这样。贾森·理查兹（Jason Richards）在《大西洋月刊》上写道："没有哪首歌能像这首歌唱全球团结的主题乐园赞歌那样让人难以忍受了。"他称这首歌为"有史以来最烦人的歌曲"。[1]

你也许好奇，为什么某些歌曲会深入脑海中挥之不去？那是因为它们是"耳朵虫"（earworms），这是一个世纪前德国人创造的词（德语是 ohrwurm）。这个概念解释了为何像《小小世界》、《Y. M. C. A.》和《一定要相信》(Don't Stop Believin')这样的歌曲会在多达98%的欧美人的脑中没完没了地循环播放。[2]

科学家们给这种现象取了别的名称：黏着音乐综合征和音乐想象性重复（Stucktune Syndrome and musical imagery repitition）。达特茅斯学院的研究者们发现，听歌时，他们的左侧初级听皮质，也就是与听觉和处理声音信息有关的脑区被激活。当响起一首歌时，这一脑区也会被激活，这表明"耳朵虫"可能是由听皮质的记忆机制"喂养"的。[3]

该如何治疗呢？除了挺过去，你能做的不多。荷兰格罗宁根市伦蒂斯精神病学研究所心理健康与孤独症部门的研究者们表示，大声地唱这首歌（投入）或专注于另一项活动（分心）有可能阻止这首歌在你脑中重复播放。[4]

一般说来，努力抗拒脑中烦人的歌曲往往不如被动地接受它有效。

然而，身为迪士尼超级粉丝的演员约翰·斯塔莫斯（John Stamos）在他的社交媒体账号上发布了《小小世界》的歌词。斯塔莫斯写道，这首歌的歌词安慰着我们，"尽管我们被地理、语言、文化和政治的高山和海洋隔开，但照耀我们这里的同一轮月亮和太阳也照耀着意大利、西班牙以及世界上其他任何地方。"[5]

尽管迪士尼做了尝试，但幸福并不是千篇一律的。"告诉我，你是如何定义幸福的；我就能告诉你，你是怎样的人。"英国研究者哈里·沃克（Harry Walker）和伊萨·卡维德基亚（Iza Kavedžija）宣称。[6] 他们指出，根据人们定义、衡量和追求幸福的方式可以看出他们的生活方式和价值观。

在其他国家，什么能给人带来快乐？你如何把他们增进幸福的习俗融入你自己的家庭生活中？为了得到一些答案，让我们登上一艘想象中的船去游览世界上的一些地方，这些地方都用一个特殊的词来表示幸福、满足和对生活的满意感。留心看看 7 个幸福秘诀是怎样出现的。

丹麦

我先从丹麦说起。根据《全球幸福指数报告》（World Happiness Report），丹麦是世界上幸福指数排名前三名的国家。丹麦人如此幸福，是因为教育和医疗是免费的，还是因为他们国家中犯罪和政治腐败的情况相对较少，或仅仅是因为丹麦人很会 hygge？[7]

hygge（发音为"hyoo-guh"）可以翻译为"舒适和满足"，涉及一种微妙但可感知的舒适的氛围或舒适度。hygge 适合丹麦阴冷的北海气候和冬季长达 17 小时的黑夜的情况，当室外又黑又冷时，hygge 是指蹲坐下来，享受温暖舒适的感觉，也许穿着睡衣裤。在冬天，丹麦人会点蜡烛，用木柴生火，盖暖和的毛毯，穿毛茸茸的拖鞋。hygge 是丹麦人思维模式的一部分，它是 3 个日常词汇的词根：hyggekrog，即读书角；hyggebukser，即舒适的裤子；hyggesokker，即羊毛袜。

丹麦人喜欢组织"hyggelig 之夜"，包括一起做晚餐，围坐在餐桌前享用一顿丰盛的晚餐，然后收拾盘子和餐具，拿出棋盘玩棋类游戏。当大雨打在屋顶上时，一个人可以蜷着身体狂看电视剧；而和朋友们悠闲地聚会时，hygge 的感觉会加强，也许是在森林里一个温暖舒适的小木屋里，小屋四周都是雪堆。

hygge 有助于人们重视生活中最重要的事。hygge 这个词起源于 16 世纪的挪威语 hugga，hugga 的意思是使舒适或安慰。这就是"拥抱"（hug）一词的由来。

2016 年左右，hygge 在美国掀起一股热潮，这源于 20 多本有关"接触你内在的丹麦人""享受温柔、抚慰人心的事物"的书籍，比如享受一杯茶和一张厚重毛毯的舒适，如同《丹麦一年》（*The Year of Living Danishly*）一书的作者、英国记者海伦·拉塞尔（Helen Russell）所说的那样。[8]

梅克·维京（Meik Wiking）写过一本书叫《关于 Hygge 的一本小书》（*The Little Book of Hygge*），此书先是在英国大受欢迎，随后于 2017 年在美国出版发行，《牛津词典》将 hygge 列为年度十大新词之一，评论家们将这本书与近藤麻理惠（Marie Kondo）的《怦然心动的人生整理魔法》（*The Life-Changing Magic of Tidying Up*）相提并论。从缅因州到马耳他再到毛里求斯，hygge 在全球范围内掀起了一股圆柱蜡烛和毛绒毯子热潮。

维京分享了一个关于 hygge 的典型故事。当时是圣诞节，他和朋友们在林中一座小木屋里玩。在雪地里走了很长一段路后，大家回到这座乡间小屋，他们穿着厚毛衣和羊毛袜，围着炉火熊熊燃烧的壁炉，啜饮着加了香料和糖的热葡萄酒。他们看着噼啪作响的炉火，回忆以前的圣诞节。维京的一位朋友被这一刻迷住了，说："没有比此刻更 hygge 的了。"所有人都点头表示同意，直到一位女士说："当然，如果屋外有暴风雪肆虐的话就更 hygge 了。"[9]

这让我想起了在纽波特比奇市关于圣诞节的一个笑话："让我们打开空调，这样我们就可以生火了。"幸运的是，并不是只有"冬季老伯"（Old Man Winter）和 3 米厚的雪堆才适合 hygge 的体验。无论何时何地，你都可以体验 hygge。以下 hygge 体验会让你变得更快乐：

- 在烛光下吃晚餐。烛光能给餐桌增添一层暖色调、别致的柔光。尽量搭配使用无毒香薰蜡烛和无香味的蜡烛。
- 喝温热的饮料。比如我做的有益于大脑健康的巧克力热饮。
- 蜷缩在沙发上读一本好书。

- 远离熙攘的人群，在大自然中漫步，穿过当地的山脉、沿着湖岸或在海滩上散步。
- 邀请朋友来家里一起做晚餐，丰盛的晚餐共享，体验 hygge！

荷兰

接下来的一站是荷兰，在人口超过 100 万的国家中，荷兰是欧盟人口最密集的国家，也是人口密度全球排名第 12 的国家。荷兰以郁金香花田、风车、奶酪集市、木鞋、多得数不清的运河和早期绘画大师的画作而闻名，荷兰人属于世界上最幸福的人之一。也许是因为他们去哪里都骑自行车，从不会堵在路上。1 800 万荷兰居民拥有 2 200 多万辆自行车，[10] 其中许多是黑色三挡变速的 "老奶奶自行车"（omafiets）。

荷兰语 gezelligheid 指的是一种包括舒适感、安逸感和亲密无间感在内的幸福感。根据语境，gezelligheid 可以被翻译为一种社交和放松的状态，也可以指舒适、欢乐和有趣。

荷兰人很爱说这个发喉音的词，他们会告诉你 gezelligheid 是不可翻译的。他们说 gezelligheid（名词形式）和 gezellig（形容词）都是指一种感觉。通常，在日常生活里看似微不足道的活动中，都可以体验到 gezelligheid。

"事情变得难以理解，因为荷兰人倾向于从 gezelligheid 的层面来评价一切事物，"《荷兰人喜欢的东西》(*Stuff Dutch People Like*) 一书的作者科琳·格斯克（Colleen Geske）写道，"一个地方可以是 gezellig，一个房间可以是 gezellig，一个人可以是 gezellig，一个夜晚也可以是 gezellig。"[11] 她说，这个词的意思是温暖舒适、新奇有趣或令人愉快，但也有与心爱的人共度的时光、与朋友的久别重逢或一般的亲友相聚的含义。gezelligheid 被称为荷兰人的幸福密码。

那么，除骑着一辆三速自行车经过风车外，我们如何把 gezellig 融入我们的生活中？尽管 gezelligheid 与 hygge 有许多相似的特征，gezelligheid 也指暖和、毛茸茸的袜子和熊熊燃烧的炉火，但这个荷兰语单词几乎可以适用于任何情境。做一些放松和让人感到满足的事情可以让人 gezellig。以下 gezellighheid 体验会让你变得更快乐：

- 从你的日程安排中抽出时间去骑自行车或坐船。在我们家附近的港口，我们可以租达菲船，这种电动船以每小时 8 000 米的速度驶过令人惊叹的海湾住宅和豪华游艇。达菲船可容纳 10 人左右，对大多数家庭来说足够了。

- 让对话流畅进行。当你和朋友或家人在一起时，不要看你的智能手机。荷兰人说"gezelligheid kent gee tijd"，意思是"舒适得忘却了时间"。不要把事情安排得那么紧凑。要在日程安排中留出些时间。

- 当你在咖啡馆和朋友见面时，要专注于此时此刻。这能使你把紧急事务抛在脑后，让你更 gezellig。

德国

德国与丹麦和荷兰接壤，德语 gemütlichkeit 是德国版的 hygge，但不同的是，gemütlichkeit 并不是以家为中心。这个冗长而拗口的词的主要意思是：拥有更健康的人际关系会让我们变得更快乐。

你可能听过 gemütlichkeit，它已经被英语吸纳，[12] 有点儿像 kindergarten（幼儿园）、angst（忧虑）、schadenfreude（幸灾乐祸）和 über（意思是在……之上，而不是那个网约车公司）。这个词来源于 gemüt 的形容词形式，gemüt 的意思是"心灵、头脑、性情和心情"。gemütlichkeit 是指一种温暖的感觉，一种轻松自在的幸福感，一种开放和热情友好的态度，以及一种强烈的舒适感。这是一种舒适感和归属感，鼓励人们赞美彼此的陪伴。[13]

gemütlichkeit 涉及和其他人一起做一些活跃的事情，比如在慕尼黑啤酒节的大型聚会上和餐桌同座一起大声唱歌，或者和朋友一起放松和消磨时光。在我 18～20 岁时，我在德国待了近 3 年，我见过许多 gemütlichkeit 的情境。德国人开门迎接他们正在等待的朋友时会说："请进，让你自己感到 gemütlich。"

那么，除德国式的开门外，我们如何把 gemütlichkeit 融入我们的生活中？以下 gemütlichkeit 体验会让你变得更快乐：

- 有意识地参与社交。我们的生活可能十分忙碌，因此安排时间与另一对夫妇或一群朋友一起做一些有趣的事情确非易事。一起上动感单车课、跳舞或者在当地的公园逛逛。
- 前往农贸市场体验 gemütlichkeit。逛摊位，随意看看新鲜的农产品，看一看自制的沐浴和美容用品，如蜂蜡润唇膏和浴盐；摸一摸手工工艺品，如陶器。
- 举行 kaffeeklatsch（咖啡会）。和许久未见的朋友一起喝喝咖啡、聊聊天。普通咖啡富含咖啡因，我不建议喝超过一杯的分量，脱咖啡因的咖啡更有益于健康。在朋友家聚会，喝草药茶、康普茶或其他健康的饮料，是叙旧的一种好方式。

挪威

另一个在斯堪的纳维亚半岛的国家挪威也有自己版本的 hygge。挪威人有一个词叫 friluftsliv，意思是不管多么寒冷的天气，都要在户外欢度时光。挪威人不会穿着睡衣裤和拖鞋围聚在耀眼的炉火旁，他们相信，在户外、在自然环境中度过时光有助于重新恢复心理健康。hygge 指的是在室内找到舒适感，而 friluftsliv 是指在室外找到舒适感。

1859 年，挪威剧作家亨里克·易卜生创造了 friluftsliv 这个词，意思是"自由空气中的生活"，但更好的翻译是"户外生活"。friluftsliv 让我们对大自然的疗愈作用有了充分认识。

挪威人会告诉你，人们迫切需要 friluftsliv，因为人类失去了和大自然的亲密关系。斯坦福大学的研究者们做的一项研究，证明在大自然中散步对心理健康有显著的益处，并可以降低患抑郁症的风险。与在拥挤的市区散步相比，在自然环境中散步 90 分钟的人大脑边缘系统活跃度将会减弱。[14]

"这些结果表明，在这个快速城市化的世界，可通达的自然区域对人类的心理健康具有极其重要的益处。"该研究的合著者、斯坦福大学伍兹环境研究所高级研究员格蕾琴·戴利（Gretchen Daily）说。[15] 目前，全球一半的人口生活在城市环境中，预计到 2050 年这一比例将上升到近 70%。[16]

挪威这个斯堪的纳维亚半岛上的国家拥有全世界最糟糕的天气。在日短夜长的冬季，灰色的云层覆盖整个国家，而在夏季，这里老是下倾盆大雨。但挪威人有句激励人的、在挪威语中押韵的谚语：没有坏天气，只有不合适的衣服。[17]

那么，我们该如何在生活中融入 friluftsliv 这个与大自然重新建立联系、采取户外生活方式的理念呢？以下 friluftsliv 体验会让你变得更快乐：

- 开车去城外的自然保护区，在对你来说新奇的小径上散步或远足。呼吸新鲜空气，欣赏郊外自然环境的简朴之美。
- 在水中游一游、泡一泡。每年 1 月 1 日，许多人会参加"北极熊跳"（Polar Plunges）活动，参加者冲进冰冷的水中，就像注射了肾上腺素一样。我不能说我参加过，因为在我们当地的海滩没有举办过正式的"北极熊跳"活动。不过，在冰冷的水中短暂地泡一泡、提提神，是一种以 friluftsliv 的方式开始新的一年的做法。
- 计划一次越野滑雪之旅。即使你从未使用过越野滑雪板，学习起来也不难。一条越野滑雪道能带你进入森林深处，你会见到从未见过的美景。

瑞典

瑞典与挪威和丹麦接壤，所以瑞典人太了解 hygge 和 friluftsliv 了，甚至非正式地将这两个词吸纳入瑞典语词汇中。瑞典人喜欢在冬天享受舒适感，并且无论什么季节都喜欢在户外活动。

在瑞典有一个其他斯堪的纳维亚半岛上的国家没有的概念，叫作 lagom，这个词源自短语"lagom är bäst"，大致可以翻译为"刚刚好"、"不多也不少"或"适量"。当一个瑞典人问朋友怎么样，对方可能会回答："Lagom。"

"天气怎么样？""Lagom。""他有多高？""Lagom。"

lagom 迎合了瑞典的文化规范和社会理想，即采取平衡、和谐、可持续并有乐趣的生活方式。以下是一些关于如何把 lagom 融入你的生活中的建议。以下 lagom 体验会让你变得更快乐：

- 整理好凌乱的环境。把环境清理干净能提高做事的效率，也使大脑更容易处理信息。研究表明，生活在凌乱不堪的房子里的人，其体内应激激素皮质醇的水平较高。[18]
- 过简单的生活。这说来容易做起来难。不过，当你不把生活过度复杂化时，你会在工作和家庭中获得更多的成功。
- 进食要适量。《Lagom：瑞典人均衡饮食之道》(Lagom: The Swedish Art of Eating Harmoniously)一书的作者斯特菲·诺尔斯-德尔纳（Steffi Knowles-Dellner）说，瑞典人的饮食是多种多样的，瑞典人将全谷物与精益蛋白质（许多鱼类）健康搭配，注重蔬菜、浆果和发酵乳制品（比如克非尔酸乳酒，一种有数百年历史的类似酸奶的饮料）的摄入。[19]

土耳其

往东南走，土耳其人有一个词 keyif，是指忙里偷闲。这个土耳其词可以翻译为愉快或欢欣，但更多的意思是追求享受愉快的闲暇时光，摆脱忙碌的状态。

keyif 提醒人们要尽情享受当下。对土耳其人来说，这意味着坐在靠近博斯普鲁斯海峡（分隔欧亚大陆的海峡）的一张公园长椅上看日落，从渡轮的后部甲板上朝海鸥扔面包屑，或者在街角聆听吉卜赛乐师的即兴演奏。

"在伊斯坦布尔，我们有西方人没有的消遣方式，"城市导游阿尔祖·图图克（Arzu Tutuk）说："你可以把 keyif 称之为我们的秘诀。本质上，keyif 是指坐着不动，什么都不做。大多数人空闲下来时也在做其他的事情：读杂志、查看电子邮件、思考未来或过去。但 keyif 是指停下来，好好享受当下……对我来说，这意味着待在一个人少、不拥挤的地方。"[20]

keyif 伴有一种闲散感，土耳其人喜欢面对美景一坐就是几小时，并不需要人陪伴。我们可能没有时间用来浪费，也没有兴趣虚度时光，这是可以理解的。不过，在回到繁忙的工作和家庭生活中之前，寻找一处安静的地方，享受片刻的放松并做正念练习，以此来恢复精神、给自己充电，这是值得的。以下是一些符合 keyif 理念的其他建议。以下 keyif 体验会让你变得更快乐：

- 中午时和朋友或同伴一起玩双陆棋。如果你在家工作，那就玩拼图游戏吧。在处理另一些电子邮件之前，离开你的椅子玩一玩拼图游戏对大脑很有益。
- 借鉴土耳其澡堂的文化传统，在一种使人放松、安静的环境中尽情享受热水浴或远红外桑拿。
- 与朋友一起坐在露天咖啡馆，观看人潮。

尼日利亚

接下来来到了非洲大陆。尼日利亚人遵循一种被称为 ubuntu 的古老哲学，ubuntu 源自祖鲁语的一句短语"Umuntu ngumuntu ngabantu"，这句短语翻译过来是指"一个人是通过其他人的存在才成其为人"。用通俗易懂的话来说，这句短语的意思是，群体是社会的基石。[21]

诺贝尔和平奖得主、南非前大主教德斯蒙德·图图（Desmond Tutu）曾说："ubuntu 是人类的本质。它与这样一个事实有关：我的人性与你的人性密不可分。我是人，因为我属于这个群体。它是关于群体的。"[22] 把 ubuntu 这个概念介绍给西方的正是图图大主教。

然而，ubuntu 背后的哲学思想并非起源于这位南非的高级教士。据说，ubuntu 这个概念已有 2 000 年的历史。由于部落迁徙，撒哈拉沙漠以南的各个国家都有这个群体性生命意义的概念。ubuntu 提醒人们，没有人是一座孤岛，我们所做的每一件事，无论好坏，都会对我们的家人、朋友和群体产生某种影响。它也提醒我们，要深思熟虑再做选择，要考虑到我们对他人的影响；要承担集体责任以及互相尊重、彼此相爱。ubuntu 意味着把群体的需求置于自我之上。

以下是一些关于把 ubuntu 融入你的生活中的建议。以下 ubuntu 体验会让你变得更快乐：

- 参加由当地服务机构赞助的"社区服务日"。为急救人员制作感恩礼包、打扫棒球场，或者帮助一位单身母亲粉刷房子。
- 想办法庆祝你朋友生活中发生的但经常被忽视的好事。
- 记住这句非洲谚语："如果你想走得快，一个人走。如果你想走得远，一群人走。"[23]

印度尼西亚

你能想象出生活在彼此分享欢乐、安慰对方的痛苦的群体中是一种怎样的感觉吗？西方读者可能很难想象 guyub 这个概念，但几个世纪以来，爪哇人群体一直遵循着 guyub 的原则来生活，该原则被称为让印度尼西亚更快乐、更健康的群体秘诀。

与 ubuntu 的整体含义类似，guyub 指的是群体中彼此之间的联结和兄弟姐妹般的关系。guyub 是一种相互联结以及培养强烈的归属感、同情心和对彼此的真诚支持的方式。你会为别人的好运而高兴，也相信自己的存在对别人的价值。guyub 体现了前一章中 RELATING 的许多准则。以下 guyub 体验会让你变得更快乐：

- 做一个积极的倾听者。大脑是宇宙中最奇妙的器官，可是它还不知道如何同时使用舌头和耳朵。保持沉默会使你腾出耳朵来积极倾听，这能让你更深入地了解身边的人。
- 抓住机会说友好而恰当的鼓励的话。我们都会从一句赞美的话中得到满足。说到这个，你还记得上次你在家里称赞饭菜做得香是什么时候？
- 避免你或你的孩子制造噪声。你的邻居能听到你家电视嘈杂的声音吗？你的孩子正在后院肆意胡闹吗？当然，我们谁也不想遏制快乐，可是如果你知道你的邻居习惯早睡，而你在周末喜欢晚睡，那么请把音量调小。

菲律宾

拗口的菲律宾语复合名词 pakikipagkapwa-tao 也是关于群体幸福的，强调群体的和谐与团结。菲律宾人的观念是，独树一帜不如与人和睦相处。如果取得进步，整个群体受益，没有人掉队，这就增加了每个人的幸福感。

菲律宾语中还有一个名词叫 pakikisama-tao，的意思是"与他人和睦相处"，这种精神根植于菲律宾人的思想和价值体系中。这就是为何他们一大家人住在多代同堂的住宅里，或者彼此相邻紧挨着住。在菲律宾，去教堂也起着重要的作用，教堂是一种人们在其中建立共同纽带的公共空间。[24] 一些基督教救济组织向定期服务的贫困社区分发大米、鸡蛋、方便面和罐装食品。一位不愿透露姓名的救济组织负责人观察到这些善举与福音和菲律宾文化之间存在一种独特联系。她说："（我们）受到菲律宾人的主要核心价值 pakikipagkapwa-tao 的激励，这个词源自单词 kapwa，kapwa 的意思是'共同的身份'以及集体意识，菲律宾语为 bayanihan，源自单词 bayani，bayani 的意思是'英雄'。我们成了他人的英雄。"[25]

以下是一些关于如何把 pakikipagkapwa-tao 的精神融入你的生活中、让你在你的社区成为一位 bayani 的建议。以下 pakikipagkapwa-tao 体验会让你变得更快乐：

- 资助贫困孩子。
- 通过人道主义组织帮助他人。

日本

日本有一个相对较新的风俗，叫作 shinrin-yoku，可以翻译为"森林浴"或"沉浸在森林的氛围中"。这个词出现于 20 世纪 80 年代，森林浴是缓解城市生活倦怠的一种良药，启发日本人重新与广袤的森林建立联系。简单的做法包括在森林里缓缓漫步，用五感感受大自然。

这个概念并不新鲜，类似于挪威人的 friluftsliv 实践。不过在日本，森林浴已经成为一种广受欢迎的缓解城市生活压力、改善心情的方式。恪守严格的工作伦理的东京白领们发现，在郁郁葱葱的森林中散步能让他们变得更快乐。shinrin-yoku 已经在日本深深扎下了根，日本有 44 个配有持证导游的官方认可的 shinrin-yoku 森林。

在迷人、静谧、翠绿的风景中漫步，不正是对身体有益的吗？事实上，在日本的 24 座森林中进行的研究表明，在森林中度过时间能降低皮质醇水平，减缓脉搏，降低血压，提高负责休息和消化的副交感神经的兴奋性，降低负责"战斗 – 逃跑反应"的交感神经的兴奋性。[26]

如果你认为你需要离开城市，让自己"沐浴"在青翠的森林中，这里有一些建议。以下 shinrin-yoku 体验会让你变得更快乐：

- 去一个可以进行森林浴的地方度假。你去过纽约州的阿迪朗达克山脉（Adirondack Mountains）吗？阿迪朗达克公园比黄石公园、约塞米蒂国家公园（Yosemite）和科罗拉多大峡谷加起来还要大，有超过 3 000 千米的徒步远足步道。
- 使用你的感官。当你散步时，不时停下来看一看周围的自然风景。运用五感中的 4 种：视觉、嗅觉、听觉和触觉。如果有枝叶繁茂的树冠，请注意透过枝叶的光线。观察树叶和树皮上的图案，听鸟儿的啁啾声，闻一闻土壤和泥土浓郁的气味。
- 在公园里散步。把手机和让你心烦的难题都留在家里。[27]

夏威夷

我们快要结束环球旅行了。我们的最后一站是夏威夷。夏威夷群岛由 8 个主要岛屿组成，在 2020 年被评为"美国幸福指数最高的州"，[28] 这是个人理财网站 WalletHub 调查得出的结果，该网站从 3 个关键方面比较了美国的 50 个州：身心健康、工作环境、群体和自然环境。

我曾在夏威夷住了两年。我在火奴鲁鲁的特里普勒陆军医疗中心（Tripler Army Medical Center）进行儿童和青少年精神病学专科培训。那是我人生中最快乐的时光之一，那里有极其瑰丽的彩虹、好天气、美丽的海滩，给我留下了美好的记忆。每当我回夏威夷，飞机即将降落在火奴鲁鲁国际机场的时候，我体内就会分泌让人快乐的化学物质。

夏威夷州是美国幸福指数最高的州，因为成年抑郁症患者数量很少、离婚率低，这些都在被考察的 30 个指标之中。我认为，夏威夷的海滩、温暖的信风、婆娑摇曳的棕榈树和雄伟的山脉也对夏威夷州的幸福指数有很大贡献。

夏威夷人很美好，他们延续着远在欧洲人到来之前就居住在夏威夷的原住民祖先们的传统。这种习俗被称为 ho'oponopono，源自夏威夷词 "ho'o（使成为……）"和"pono（对或正确）"。连说两次 pono 是一种强调，像是指"双重正确"，这适用于自己和他人。

在夏威夷语词典中，ho'oponopono 是"精神净化：在家庭会议中，通过祈祷、讨论、坦白、忏悔、互相补偿和宽恕来矫正关系"的意思。[29]古时的岛民认为，过错、内疚或愤怒会导致躯体疾病，而治愈的方法是宽恕。以下 ho'oponopono 体验会让你变得更快乐：

- 问自己是否需要请求别人的原谅，或需要原谅别人。如果是的话，受 ho'oponopono 启发的宽恕基于 4 句话，它们被称为"Ho'oponopono 祈祷文"："我爱你。""对不起。""请原谅我。""谢谢你。"虽然这几句祈祷文很短，说起来也很简单，不过与人面对面表达时可能会有些困难，但不妨试一试。
- 把 Ho'oponopono 祈祷文写在一张纸上并放在一个你每天都能看到的地方。让它提醒你原谅自己和他人，从而促进疗愈。
- Ho'oponopono 更直接的形式之一是举行一场被称为 pule'ohana 的家庭讨论。这就是一家人聚在一起回顾这一天，正如亚蒙一家人聚在一起吃晚餐时会谈论一天中哪些事情进展顺利一样。

旅程终点

在这趟旅程中，我也注意到了意大利人和希腊人很幸福。我一直在想，这是不是因为阳光充沛的气候使他们体内产生了大量维生素 D？太阳紫外线照射皮肤能促进人体合成维生素 D，维生素 D 被称为"快乐激素"，因为它在情绪、认知功能和消化方面发挥着重要作用。

在地中海国家，鱼类消费量很大。塞勒斯·拉吉（Cyrus Raji）博士是一项关于鱼类消费研究的首席研究员。他在《大西洋月刊》上写道："如果你每周吃一次鱼，你的海马（记忆和学习中枢）比那些不经常吃鱼的人的海马体积要大 14%。"[30]

斯堪的纳维亚人在世界上最幸福的人之列，他们不仅大量吃鱼，还摄入大量的鱼肝油，尤其是在缺乏阳光、维生素 D 吸收减少的冬季。

说到幸福的人，我还想再提一个非常重视国民幸福感的国家——不丹。这个位于印度、尼泊尔和中国之间的遥远而神秘的信奉佛教的小国更注重国民幸福，而不是经济增长。不丹人并不是特别关注国民生产总值，而是在 2008 年把"国民幸福总值指数"的概念庄严地载入宪法。

这在实践中意味着，这个喜马拉雅山麓上的国家制订的法律是以增强公民的幸福感为宗旨的。当进行全国人口普查时，每个不丹人都会被问及："你幸福吗？"随着不丹所做的事情被全世界所了解，一些国家如加拿大、法国和英国开始在官方统计数据中报告公民幸福指数。[31]

不丹人的做法促使联合国于 2011 年在不丹首都廷布召开会议，联合国的代表们邀请各国政府在决定如何实现和衡量社会与经济发展时，更加重视国民的幸福和福祉。[32] 会议的成果是，2012 年，联合国通过盖洛普民意调查发布了第一份《全球幸福指数报告》。

衡量一个国家幸福指数的 6 个关键变量是：人均国内生产总值（GDP）、健康预期寿命、社会支持、抉择的自由、慷慨、对腐败的看法。

在过去 10 年中，有 4 个国家曾位居榜首：丹麦在 2012 年、2013 年和 2016 年位列第一；瑞士在 2015 年位列第一；挪威在 2017 年位列第一；芬兰在 2018 年、2019 年和 2020 年位列第一。hygge 和 friluftsliv 一定对提高幸福感很有益处。

美国从未进入前十。在第一份《全球幸福指数报告》中，美国人的幸福指数排名第 11，之后跌至第 19。一份 2019 年的报告称 "自 2010 年以来，美国人的幸福感都不高"[33]。我正是受到这个启发撰写了《幸福的 16 种大脑类型》。以下是我总结世界各地的幸福的重点：

- 丹麦：hygge，指内心的舒适感和满足感。
- 荷兰：gezelligheid，指舒适感、安逸感和亲密无间感。
- 德国：hemütlichkeit，指对于社交聚会的一种开放和热情的态度。
- 挪威：friluftsliv，指重新与大自然建立联系。
- 瑞典：lagom，指平衡、可持续的生活方式，凡事讲究刚刚好。
- 土耳其：keyif，指尽情享受放松的时刻。
- 尼日利亚：ubuntu，指群体。
- 印度尼西亚：guyub，指群体中人与人相互联结。
- 菲律宾：pakikipagkapwa-tao，指与他人和睦相处。
- 日本：shinrin-yoku，指森林浴。
- 夏威夷：ho'oponopono，指"双重正确"的关系。

第 15 章
幸福圈中的信念、使命和目标

如果我们能找到自己活着的理由,就几乎能以任何方式活下去。

——哲学家尼采

你必须知道你的理由,以便行动起来获得和保持健康。

——健康专家塔娜·亚蒙(Tana Amen)

不管人生道路上遇到什么障碍,你都基于自己的价值观,带着意义和使命感朝着你的人生目标前进,这样就会产生幸福感。幸福的生活在于既不带着遗憾沉浸于过去,也不带着恐惧展望未来。引导我的患者去发现他们自己在"4大圈层"(生物圈、心理圈、社会圈和精神圈)中的核心信念、使命和目标,然后做出与之相符的决定,这是完成幸福拼图的最后一步。我帮助劳拉·克利里(就是之前提到过的喜剧女演员兼网红)时,就曾引导她非常清晰地确定自己的总体目标,那就是"每天给他人带来一点快乐"。

我将引导你完成一系列的练习——就像我同劳拉所做的那样,来帮助你发现什么能满足你的灵魂、指引你的人生。我会向你展示如何通过一项我称为"一页奇迹"(One Page Miracle,OPM)的练习(见图 15-1)来确定你的核心信念,提炼出你的使命,即你存在的理由,并推演出你在生物圈、心理圈、社会圈和精神圈的目标,[1] 这将会启发你明白在这 4 大圈层中你想要为什么而奋斗。

OPM 练习
信念和使命一致吗？

我的信念	我的使命
生物圈：	
心理圈：	
社会圈：	
精神圈：	

具体目标

生物圈的目标 （大脑与身体）	心理圈的目标 （思维）	社会圈的目标 （人际关系、工作、财产）	精神圈的目标 （意义感和使命感）
大脑健康策略	用5个问题消除"蚂蚁"	人际关系 伴侣： 父母： 孩子： 其他家人和朋友： RELATING 工作/学业 财产	与地球的联系 与先辈们的联系 与后辈们的联系

图 15-1　OPM 练习表

OPM 练习是一种好方法，有助于你更加明确你的人生目标，确保你过上一种平衡的生活，这能让你变得更快乐。我会帮助你实现以下目标。

- 明确你的核心信念。
- 拥有明确的意义感和使命感。
- 针对 4 大圈层，制定未来 3 个月的目标、明年的目标、未来 3～5 年乃至更长时间的目标。
- 提醒自己每天自问这个重要的问题："这合适吗？我的想法和行为是否符合我的人生目标定位？"

接下来我会帮你完成 OPM 练习表。

明确你的核心信念

什么是核心信念？为什么核心信念对幸福很重要？核心信念是你所认为的对你的生活方式来说最重要的特征或品质。当你面临挑战时，核心信念会帮助你做出决定。例如，假设你要为参加马拉松比赛进行训练，一个安排了长跑训练的清晨，你的孩子肚子疼，你会为了照顾孩子而放弃跑步吗？如果你要参加你最好的朋友的婚礼彩排晚宴，但你的上司交给你一个需要马上完成的紧急项目，你会怎么办？你所做的决定依赖于你的核心信念。明确对你来说最为重要的核心信念，这有助于引导你做出符合你的人生目标定位的决定。

这对拥有不同大脑类型的所有人来说都是一项重要的练习，不过对于像劳拉·克利里这样拥有冲动型大脑的人来说尤其重要，因为他们倾向于在不考虑自己的核心信念的情况下做出鲁莽冲动的决定。专注于你的核心信念有助于你做出更好的决定，而更好的决定对获得幸福至关重要。

用以下 4 步就能明确你的核心信念。

第一步：从表 15-1 列举的每个圈层的品质中，选择一两个对你来说很重要的特征或品质。可自由地添加。

表 15-1　4 个圈层的品质

生物圈	心理圈	社会圈	精神圈
运动才能	真实	体贴	接纳
美	自信	联结	欣赏
头脑和身体之爱	勇敢	可信赖	感悟能力/敬畏
大脑健康	有创造力	共情力	同情
精力	灵活	鼓励他人	慷慨
专注力	直率	家庭	感恩
健壮	有趣	友谊	成长
长寿	快乐	独立	谦逊
头脑清晰	努力工作	善良	灵感
身体健康	有个性	爱他人	信仰
安全性	思想开阔	忠诚	道德
力量	积极乐观	目标导向	毅力
活力	能伸能屈	激情	
	负责	意义	有明确目标
	讲科学	成功	
		传统	
	有自制力		超然

例如，在亚蒙诊所，我们的核心信念引导我们做一切决定。我们的核心信念如下：

- 大脑健康。大脑对健康和成功而言起着主导作用。当你的大脑正常运转时，你也能发挥正常功能，而当你的大脑因为任何原因出现问题时，你的生活更有可能出现麻烦。
- 真实可靠。我们按照我们的人生理念行事，但如果不真实可靠，别人就不会相信我们正在努力做的事情。
- 讲科学。我们基于现有的证据来帮助我们的患者过上更好的生活。
- 目标导向。我们的目标是改变人们的生活。这就是我们每天工作的理由。这是我们的核心使命。

- 负责。我今天能做些什么让组织变得更好？
- 同情。我们工作是为了服务和教导他人。
- 成长。我们总是努力做得更好。

就我个人而言，我在 4 大圈层的核心信念如下：

- 生物圈：头脑与身体之爱；活力。
- 心理圈：真实，按照我的人生理念行事；幸福。
- 社会圈：意义；独立。
- 精神圈：信仰；同情。

第二步：想出 6～8 位你最崇拜的英雄（无论古今），写下你认为他们的人生所体现出的价值观。你心中的英雄可以是你认识的人、公众人物，甚至是机构团体（如消防部门、球队或学校），也可以是任何在某些重要方面激励过你的对象。表 15-2 是我执行这一步的示例。

表 15-2　亚蒙博士心中的英雄

英雄	他们体现出的价值观
祖父	善良
父亲	努力工作，成功，直率
母亲	有趣，联结
塔娜	负责（有应对能力）
亚伯拉罕·林肯	能伸能屈，勇敢
医学培训	讲科学

第三步：重新审视你的价值观。接下来，长期观察你自己，留意你所做的决定和理由。它们反映了什么价值观？它们对你的生活有怎样的影响？将这些写下来并贴在你经常能看到的地方。养成一种习惯，时不时地重新审视你的价值观，看看它们是否依然能引起你的共鸣，或者你是否应该加以更新。它们是否反映了你想要的价值观？注意，这对拥有执着型大脑的人来说可能颇具难度。这类人会选择一套价值观，然后拒绝偏离，即使这些价值观不再适合他们。如果这听上去

像你的情况，可以考虑与你信任的朋友或家人分享你的价值观，看看他们能否就这些价值观是否依然适合你的生活提供一个客观的视角。

第四步：将你最重要的 6~8 个核心信念写在 OPM 练习表的左上框里。

用 6 个问题了解自己的使命

相信自己的生命很有价值是幸福的必要条件。如果你知道自己的使命，你会感到更有意义、更快乐、与他人的联系更紧密。《普通精神病学档案》(Archives of General Psychiatry) 上刊发的一项研究曾对 900 多人进行了长达 7 年的跟踪调查，以观察具有使命感对人的影响作用，他们将使命感定义为"从生活经历中获得意义，并具有能指导行为的目的感和目标导向性的心理倾向"。[2] 研究者们发现，在研究开始时，使命感更强的人有以下表现：更幸福、较少出现抑郁情绪、更满足、心理更健康、自我成长和自我接纳、睡眠质量更好、长寿。

这只是证实使命感与生活满意度和低死亡率的相关性的众多研究之一。一项长达 27 年的研究得出结论，具有使命感和意义感的人生是获得幸福和长寿的要诀。[3] 2015 年发表于《柳叶刀》上的一篇论文测量了"幸福感 (eudemonic well-being)"，这是一种与生活中的使命感和意义感有关的幸福，结果发现它与长寿紧密相关。[4] 越具有"人生使命感"的人，被负面的社交媒体问题，比如粉丝数不如同龄人，点赞数不符合你的期待，或者你发布的内容收到了负面评论等影响自尊心的概率就越小。[5] 这些研究表明，具有使命感是幸福生活的一个基本要素。

每当我和我的患者谈论使命感时，我都会提起维克多·弗兰克尔 (Viktor Frankl)，他是著名的精神病学家，也是《活出生命的意义》(Man's Search for Meaning) 一书的作者。他说，"生活难耐是缺少生活的意义和使命，而非境遇的差异"，并探讨了使命的 3 个要素：

- 有意义的工作或富有成果。这需要问自己这样一个问题，"为什么因为我的存在，世界变得更加美好？"或者"我能贡献什么？"

- 爱他人。
- 不畏困难的勇气。承受你所面临的任何挑战，并帮助他人战胜他们面临的挑战。

要找到你真正的人生使命，你只需要知道从哪里去寻找。写下你对以下6个问题的答案，这有助于你找到给你的生活注入意义的使命：

1. 向内看：你喜欢做什么？比如写作、烹饪、设计、养育孩子、发明创造、演讲、教学，等等。你觉得自己有资格教他人什么？
2. 向外看：你是为谁做的？你的工作是如何将你与他人联系在一起的？
3. 向过去看：你是否能将过去的伤痛转化成帮助他人的能量？把你的痛苦转化为使命。
4. 超越自我：他人想要或需要你做什么？
5. 期待转变：他人会因你的努力发生怎样的变化？
6. 看向死亡：死后你希望自己如何被他人记得？《论死亡和濒临死亡》（On Death and Dying）的作者、精神病学家伊丽莎白·库伯勒-罗斯（Elisabeth Kübler-Ross）说："对死亡的否认是人们过着空虚、漫无目的的生活的原因之一；因为当像永远不会死一样地活着时，你就很容易拖延你明知应该做的事情。"[6] 问问你自己，这种忧虑、这个问题或这一时刻有永恒的价值吗？

请注意，这6个问题中有2个问题与你自己有关，其余4个问题与他人有关。

以下是亚蒙博士对这6个问题的回答：

1. 你喜欢做什么？我喜欢为患者服务、检查大脑，喜欢写作、教学、激励他人，创造一场大脑健康革命！
2. 你是为谁做的？为我自己、我的家人，还有那些来我们诊所的人、读我们书的人、看我们节目的人、购买我们产品的人，以及是我们这个群体的人。
3. 你是否能将过去的伤痛转化成帮助他人的能量？我曾经爱过的一个人尝试过自杀，这使我踏上了为那些有心理健康或大脑健康问题的人提供疗愈的旅程。

4. 他人想要或需要你做什么？我们所帮助的人想要少一些痛苦，感觉更好、更干练，对自己的生活有更大的掌控力。

5. 他人会因你的努力发生怎样的变化？人们会有更健康的大脑和更好的生活。他们会少受痛苦，变得更快乐、更健康，并将自己学到的东西教给他人。

6. 死后你希望自己如何被他人记得？我希望这样被人们铭记：我是一位丈夫、最好的朋友、父亲、祖父、老师，一个通过添加脑成像手段和治愈大脑的自然疗法来帮助改变精神病学的人，一个帮助无数人变得更快乐、更聪明、过上更美好生活的大脑健康革命的领导者。

以下是劳拉·克利里对这些问题的回答：

1. 你喜欢做什么？通过做内容与大众相联系，以及如何变得清醒。

2. 你是为谁做的？给自己带来快乐，与观众建立联系。

3. 你是否能将过去的伤痛转化成帮助他人的能量？我在酗酒的家庭长大，这让我产生了极大的帮助他人的愿望。

4. 他人想要或需要你做什么？他们想要变得更快乐、不那么孤单、与他人有联系、有良好的自我感觉。

5. 他人会因你的努力发生怎样的变化？我每天给人们带来一点儿快乐，使他们心情更灿烂，生活变得更美好。

6. 死后你希望自己如何被他人记得？我希望这样被人们铭记：我是一位伟大的母亲和好妻子，是一位幽默、快乐的老师。

当有人问你是做什么工作时，将问题5的答案告诉他们。例如，当有人问我这个问题时，我会说："我帮助人们获得更健康的大脑和更好的生活，这样他们会少受痛苦，变得更快乐、更健康，并将自己学到的东西传递给他人。"

现在，当人们问劳拉她是做什么的时候，她会脱口说出："我每天给人们带来一点儿快乐。"通过回答关于你是做什么的这个简单问题，你就可以跟你认识和遇到的许多人分享你的人生使命，这样做会提高你的多巴胺水平，从而增进你的幸福感。把你对问题 5 的答案写在 OPM 练习表的"我的使命"那一栏。

专注于自己的信念、使命和目标的秘诀

在我帮助我的患者明确了他们的价值观和人生使命之后，我让他们将这些记在心里，并在完成 OPM 练习的最后一步，即确定 4 大圈层的目标时心里想着这些。

我见证过这个具有针对性的练习迅速改变了许多人的生活。从医 30 年中，我发现，当你告诉你的大脑你想要什么时，你的大脑就会帮助你实现它。

OPM 练习会帮助你引导自己的思想、语言和行为。当你做完 OPM 练习后，你就能快速判断你的语言、行为和行动是会帮你实现目标，还是在阻碍你实现人生愿望。

对所有大脑类型的人来说，OPM 练习都是一个强大的工具。就像核心信念练习一样，OPM 练习对拥有冲动型大脑的人而言特别有帮助，有助于他们专注于自己的目标。

完成 OPM 练习能帮助你明确在每个重要圈层你想要什么，并忠于自己的价值观和使命。该练习有助于你建立个人愿景，使你明白一种平衡和谐、充满意义、更幸福的生活对你来说该是什么样子。要完成 OPM 练习，就问问自己在这 4 大圈层中真正想要的是什么，包括这些圈层如何体现出你的价值观、人生意义和使命。以下是一些问题、建议和相应的范例（见图 15-2）。

> **30 天幸福挑战参与者感言**
>
> 在过去 30 天里真是太快乐了！我的头脑更敏锐了，我的决策能力提高了，我笑得更多了，我感到轻松愉快，并拥有了自我意识，这让我增强了自信。我专注于自己的使命和目标！我喜欢做我自己！
>
> ——MD

OPM 练习
信念和使命一致吗?

我的信念	我的使命
生物圈:头脑与身体之爱;活力 **心理圈**:真实;幸福 **社会圈**:意义;独立 **精神圈**:信仰;同情	帮助人们获得更健康的大脑和更好的生活,这样他们会少受痛苦,变得更快乐、更健康,并将自己学到的东西传递给他人。

具体目标

生物圈的目标 (大脑与身体)	心理圈的目标 (思维)	社会圈的目标 (人际关系、工作、财产)	精神圈的目标 (意义感和使命感)
我想要尽可能长久地保持头脑敏锐和身强体壮。这是幸福、成功和独立的基础。	我想要做快乐、真诚的人,能够积极地掌控大脑,并有适度的焦虑让我把事情做好。		我每日祷告,注意听从造物主对我生命的旨意。
大脑健康策略 **定期做大脑检查** **预防和降低 BRIGHT MINDS 风险因素** **血流量**:运动,就像迟到了赶路一般快走,每天走 1 万步。 **退休和衰老**:学习新东西。 **炎症**:不食用加工食品,用牙线剔牙,每日摄入 ω-3 脂肪酸和益生菌等。 ……	**用5个问题消除"蚂蚁"** 写下消极的信念,问自己: 这是真的吗? 这是绝对真实的吗? 当我相信这个想法时,我有什么感觉? 如果我没有这样的想法,我会感觉怎样? 与之截然相反的想法是不是真的,或者最初的想法更真实?	**人际关系** **伴侣**:我想和塔娜保持一种相互体贴、关心、支持并充满爱和激情的关系。 **父母**: **孩子**: **其他家人和朋友**: **RELATING** 负责、共情、倾听、自我坚定…… **工作/学业** **财产**	**与地球的联系** 我尽自己的一份力量来使地球保持健康。 **与先辈们的联系** 纪念祖先,将对祖父的记忆永记心底。过一种能让他为我感到骄傲的人生。 **与后辈们的联系** 教养孙辈。

图 15-2　OPM 练习范例

OPM 的练习过程

生物圈 OPM 练习

在生物圈，你可以问一问自己："我希望我的大脑和身体是怎样的状态？"你需要时刻注意 BRIGHT MINDS 风险因素并执行 BRIGHT MINDS 策略以保持健康。请把你的生物圈的目标写在 OPM 练习表的相应部分。

心理圈 OPM 练习

在心理圈，你可以问一问自己："我希望我的思维是何种状态？"你需要消除"蚂蚁"。每当消极的想法冒出来时，请问问自己："这是真的吗？"并把你的心理圈的目标写在 OPM 练习表的相应部分。

社会圈 OPM 练习

在社会圈，你可以问一问自己："我希望拥有怎样的人际关系（与伴侣、孩子、家人、朋友、同事的关系）？我希望我的工作或学业状况和财产状况是怎样的？"请牢记 RELATING 的策略，再问一问："我希望从工作中得到什么？我希望我的财务状况是怎样的？"请把你的社会圈的目标写在 OPM 练习表的相应部分。

精神圈 OPM 练习

灵性可以被定义为一种与更高的力量相联系的感觉，一种超越自我的更深刻的意义感和使命感，或是一种超越感，有些人在宗教中找到这种感觉，而另一些人在沉思或冥想活动中找到了这种感觉。灵性也可定义为获得一种内在的觉知，关于自己为何存在于地球上；为何拥有生命；自己与造物主的联系，就像你

---

30 天幸福挑战参与者感言

在参加这个幸福挑战之前，我患有严重的抑郁症，即使吃药也没有什么效果。我失去了人生的方向和目标。而现在我感到对生活重新充满了希望。你真的拯救了我的生命。

——MD

认识造物主一样；自己与地球的联系；与祖辈们和后辈们的联系。

在精神圈你可以问一问自己："我在精神上需要什么？我希望我与造物主的关系是怎样的？我希望能为地球的健康做什么？我希望我与先辈们及后辈们的关系是怎样的？"请把你的精神圈的目标写在 OPM 练习表的相应部分。

想知道实施"一页奇迹"的过程是怎样的吗？以下是劳拉和斯蒂芬完成"一页奇迹"练习的示例。

劳拉和斯蒂芬的人际关系

伴侣：我希望拥有一个充满爱、充满激情、充满乐趣、令人兴奋、彼此体贴、彼此信任、彼此理解、快乐有趣、持续终身、激发创造力的婚姻。

父母：我希望经常看望父母。也许是多给我父亲打电话（劳拉）。

孩子：我希望与孩子们建立一种亲密、充满爱的关系，让他们永远清楚我喜爱并接受原原本本的他们。我只想无条件地爱他们。我希望他们能清楚并感受到这种爱，永远感到安全，并开心快活。我会在他们为之努力的一切事情上支持他们。

其他家人和朋友：我希望经常见到他们，为此真正付出，每个月和他们相聚一次。

劳拉和斯蒂芬的工作

继续发展事业，发展我们的品牌。继续写书。继续让无数人开怀大笑。尝试新的事情。进入电影领域。进入电视领域。

劳拉和斯蒂芬的精神健康

每天祈祷和冥想（斯蒂芬在祈祷；劳拉每天在祈祷和冥想）。

现在该你了。花点时间完成你自己的 OPM 练习；经过深思熟虑后给出答案。经常问自己这个问题："这有永恒的价值吗？" 一旦你填完了 OPM 练习表格，就把它放在你每天都能看到的地方。OPM 练习表格将有力地提醒你每天都要基于你明确设立的 4 大圈层的核心信念、使命和目标来生活。当你将此铭记于心，去生活、去爱、去行动时，你就会始终做出使你更幸福的决定。

为未来三个月、下一年、未来 3～5 年，甚至余生做相应的 OPM 练习也是很有帮助的。比如，我爱我的 4 个孩子和 5 个孙辈，但我从不想和他们住在一起。我不想成为任何人的负担，也不想最终住在老年护理机构。我想在有生之年保持独立，这意味着在我生命的每个阶段，我都需要认真对待在生物、心理、社会和精神各个圈层的健康状况。

在整个一生中保持独立对我来说是一种幸福。你呢？

结语
简单7步，获得幸福人生

> 最好的减压方法就是停止做蠢事。
> ——作家罗伊·F.鲍迈斯特（Roy F.Baumeister）和
> 约翰·蒂尔尼（John Tierney）

保持持久的幸福感在于持续不断地做出正确的决定，这能建立与愉快情绪有关的神经通路。这是每天都进行的旅程，就像保持身体健康一样。我曾经遇到过这样的患者，开始治疗一两个疗程后就中断了治疗。"这对我不起作用。"他们说。这就像一个人做了无数个不利于健康的糟糕决定后，需要减掉20千克体重，然后在周一中午吃了一份健康的沙拉作为午餐，就希望到周五那天能减掉5千克一样。幸福和健康一样，是需要时间才能获得的；通过运用7个幸福秘诀，可在4大圈层获得幸福。

你必须为之努力。这就是劳拉·克利里和斯蒂芬·希尔顿正在做的事情。当我在2021年7月随访这两位富有影响力的人物时，他们告诉我他们恢复得极好。斯蒂芬说他的抑郁症已经治愈。劳拉说，自他们的第二个孩子佩妮洛普出生以来，她所患的产后抑郁症以及所体验的悲伤感和受激素影响的情绪波动都得到了缓解。"我开始认真服用补充剂，植物性ω-3脂肪酸，藏红花补充剂，"她说，"在3周内，就像你说的那样，我开始觉得我的产后问题好多了。"

他们的关系也变得更融洽、更牢固，这让他们双方都感到更幸福。还记得我在本书的前面写过的引发他们激烈争吵的事情吗？斯蒂芬经常在晚上冲进卧室，兴奋地和劳拉谈论一些与工作有关的事情，这让劳拉感到很恼火。那正是劳拉放松休息的时候，在忙碌一天后，她需要让繁忙的大脑放松和平静下来。这个问题已经在很大程度上解决了。"我们发生了令人惊喜的变化，"劳拉说，"斯蒂芬有时仍会带着一个非常想分享的想法走进卧室，可是现在他能克制自己，和自己说'这不重要'，把想法留到第二天再分享。"通过练习和每天履行承诺，他们的婚姻变得更幸福了。

若你能每天运用这7个幸福秘诀并思考这7个相关问题，那么与愉快情绪有关的神经通路会得到强化，同时与不愉快情绪有关的神经通路会萎缩。你能做到这一点。我写的一切既不复杂，执行起来也不困难。

- 幸福秘诀1：了解自己的大脑类型。

  思考：我是否专注于让自己格外快乐的事情？

- 幸福秘诀2：优化大脑的生理功能。

  思考：这对我的大脑是有益还是有害？

- 幸福秘诀3：滋补你独有的大脑。

  思考：我对我独有的大脑进行滋补了吗？

- 幸福秘诀4：选择你喜爱并能回馈你的食物。

  思考：我今天是否选择了我喜爱并能回馈我的食物？

- 幸福秘诀5：与头脑中的杂音保持心理距离。

  思考：这是真的吗？今天哪些事情进展顺利？

- 幸福秘诀6：关注他人身上你欣赏的优点。

  思考：今天我是否强化了对他人行为举止的喜欢或厌恶？

- 幸福秘诀7：设立价值观、使命和目标度过每一天。

  思考：我这样做合适吗？我今天的行为是否符合我的人生目标定位？

把这些秘诀和问题贴在你每天都能看到的地方。如果你情绪不佳，或者萌生出自己不幸福的想法，基于这些秘诀和问题问问自己，你能做些什么来使心情变好。

对于你的健康和幸福来说，没有什么比你所做决定的质量更重要的了。而你所做决定的质量是对你大脑的生理健康状况的直接反映。神经科学告诉我们，做到以下几点有助于我们做出更好的决定。

第一，知道你想要什么。这就是清楚自己的价值观、使命和目标重要性的原因。

第二，平衡血糖水平。低血糖会导致流向大脑的血流量减少，这使你容易做出糟糕的决定。会导致血糖失衡的例子有：不吃饭、喝酒或吃果酱甜甜圈，后者会导致血糖水平先上升至峰值，然后在30分钟后猛烈下降。

第三，管理你的压力。下丘脑负责打开或关闭身体内的压力开关。当压力开关被打开时，人们往往会勃然大怒，变得神经紧张，或者情绪跌落谷底。通过练习你最喜欢的压力管理技巧来缓解压力，比如祈祷、冥想、医学催眠、专注于自己的呼吸、散步或做一些具有创造性的事情（烹饪、绘画、园艺）。

第四，锻炼。根据西澳大利亚大学（University of Western Australia）的研究者们所做的一项研究，每天早上进行30分钟中等强度的有氧运动，认知功能会得到改善，这有助于我们一整天都能做出更好的决定。[1] 我们的主要问题是坐的时间太长了，而且我们久坐的时间史无前例地长。一项对51 896名美国人进行追踪、横跨15年的全国性研究发现，生活在视频游戏、社交媒体发帖和刷剧的时代，意味着20岁以上的成年人每天会坐6.4小时。青少年坐的时间更长：他们每天坐8.2小时。每个年龄组的人坐的时间与2007年相比大约多1小时，2007年是iPhone发布的那一年。[2] 经过锻炼，你晚上会睡得更好，记忆力会更敏锐，自我感觉会更好。

第五，保护好决策能力。许多药物治疗项目使用首字母缩略词HALT来抑制欲望，帮助患者做出更好的决定。HALT提醒人们永远不要让自己过于饥饿（hungry）、愤怒（angry）、孤独（lonely）或疲劳（tired）。饥饿会引起低血糖，导致流向前额叶的血流量减少，在这种情况下人会做出更多错误的决定。愤怒也会损害前额叶的功能，孤独则会加强与他人隔绝的感觉。第 4 个损害决策能力与大脑控制欲望能力的因素是疲劳。睡眠充足对于良好的决策能力来说至关重要。

要好奇，不要好怒

我来告诉你，每当第一次评估结束，在我的患者离开我的办公室之前，我会对他们说什么。

我走到白色书写板前，画下这个有关人们是如何改变的示意图（见图 16-1）。

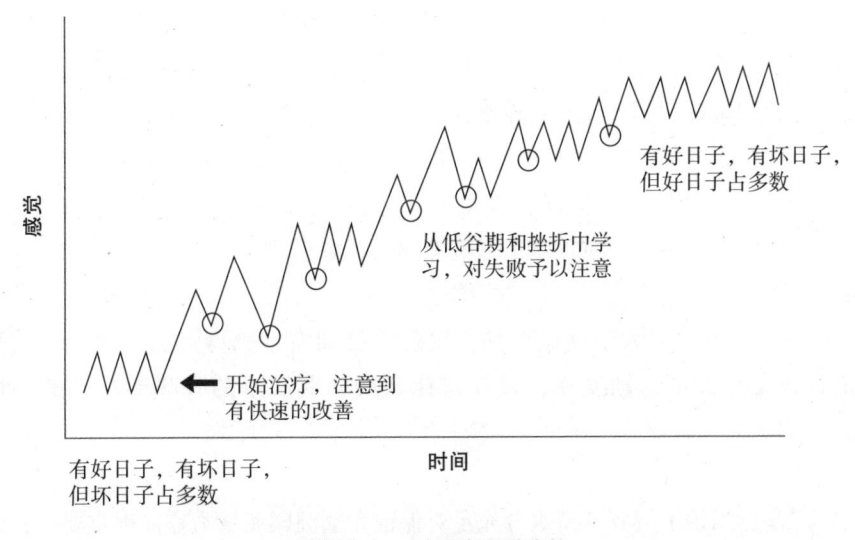

图 16-1　人们是如何改变的

接着我说："当人们来找我看病时，他们的生活中有好日子也有坏日子，但通常坏日子占多数。然后我们一起努力改变一些事情，他们的情况就会变好。我喜欢这个过程。如果你按我说的做，你的情况可能会有很大的改善。但每个人都不是一帆风顺的。改善的过程并不是一条直线，而是起起伏伏、曲曲折折的过程。不要因遭遇低谷期而灰心丧气。让我们从中学习，研究到底发生了什么。如果我们这样做了，我们就能把坏日子转化为有用的数据，避免在将来发生类似的失败。久而久之，如果我们能从低谷期中学习，也许是饮食不健康，也许是我们对消极的想法信以为真，或者是我们与所爱之人之间存在分歧……我们就能制定出策略，防止同样的问题再次出现。我们将始终处于学习模式，向状态更稳定、人生更幸福的目标迈进。"

获得持久的幸福是一个有具体步骤的简单过程，取决于我们每天做出的决定，并且任何时候开始都不晚。

南希展示了如何获得持久的幸福

南希从英国牛津来到我们的诊所就诊。她在 80 岁时，在一家旧书店花了大约 50 美分买了一本《幸福脑》。用她自己的话说："这本书在这里放了一两年，不过当我拿起来读后，我就对它爱不释手，没法把它放下了。这是我读过的最发人深省、最令人吃惊的一本书。当时，我很肥胖，容易抑郁，会经历长时间的情绪低落期，没有动力，感到沉闷无聊，还患有关节炎。然后我开始考虑哪些事情是容易改变的。我一步一步地做了书里推荐的事情。"[3]

第一步，她做了大脑健康评估，发现自己拥有敏感型大脑，这种大脑类型导致她容易抑郁。她发现，藏红花补充剂和薰衣草的香味能让她的心情变好。

第二步，当她了解到保持水分充足对保证大脑健康和精力充沛很重要后，她开始喝更多的水。她开始问自己，她一天中所做的事情对大脑是有益还是有害。随着精力提高，她开始进行更多的锻炼，包括散步、跳舞、打乒乓球，这使她的心情变得更好。为了有益于大脑，她也开始学习新东西。她开始学习法语以及另外两种语言，还有弹奏吉他。

第三步，她日常补充摄入复合维生素、ω-3 脂肪酸、维生素 D（因为她体内维生素 D 检测水平偏低）、银杏叶提取物、乙酰左旋肉碱和磷脂酰丝氨酸。"它们起到了很大的作用，"她说，"我觉得我每天都在滋补我的大脑，就像给我的植物浇水一样。"

第四步，被自己取得的进步所激励，她遵循第 10 章"令你更快乐的食物"中描述的饮食原则，改变了自己的饮食方式。"我先吃有益健康的食物，这样我就不会再渴望不健康的食物了。我的身体没有多余的空间容纳垃圾食品也就是不健康的食物了。"她经常问自己，她喜爱的食物是否也能回馈她。

第五步，她不再对自己的每一个想法都信以为真。她把自己自发的消极想法写下来，她发现当她的大脑变得更健康后，她能很快地消除这些想法。她还用"今天会是很棒的一天"这句话来开始每一天的生活，并以寻宝式提问"今天哪些事情进展顺利"来结束每一天。

第六步，她更多会关注所爱之人身上让她欣赏的优点，这对她来说是一种改变，由此让她的家人也登上了改善大脑健康的列车。南希的转变让他们惊讶不已。当她的孩子们看到她减肥成功且摆脱了抑郁，他们开始关注她在做什么。她以积极的方式向家人展示了如何爱护自己的大脑、获得幸福。

第七步，南希不断问自己，她所做的和所想的是否基于她的价值观、使命和目标并具有永恒的价值。她告诉我："我能为孩子们做的最好的事，就是尽可能长久地保持健康。我做梦也没想到，我能在生命中的这个阶段这么快乐，享受到如此多的乐趣。我的生活彻底变了。我的精力、情绪和记忆力都大大改善了，我不再感到痛苦。"

我见到南希时（见图 16-2），她已经攒钱去另一家亚蒙诊所做了脑扫描，作为给自己的 83 岁生日礼物。我和她交谈时，我感动得热泪盈眶。南希就是我做这一切的理由。她是那么善良、幽默，且满怀感激之情。她告诉我，她的体重减轻了 30 千克。

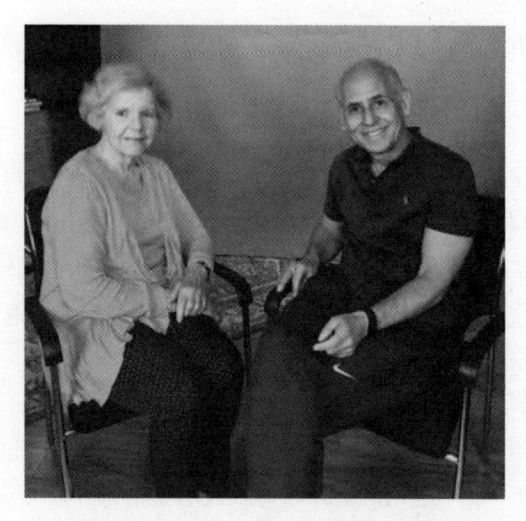

图 16-2 南希（图左）与亚蒙博士合影

"不需要斤斤计较热量，想吃什么就吃什么。"南希说。"我以前是这个样子，"她鼓起脸，看起来像河豚一样，"现在不是了。我远离沙发，开始锻炼，比 40 年来任何时候感觉都好。"

下面是一组 80～90 岁的老年人典型的大脑影像（见图 16-3）。随着年龄增长，我们的大脑会变得越来越不活跃。

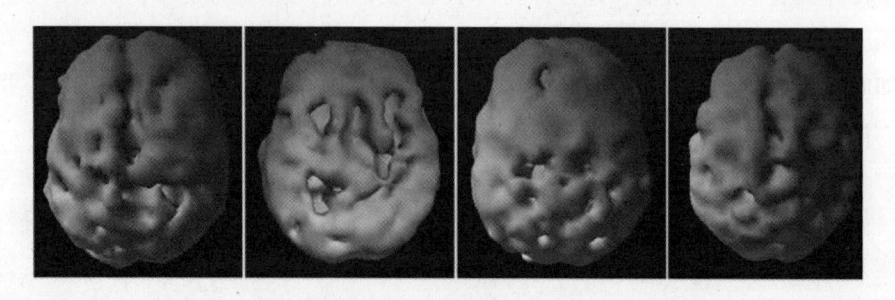

图 16-3 80～90 岁的老年人典型的大脑 SPECT 影像外观图

但南希的脑部扫描影像看起来像 40 多岁的人的大脑（见图 16-4）。她的大脑健康而强壮。当她看到扫描影像时，她高兴得哭了，她知道一年前她的大脑还不是这个样子。南希改变了自己的幸福轨迹，也改变了余生的生活。你也能做到。你的大脑不是不可改变的。你可以改善大脑健康,无论从什么年龄开始都不迟。

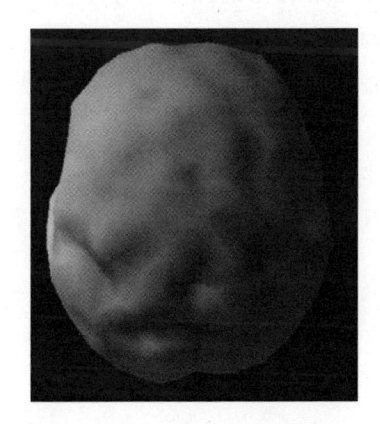

图 16-4　南希的大脑 SPECT 影像外观图

南希取得成功的主要原因是她认真地,甚至是坚持不懈地做出更好的决定。她从来不觉得被剥夺了什么或者觉得新的生活方式是艰难的。躺平的生活才艰难。抑郁的生活才艰难。感到孤立和孤独才艰难。因此,她养成了有助于自己取得成功、获得幸福的日常习惯和惯性。

南希向我们展示了无论从何时开始为自己的生活负责都不晚。现在轮到你为自己的幸福负责了。你已了解能帮助你做到这一点的幸福密码。

让我来告诉你,为什么"负责"是我妻子塔娜最喜欢说的词之一。这个词曾改变了她的一切。20多岁时,正在从癌症和抑郁症中康复的她参加了她叔叔鲍勃参与授课的一个励志研讨会。他曾是一名药物滥用者,却成功改变了自己的人生。在研讨会上,鲍勃看到塔娜自怨自艾,便问她:"你愿意承担多少责任?"

塔娜惊呆了,她说:"我无法为自己得癌症负责。"

"我不是让你承担过错,"他回答说,"负责不是归罪,负责是做出回应的能力。你想承担50%的责任,那么你就有50%的机会去改变结果。或者你想要承担 100% 的责任？否则，掌控局面的不是你自己，而是别人或别的事情。"

塔娜回答说："我想具有 100% 的回应能力。"这对她来说是一个受到启迪、突然醒悟的时刻。她立刻开始为自己的决定负责。现在同样的选择摆在你面前。你想为自己的幸福负 50%，或者 100% 的责任吗？你想要拥有多少对结果的主宰力和掌控感？

当你从今天开始承担责任并为增进幸福感而努力，你就能改变你的未来和你所爱之人的未来。

致 谢

我要感谢所有为《幸福的16种大脑类型》贡献了力量的人，特别是成千上万来到亚蒙诊所的患者及其家属们，他们允许我们帮助他们踏上治愈之旅，尤其要感谢那些允许我在这本书中讲述他们故事的患者，包括劳拉·克利里和斯蒂芬·希尔顿。

我要感谢亚蒙诊所出色的工作人员，他们每天辛勤工作，为患者提供服务。特别感谢弗朗西丝·夏普（Frances Sharpe）、迈克·约基（Mike Yorkey）和珍妮·法赫蒂（Jenny Faherty），他们帮助我精心设计了这本书的内容，使读者容易阅读；还要感谢我的朋友们罗布·约翰逊（Rob Johnson）、金·施耐德（Kim Schneider）、克里斯蒂娜·珀金斯（Christine Perkins）、罗布·帕特森（Rob Patterson）、吉姆·斯普林格（Jim Springer）、纳塔莉·布乔兹（Natalie Buchoz）、阿尔·马迪（Al Madi）、凯文·理查兹（Kevin Richards）、马克·西尔韦斯特罗（Mark Silvestro）、斯蒂芬妮·维拉弗尔蒂（Stephanie Villafuerte）、杰夫·福伊尔哈肯（Jeff Feuerhaken）和詹姆斯·吉尔伯特（James Gilbert）的付出，以及他们对我的爱和支持。

我也要感谢简·朗·哈里斯（Jan Long Harris）和在廷代尔的团队，他们相信这本书的价值，帮助它面世；感谢我的编辑安德烈亚·温利·康弗斯（Andrea Vinley Converse）使这本书以最好的面貌出版。

我要感谢我了不起的妻子塔娜，在一切事情上她都是我的合作伙伴。

我也要感谢我的家人，他们包容了我对改善大脑健康的痴迷。

我爱你们所有人。是你们让我每天都幸福快乐。

考虑到环保的因素，也为了节省纸张、降低图书定价，本书编辑制作了电子版的注释与参考文献。请扫描下方二维码，直达图书详情页，点击"阅读资料包"获取。

扫码查看本书的注释与参考文献。

未来，属于终身学习者

我们正在亲历前所未有的变革——互联网改变了信息传递的方式，指数级技术快速发展并颠覆商业世界，人工智能正在侵占越来越多的人类领地。

面对这些变化，我们需要问自己：未来需要什么样的人才？

答案是，成为终身学习者。终身学习意味着永不停歇地追求全面的知识结构、强大的逻辑思考能力和敏锐的感知力。这是一种能够在不断变化中随时重建、更新认知体系的能力。阅读，无疑是帮助我们提高这种能力的最佳途径。

在充满不确定性的时代，答案并不总是简单地出现在书本之中。"读万卷书"不仅要亲自阅读、广泛阅读，也需要我们深入探索好书的内部世界，让知识不再局限于书本之中。

湛庐阅读 App: 与最聪明的人共同进化

我们现在推出全新的湛庐阅读 App，它将成为您在书本之外，践行终身学习的场所。

- 不用考虑"读什么"。这里汇集了湛庐所有纸质书、电子书、有声书和各种阅读服务。
- 可以学习"怎么读"。我们提供包括课程、精读班和讲书在内的全方位阅读解决方案。
- 谁来领读？您能最先了解到作者、译者、专家等大咖的前沿洞见，他们是高质量思想的源泉。
- 与谁共读？您将加入优秀的读者和终身学习者的行列，他们对阅读和学习具有持久的热情和源源不断的动力。

在湛庐阅读 App 首页，编辑为您精选了经典书目和优质音视频内容，每天早、中、晚更新，满足您不间断的阅读需求。

【特别专题】【主题书单】【人物特写】等原创专栏，提供专业、深度的解读和选书参考，回应社会议题，是您了解湛庐近千位重要作者思想的独家渠道。

在每本图书的详情页，您将通过深度导读栏目【专家视点】【深度访谈】和【书评】读懂、读透一本好书。

通过这个不设限的学习平台，您在任何时间、任何地点都能获得有价值的思想，并通过阅读实现终身学习。我们邀您共建一个与最聪明的人共同进化的社区，使其成为先进思想交汇的聚集地，这正是我们的使命和价值所在。

CHEERS

湛庐阅读 App
使用指南

读什么
- 纸质书
- 电子书
- 有声书

怎么读
- 课程
- 精读班
- 讲书
- 测一测
- 参考文献
- 图片资料

与谁共读
- 主题书单
- 特别专题
- 人物特写
- 日更专栏
- 编辑推荐

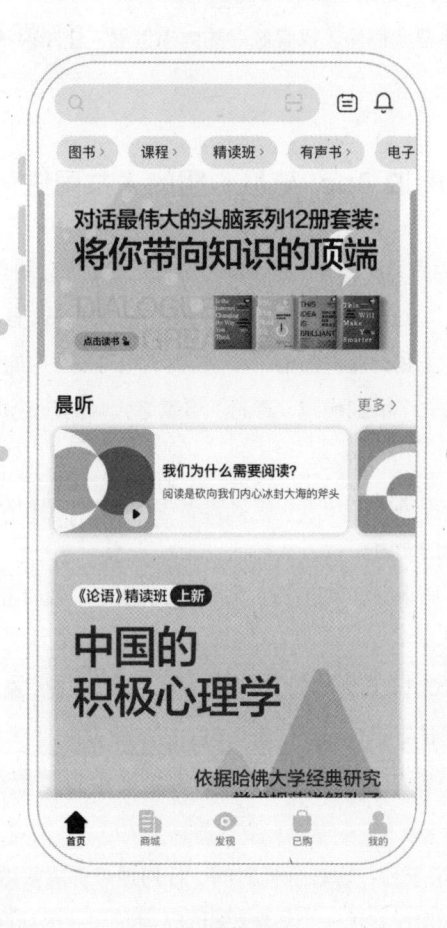

谁来领读
- 专家视点
- 深度访谈
- 书评
- 精彩视频

HERE COMES EVERYBODY

下载湛庐阅读 App
一站获取阅读服务

版权所有，侵权必究
本书法律顾问　北京市盈科律师事务所　崔爽律师

YOU, HAPPIER: THE 7 NEUROSCIENCE SECRETS OF FEELING GOOD BASED ON YOUR BRAIN TYPE by DANIEL G. AMEN
Copyright © 2022 by DANIEL G. AMEN
This edition arranged with TYNDALE HOUSE PUBLISHERS, INC through BIG APPLE AGENCY, LABUAN, MALAYSIA.
Simplified Chinese edition copyright © 2024 BEIJING CHEERS BOOKS LTD.
All rights reserved.

浙江省版权局图字：11-2024-220

本书中文简体字版经授权在中华人民共和国境内独家出版发行。未经出版者书面许可，不得以任何方式抄袭、复制或节录本书中的任何部分。

图书在版编目（CIP）数据

幸福的16种大脑类型 /（美）丹尼尔·亚蒙著 ; 张慧君译 . — 杭州：浙江科学技术出版社 , 2024.6.
ISBN 978-7-5739-1309-8
Ⅰ. B82-49

中国国家版本馆 CIP 数据核字第 2024WW9041 号

书　　名	幸福的16种大脑类型
著　　者	[美]丹尼尔·亚蒙
译　　者	张慧君

出版发行　浙江科学技术出版社
　　　　　地　址：杭州市环城北路 177 号　邮政编码：310006
　　　　　办公室电话：0571-85176593
　　　　　销售部电话：0571-85062597
　　　　　E-mail:zkpress@zkpress.com
印　　刷　河北鹏润印刷有限公司

开　　本	710mm×965mm　1/16	印　　张	16.75
字　　数	312 千字	插　　页	2
版　　次	2024 年 6 月第 1 版	印　　次	2024 年 6 月第 1 次印刷
书　　号	ISBN 978-7-5739-1309-8	定　　价	99.90 元

责任编辑　陈　岚　　　　　责任美编　金　晖
责任校对　张　宁　　　　　责任印务　吕　琰